早产儿的常见病症识别及管理策略

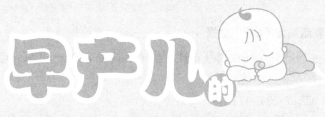

主 审 邱银萍
主 编 李胜玲

电子工业出版社
Publishing House of Electronics Industry
北京·BEIJING

未经许可，不得以任何方式复制或抄袭本书之部分或全部内容。
版权所有，侵权必究。

图书在版编目（CIP）数据

早产儿的常见病症识别及管理策略 / 李胜玲主编. —北京：电子工业出版社，2020.6

ISBN 978-7-121-37120-2

Ⅰ.①早… Ⅱ.①李… Ⅲ.①早产儿疾病—常见病—诊疗 Ⅳ.①R722.6

中国版本图书馆CIP数据核字(2019)第150108号

本书作为国家自然科学基金项目（81660385）研究成果，由宁夏医科大学学术著作出版计划支持出版

责任编辑：汪信武
印　　刷：北京天宇星印刷厂
装　　订：北京天宇星印刷厂
出版发行：电子工业出版社
　　　　　北京市海淀区万寿路173信箱　邮编：100036
开　　本：720×1000　1/16　　　印张：19.5　　字数：318千字
版　　次：2020年6月第1版
印　　次：2020年6月第1次印刷
定　　价：98.00元

凡所购买电子工业出版社图书有缺损问题，请向购买书店调换。若书店售缺，请与本社发行部联系，联系及邮购电话：（010）88254888，88258888。

质量投诉请发邮件至zlts@phei.com.cn，盗版侵权举报请发邮件至dbqq@phei.com.cn。

本书咨询联系方式：QQ 20236367。

《早产儿的常见病症识别及管理策略》
编委人员名单

主　审　邱银萍
主　编　李胜玲
编　者（按姓氏拼音排序）
　　　　崔慧敏（宁夏医科大学）
　　　　段小凤（宁夏医科大学）
　　　　李胜玲（宁夏医科大学）
　　　　李　玉（宁夏医科大学）
　　　　刘艳红（宁夏医科大学）
　　　　马惠荣（银川市第一人民医院）
　　　　穆国霞（宁夏医科大学）
　　　　孙彩霞（宁夏医科大学总医院）
　　　　王晓燕（宁夏医科大学）
　　　　王　帆（宁夏医科大学）
插　图　赵燕楠（宁夏中医医院暨中医研究院）

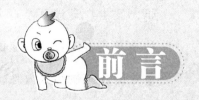

早产儿由于各器官组织发育不成熟,神经反射未臻完善,极易并发各种疾病,甚至导致脑瘫、重度智力低下、视听觉障碍等严重的神经系统后遗症,给早产儿家庭带来了巨大的精神压力和经济负担,进而增加了政府在卫生、教育、社区公共服务等方面的财政负担。因此,如何早期识别早产儿常见病症,有针对性地进行有效的管理,提高早产儿的生存质量,已成为当代新生儿领域的严峻挑战。这无疑对新生儿重症监护病房(NICU)的监护技术、管理方法及管理质量等都提出了更高的要求。现有的儿科相关专业书籍中,虽有涉及早产儿相关疾病的描述,但较少进行系统阐述,更没有将早产儿常见病症的识别及临床管理的研究融入其中,且涉及的深度和广度也难以满足临床管理实践的需要。

本书编者根据国卫办妇幼发〔2017〕9号《国家卫生计生委办公厅关于印发早产儿保健工作规范的通知》中有关"早产儿保健服务指南"的要求,将早产儿常见病症的识别及管理分为呼吸系统、循环系统、神经系统、消化系统、血液系统、感染及代谢7个部分;同时结合国内外相关领域新的研究成果和临床指南,使本书既能反映早产儿常见临床症状识别的相关知识，又能广泛涉及早产儿管理策略的新近进展，形成较为系统的早产儿临床常见病症的识别及管理模式。本书对提高早产儿救治的及时性和有效性，减少早产儿死亡，预防残疾发生，提高早产儿远期生存质量，具有重要的参考价值。

希望本书的出版能够对广大新生儿科医护人员的工作有所帮助，对提高早产儿各系统常见病症的识别、诊治及管理有所帮助。由于时间仓促，加之水平有限，书中可能有不当之处，敬请各位读者不吝赐教，我们将进一步修订改进。

李胜玲

2019 年 8 月

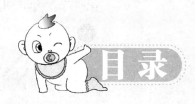

目录

第一章 早产儿呼吸系统常见病症的识别及管理策略

第一节　早产儿呼吸系统特点 …………………… 2

第二节　新生儿呼吸窘迫综合征的识别及管理策略
………………… 6

第三节　新生儿暂时性呼吸急促的识别及管理策略
………………… 12

第四节　早产儿呼吸暂停的识别及管理策略 …… 14

第五节　新生儿窒息的识别及管理策略 ………… 21

第六节　新生儿肺炎的识别及管理策略 ………… 30

第七节　新生儿呼吸衰竭的识别及管理策略 …… 36

第八节　早产儿支气管肺发育不良的识别及管理策略
………………… 41

第九节　肺部气漏综合征的识别及管理策略 …… 49

第二章 早产儿循环系统常见病症的识别及管理策略

第一节　早产儿循环系统的特点 ………………… 58

第二节　早产儿先天性心脏病的识别及管理策略
………………… 62

第三节　早产儿休克的识别及管理策略 ………… 78

第四节　早产儿心力衰竭的识别及管理策略 …… 85

第三章　早产儿神经系统常见病症的识别及管理策略

第一节　早产儿神经系统的特点 …………… *96*

第二节　早产儿缺氧缺血性脑病的识别及管理策略

　　　　………………………………………… *98*

第三节　早产儿颅内出血的识别及管理策略 ……… *105*

第四节　早产儿脑白质损伤的识别及管理策略 …… *115*

第四章　早产儿消化系统常见病症的识别及管理策略

第一节　早产儿消化系统特点 ……………… *124*

第二节　早产儿胃食管反流的识别及管理策略 …… *126*

第三节　早产儿喂养不耐受的识别 ………………… *132*

第四节　新生儿黄疸的识别及管理策略 …………… *134*

第五节　早产儿胆汁淤积的识别及管理策略 ……… *140*

第六节　早产儿坏死性小肠结肠炎的识别及管理策略

　　　　………………………………………… *145*

第七节　早产儿消化道畸形的识别及管理策略 …… *153*

第五章　早产儿血液系统常见病症的识别及管理策略

第一节　早产儿血液系统的特点 …………………… *166*

第二节　早产儿贫血的识别及管理策略 …………… *171*

第三节　早产儿出血性疾病的识别及管理策略 …… *177*

第四节　早产儿先天性白血病的识别及管理策略 … *180*

第五节　早产儿弥散性血管内凝血的识别及管理策略

　　　　………………………………………… *183*

第六节　早产儿输注血液制品的管理策略 ………… *186*

第六章　早产儿常见感染性病症的识别及管理策略

第一节　早产儿免疫系统的特点 …………………… *196*

第二节　消毒隔离 ·················· *204*

第三节　早产儿脐炎的识别及管理策略 ············ *211*

第四节　早产儿败血症的识别及管理策略 ··········· *214*

第五节　早产儿化脓性脑膜炎的识别及管理策略

·························· *221*

第六节　早产儿急性尿路感染的识别及管理策略

·························· *228*

第七节　早产儿先天性梅毒的识别及管理策略 ······ *231*

第八节　早产儿真菌感染的识别及管理策略 ········ *236*

第七章　早产儿常见代谢性病症的识别及管理策略

第一节　早产儿营养代谢的特点 ··············· *246*

第二节　早产儿糖代谢紊乱的识别及管理策略 ····· *254*

第三节　早产儿水、电解质紊乱的识别及管理策略

·························· *265*

第四节　早产儿代谢性骨病的识别及管理策略 ····· *284*

第五节　早产儿晚期代谢性酸中毒的识别及管理策略

·························· *288*

第六节　早产儿甲状腺病症的识别及管理策略 ······ *291*

参考文献 ························· *301*

第一章

早产儿呼吸系统常见病症的识别及管理策略

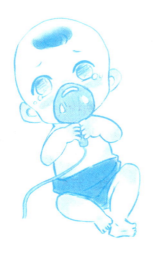

第一节 早产儿呼吸系统特点

呼吸系统是机体和外界进行气体交换的器官总称。呼吸系统通过肺泡内的气体交换吸入新鲜空气，使血液得到氧气并排出二氧化碳，从而维持人体正常的新陈代谢。

一、胚胎发育

肺的发育分为5个阶段，包括胚胎期、假腺体期、导管期、囊泡期及肺泡期。

（一）胚胎期

肺的发育始于胚胎发育的第3~7周。胚胎第3周时，在咽腔内形成喉气管沟，即喉、气管及肺的始基——肺芽。胚胎第4周时，肺芽末端分成两支，即为引导气管。胚胎第4~5周时，左右主支气管逐渐分支形成次级支气管，即肺叶支气管。约在胚胎发育第37天，形成肺叶气道，右侧三支，左侧两支。胚胎第6周时，肺叶支气管继续分支形成肺段支气管。

（二）假腺体期

在胎龄第5~17周，肺小叶内以内柱状上皮围成的终蕾为主，腔很小，类似腺泡结构。此期肺内支气管发育迅速，管壁结构完善，70%的细支气管在此期形成。原始细支气管不断延长、分支，形成支气管树。在胎龄第17周时，肺段支气管分支形成2~3级细支气管，止于终末细支气管。气道、静脉及动脉发育程度在大体结构上已与成人相似。有报道称，在胎龄第12周时即可出现胎儿呼吸，但无气体交换功能。

（三）导管期

在胎龄16~26周，支气管管腔变大，至胎龄24周时，终末细支气管长出2个以上的呼吸性细支气管。呼吸部发育突出，同时肺组织上皮内大量糖原颗粒在后期消失，糖原可能起重要作用。此期有3个重要变化：腺泡形成；血 – 气屏障发育；气道上皮细胞出现分化，肺泡Ⅱ型上皮细胞内开始产生肺泡表面活性物质（PS）。

（四）囊泡期

在胎龄 24~38 周，由于导管期细支气管的不断扩展，形成原始肺泡和肺泡隔。胎龄 24~26 周仅有少量细胞，气体交换能力较弱，肺泡表面活性物质很少。至胎龄 26~32 周，Ⅰ型上皮细胞及Ⅱ型上皮细胞转化增多，但肺泡表面活性物质仍不足。胎龄 34~35 周，肺泡表面活性物质数量迅速增加。

（五）肺泡期

从胎龄 36 周至出生后 2~8 岁，次级肺泡隔形成，毛细血管床重构，原始肺泡间的结缔组织中有许多毛细淋巴管，变为Ⅰ型上皮细胞及Ⅱ型上皮细胞。原始肺泡于出生后发育成肺泡管，未成熟肺泡数目继续增加，体积继续增大，生成更多原始肺泡，逐渐形成典型的成熟肺泡。

二 解剖生理特点

（一）解剖特点

1. 鼻

鼻腔上皮起源于外胚层，在胚胎第 4 周时，形成原始鼻腔。由于面部颅骨发育不足，所以早产儿鼻腔相对短小。早产儿鼻黏膜柔嫩，富含血管和淋巴管，鼻黏膜易充血、肿胀而发生鼻塞，出现呼吸困难。早产儿以经鼻呼吸为主，一般在出生后 1 个月才建立经口呼吸。因此，保持鼻腔通畅对于早产儿来说非常重要。

2. 咽部

咽部由鼻咽部、口咽部及喉咽部组成。鼻咽部包括鼻咽部扁桃体、舌及腭扁桃体，它们呈环形排列，围绕咽部；且鼻咽部富含淋巴组织，这些淋巴组织肿胀时可引起部分气道阻塞。咽后壁淋巴组织感染可发生咽后壁脓肿。

3. 喉部

早产儿喉部较成人相对较长，为漏斗形。其位置比成人高，以环状软骨下缘为标志。早产儿喉软骨较软，会厌软且弯曲，声带及喉黏膜较薄弱，且富含血管及淋巴组织，当有轻微炎症时，即可导致喉梗阻。

4. 气管、支气管

早产儿气管位置相当于第 4 颈椎水平，其分叉相当于第 3 胸椎水平，此后随着年龄增长位置逐渐下降。因右主支气管较左主支气管粗短且直，气管插管过深时常进入右主支气管，且异物容易落入右主支气管。早产儿气管和支气管管腔相对狭窄，软骨柔软且缺乏弹性组织，黏膜血管丰富，黏液腺分泌不足而较干燥，黏膜纤毛运动不足，不能很好地排出微生物，故容易引起感染，且可致阻塞而发生呼吸困难。

5. 肺

早产儿出生时肺重约 50g，相当于成人的 1/20。随着年龄增长，肺泡开始分化，气管、支气管直径和长度增长。早产儿肺泡数量较成人少，约为 24×10^6 个，相当于成人的 1/10。随着肺泡、气管、支气管的发育，成人的气体交换面积较出生时约增加了 20 倍。早产儿肺组织的特点是弹力组织发育较差，血管组织丰富，整个肺含血多但含气相对少，在感染时易发生黏液阻塞而致间质性肺炎和肺不张。

6. 胸廓、胸膜、纵隔

胸廓主要由胸骨、肋骨和胸椎构成，除保护、支持功能外，主要参与呼吸运动。早产儿胸廓前后径与横径相等，因而胸腔狭窄；另外，呼吸肌不发达，肌张力差，呼吸时胸廓的活动范围小，吸气时肺的扩张受限，换气不够充分。胸膜是衬覆于胸壁内面、膈上面及肺表面的一层浆膜。早产儿的胸膜薄且较易滑动，当纵隔受压时，应注意对纵隔器官产生的影响。

7. 呼吸肌

呼吸肌是呼吸的动力，膈肌是最重要的呼吸肌，较肋间肌相对发达，且肋骨呈水平位，肋间隙小，故早产儿以腹式呼吸为主。早产儿呼吸肌发育差，肌纤维纤细，间质较多，而且肌纤维中耐疲劳的肌纤维较少，故容易疲劳而发生呼吸衰竭；另外，膈肌麻痹和膈膨升也是发生呼吸窘迫的重要原因。

（二）生理特点

若胎儿的肺充满液体（20~30ml/kg），基本等于功能残气量。这些液体并非羊水，而是由肺内产生的液体，经过咽部和口腔进入羊水中，肺以每小时 2~4mg/kg 的速度持续不断地产生液体。

由于肺液的运动及肺液的组成成分（特别是卵磷脂）进入羊水中，卵磷脂/鞘磷脂（L/S）成为一个特殊的临床监测工具。Gluck 和 Kulovich 发现，L/S 的突然增高能够预示呼吸窘迫综合征（ARDS）的发生风险。若 L/S 比值 >2 : 1，与 ARDS 无关；如果 <2 : 1，则与 ARDS 有关。肺泡表面活性物质中第二常见的磷脂是磷脂酰甘油（PG），胎龄 36 周时才出现，持续增加至足月。PG 的存在可降低 ARDS 的发生风险，PG 缺乏时，ARDS 的发生风险则大大增加。

自然分娩时，早产儿从产道中娩出，由于胸部受到挤压，使得约 1/3 的肺液得以清除。尽管肺毛细血管起着很重要的作用，剩余肺液主要还是依靠肺部的淋巴回流进行清除。剖宫产时，所有肺液通过肺部毛细血管和淋巴回流予以清除。

随着早产儿受到触碰、冷热、化学和机械等刺激，开始了第 1 次呼吸做功，对于充满液体的肺来说，表面张力是第 1 次呼吸做功的阻力。出生时，肺内液体被气体取代来扩张肺泡。在最初的几次呼吸后，肺泡扩张，表面活性物质形成一层薄膜以稳定肺泡。出生后第 1 次呼吸需要 60~80cmH$_2$O 的扩张力以克服气-液交界面的表面张力，尤其是小气道和肺泡。在随后的呼吸中，扩张肺所做的功越来越小。

早产儿的呼吸调节通过反射、中枢及化学调节来实现。呼吸节律通常通过迷走神经反射来控制，存在典型的赫-伯反射。该反射在早产儿中可存在数月。其作用是：当其他呼吸调节系统不成熟时，可以简单地维持呼吸；限制潮气量，增加呼吸频率，呼气时间缩短，呼气末肺容量增加，有助于维持肺的膨胀；通过肺内牵张感受器反射性地增强肋间肌的作用，稳定潮气量，增加胸廓稳定性。早产儿呼吸的中枢调节是通过网状结构呼吸神经元发出冲动，但其中枢系统不稳定，呼吸长且不规则，受睡眠的影响。化学调节表现为当缺氧发生时，肺通气迅速增大，1min 后开始下降，早产儿对缺氧的呼吸反应表现为双向性。吸入高浓度 CO_2 可致通气量增大，在出生后 3 周内，对 CO_2 的反应随日龄增加而增高。

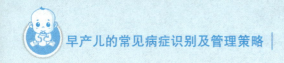

第二节　新生儿呼吸窘迫综合征的识别及管理策略

一、概　述

新生儿呼吸窘迫综合征（NRDS），又称新生儿肺透明膜病（HMD），由Avery和Mead于1959年首次命名，系指出生后不久出现呼吸窘迫并呈进行性加重的临床综合征。该病主要是由于肺泡表面活性物质（PS）不足导致进行性肺不张，病死率为早产儿疾病之首，属于新生儿科危重症，是重点监护和救治的疾病之一。据报道，出生体重1251~1500g的早产儿NRDS发病率约为56%，出生体重1001~1250g的早产儿NRDS发病率约为68%，出生体重751~1000g的早产儿NRDS发病率约为83%。近年来，对该病的研究较为深入，从预防到救治均取得了明显的进展，进而使该病的发病率和死亡率明显降低。

二、病因和发病机制

该病的发生主要是由于缺乏PS。PS主要由肺泡Ⅱ型上皮细胞产生，包括卵磷脂和磷脂酰甘油等。胎儿在胎龄22~24周时产生，量较少，随着胎龄增长，产生逐渐增多。胎龄24~30周时，糖皮质激素促进肺泡成熟的作用最大，也是产前预防本病的最佳阶段。胎龄35周以后，PS迅速进入肺泡表面，早产儿、宫内窘迫和出生时窒息的早产儿容易发生PS分泌偏低。

NRDS的病理特征为肺泡壁至终末细支气管壁上附有嗜伊红透明膜。电子显微镜下透明膜为无结构的薄膜，肺泡Ⅱ型上皮细胞细胞质内板层小体为空泡。

PS缺乏时肺泡塌陷，血流通过时不能进行正常的气血交换，形成肺内短路。同时氧合功能下降，使酸性物质增多，导致酸中毒，并造成血管渗透性增加，出现肺水肿。缺氧、酸中毒导致的肺水肿损伤肺部血管，NO产生减少，肺血管阻力增加，右心压力增加后导致动脉导管重新开放，血液由右向左分流，进入肺的血液减少，肺灌注不足，血管通透性增加，血浆内容物外渗，纤维蛋白等各种蛋白质沉积于损伤的肺组织，形成透明膜，严重妨碍气体交换，加重缺氧，形成恶性循环。

三、临床识别

新生儿出生后 4~6h 内出现进行性呼吸困难，伴有呻吟、呼吸不规则或有呼吸暂停。血液由右向左分流时出现面色发绀，供氧也不能缓解。缺氧严重时，四肢肌张力低下，呼吸困难表现为鼻翼扇动、吸气性三凹征，以肋缘下端最为明显。听诊肺部呼吸音减低，吸气时可闻及细湿啰音。生存 3d 以上的新生儿恢复概率较大。该病也有轻型，起病较晚，可延迟至出生后 24~48h，呼吸困难较轻，无呻吟，血液无右向左分流，3~4d 后好转。

四、辅助检查识别

1. X 线检查

NRDS 早期两侧肺野透亮度普遍降低，可见均匀分布的细小颗粒和网状阴影；支气管有充气征，严重时肺不张扩大至整个肺部，肺野呈毛玻璃样病变，支气管充气征明显，肺野呈"白肺"。

2. 血气分析

动脉血氧分压（PaO_2）下降，动脉血二氧化碳分压（$PaCO_2$）升高，pH 降低。

3. 识别标准

（1）出生后 6h 需要氧疗，直至 24h。

（2）出生后 24h 内有临床表现。

（3）出生后 24h 需要呼吸支持，此时胸部 X 线检查异常与 PS 缺乏表现一致；或生后 24 h 需要给予 PS 治疗。

五、治疗原则

（一）呼吸支持

维持血氧饱和度 90%~95%，避免出生后血氧饱和度波动。轻症可用双鼻塞或面罩持续气道正压通气（CPAP）辅助通气，初始压力至少 6cmH$_2$O，此后根据病情、氧供及组织灌注情况予以调节。若吸入气中的氧浓度分数（FiO$_2$）已达 0.4，而动脉血氧分压（PaO$_2$）仍低于 6.65kPa，则需气管插管。早期应用加压辅助通气的早产儿大多可存活，存活 72h 以上且无严重并发症者常可产生足够的 PS，病情逐渐好转。应用容量控制的呼吸机模式可缩短机械通气时间，减少支气管肺发育不良（BPD）的发生。必要时可采用高频振荡通气（HFOV）进行呼吸支持。撤机时允许存在中等程度的高碳酸血症（血 pH 须维持在 7.22 以上），避免低碳酸血症，以免增加脑室内出血（IVH）的风险。

（二）PS 治疗

PS 已成为 NRDS 的常规治疗手段，天然 PS 的初始剂量为 200mg/kg，每隔 8~12h 可重复使用，重复剂量为每次 100mg/kg，最大总剂量为 300~400mg/kg。有研究表明，与使用单剂 PS 相比，用至 3 剂可降低死亡率及肺气漏发生率，重复使用应 ≤ 4 次。给予 PS 后应迅速下调氧浓度，避免高氧峰值。若较为成熟的早产儿使用气管插管，应根据早产儿耐受情况采用 CPAP 或经鼻间歇正压通气（NIPPV）辅助通气。CPAP 联合早期 PS 治疗被认为是治疗 NRDS 的最佳方法。

（三）支持治疗

注意保暖，保持适宜的温度，减少氧耗。维持营养和水、电解质平衡。保湿暖箱中的早产儿静脉补液起始剂量为 70~80ml/（kg·d）。早产儿的水、电解质治疗应个体化，出生后最初 5d 应允许体重每日下降 2.5%~4%（共计 15%）。出生后前几天限制钠摄入，尿量增加后方可补钠。严密监测液体平衡和电解质情况。

（四）维持组织灌注

当有组织灌注不良时，应进行针对性低血压治疗。若无心功能不全，首选生理盐水 10~20ml/kg 进行扩容治疗。如果扩容提升血压效果不佳，可考虑使用多巴胺 2~20μg/（kg·min）。若存在全身低血容量和心功能不全，多巴酚丁胺 5~20μg/（kg·min）和肾上腺素 0.01~1.0μg/（kg·min）可分别作为一线和二线治疗药物。常规治疗无效的难治性低血压可考虑给予氢化可的松 1mg/kg，每 8h 1 次。

（五）药物治疗

（1）咖啡因：用于有呼吸暂停者或促进撤机，对于存在上机高危因素者，如进行无创呼吸支持的出生体重 <1250g 的早产儿，应考虑使用咖啡因。

（2）地塞米松：对于出生 1~2 周后仍需机械通气的早产儿，可以采用短期、逐渐减量的低剂量或极低剂量地塞米松治疗，以促进尽早拔管。

（3）抗感染药物：使用抗生素直至排除败血症，常用青霉素或氨苄西林联合氨基糖苷类。若早产儿在侵入性真菌感染率较高的病房，可以预防性使用抗真菌药，如氟康唑。

（六）其他

出生后第 1 周维持血红蛋白在 12g/dl，第 2 周在 11g/dl，第 2 周以后在 9g/dl。给予布洛芬或吲哚美辛以促进动脉导管关闭。

六 管理策略

（一）持续气道正压通气

放置鼻塞时，先清除呼吸道及口腔分泌物，清洁鼻腔。鼻部采用人工皮保护鼻部皮肤和鼻中隔。经常检查装置各连接处是否严密，有无漏气。吸痰时取下鼻塞，检查鼻部有无压迫引起的皮肤坏死或鼻中隔破损等。每小时观察 CPAP 压力和氧浓度，氧浓度根据情况逐步下调，当压力 <4cmH$_2$O、氧浓度 <21% 时，需考虑是否试停 CPAP。

（二）保持呼吸道通畅

吸入的氧气应加温湿化。及时清除呼吸道分泌物，按需吸痰。吸痰时严格遵守无菌操作原则，动作轻柔、敏捷，每次吸痰时间不超过 15s，压力 8~13.3kPa，防止损伤呼吸道黏膜，影响呼吸。另外，应注意观察痰液的性状及量。若痰稀少，可适当减少吸痰次数；痰多且黏稠时，予以雾化吸入，适当增加吸痰次数。

（三）气管插管的管理

采用经口或经鼻插管法时，应妥善固定气管插管，避免脱管，护士每个班次应测量并记录置管长度。检查接头有无松脱漏气、管道有无扭转受压。湿化器内盛蒸馏水至标准线刻度处，吸入气体用注射用水加温湿化，使吸入气体温度为32~35℃，以保护呼吸道黏膜，稀释分泌物，进而利于分泌物排出。每次吸痰操作前后注意导管位置固定是否正确，听诊肺部呼吸音是否对称，记录吸痰时间、痰量、性状和颜色，必要时送检做痰液培养。

（四）使用PS的管理

通常于出生后24h内给药，采用滴入法（气管插管或喉罩）或雾化吸入给药。给药步骤：①用药前彻底清除口、鼻腔及气道内的分泌物；②仰卧位，头置于正中；③给药时可与呼吸机相连，也可暂时断开；④将PS置于暖箱内或握在手中数分钟进行预热，摇匀时不可太剧烈，以免产生泡沫；⑤确定给药导管长度，给药导管应比气管内导管短1cm，确保药液能到达气管内导管末端；⑥将给药导管置入气管导管内，将PS稳定推入给药导管内；⑦注入PS后，予以复苏气囊加压通气1min，然后接呼吸机辅助通气。注药期间严密监测PaO_2、血氧饱和度、心率、呼吸和血压变化。若出现呼吸暂停或PaO_2及心率下降，应暂停注药，迅速给予复苏囊加压给氧，注意压力不可过大以免发生气胸，直至恢复稳定状态。重新注药时，要确定气管插管位置正确后再操作，使用后须记录PS批号。使用呼吸机辅助通气者在使用PS后须将呼吸机参数适当下调，PS注入后6h内勿翻身拍背和吸痰，床头设醒目提示卡，严格进行交接班，密切观察病情，注意有无颅内出血的早期表现。

（五）营养支持管理

如果病情允许，应在出生后第1天开始微量喂养，遵医嘱予以肠外营养，采用经外周静脉置入中心静脉导管（PICC）输入静脉营养液，微量注射泵控制输入速度。加强巡视，防止营养液渗出而引起皮肤坏死。

（六）支持性管理

尽量减少常规操作以避免造成医源性缺氧。实施袋鼠式护理建立亲子联系。维持体温在36.5~37.5℃，维持暖箱湿度在60%~80%，以减少不显性失水。

(七)病情观察

观察呼吸运动、呼吸频率、肤色、血氧饱和度、组织灌注情况、血压、胸廓运动,监测血气分析、血糖、血细胞比容、尿量、尿素氮、肌酐等,每12~24h测定Na^+、K^+、Cl^-。至少每4h测定1次pH、PaO_2、$PaCO_2$、HCO_3^-。

Silverman Anderson(SA)评分(表1-1)简便易行、实用,能客观反映呼吸窘迫的严重程度,有利于在床边快速评估病情,及时做出正确处理,提高NRDS的救治质量。

表1-1 Silverman Anderson评分

评分	上胸廓凹陷	下胸廓凹陷	剑突下凹陷	鼻翼扇动	呼气性呻吟
0	同步	无	无	无	无
1	吸气时延迟	可见	可见	轻度	听诊器可听见
2	跷跷板式	明显	明显	明显	不用听诊器即可听见

评分越高,呼吸窘迫越严重;评分大于6分,提示处于呼吸衰竭的临界状态。2013年版欧洲早产儿呼吸窘迫综合征管理共识指南推荐见表1-2。

表1-2 2013年版欧洲早产儿呼吸窘迫综合征管理共识指南推荐

产前处理	有NRDS发生风险的早产儿应在可以获得恰当治疗(包括机械通气)的医疗中心进行分娩
产房处理	延迟钳夹脐带≥60s 将辐射床上的早产儿放入塑料袋内,防止热量散失 如果心率维持正常,轻柔操作,避免潮气量过大及使用100%纯氧,使用脉氧探头监测血氧饱和度 对于极早早产儿,如果产前未使用糖皮质激素,考虑行气管插管预防性使用PS,对于大多数早产儿,应尽早使用CPAP
呼吸支持和PS	NRDS过程中,应尽早使用PS 如果NRDS持续进展,应重复给予PS 对于较成熟的早产儿,给予PS后应立即拔管,根据早产儿耐受情况进行CPAP或无创正压通气(NIPPV) 对于需要机械通气者,尽量缩短机械通气的时间,避免高氧血症、低碳酸血症和容量损伤 使用咖啡因,减少使用机械通气及上机时间 如果可能,应尽量采用CPAP或NIPPV,而非机械通气

续表

支持性护理	除非感染风险很低（如择期剖宫产），应使用抗生素直至排除败血症 维持体温在正常范围 保持液体平衡，使用肠外营养和肠内营养进行早期积极的营养支持 定时监测血压，维持正常的组织灌注，必要时使用血管活性药物 考虑应用药物治疗动脉导管未闭

第三节　新生儿暂时性呼吸急促的识别及管理策略

一、概　述

新生儿暂时性呼吸急促（TTN）又称新生儿湿肺，系由于肺内液体积聚引起的一种自限性疾病。国内报道其发病率为 3.6‰~11‰，在通过剖宫产术分娩的早产儿中更为常见。TTN 的发生与产科因素、孕母状态、分娩状态密切相关。

二、病因和发病机制

（一）病因

（1）大量使用麻醉剂、镇静剂、围生期窒息、吸入羊水，或孕妇产程中使用大量麻醉剂、镇静剂等，将会影响新生儿肺和肺血管的扩张，从而影响肺液的吸收和清除。

（2）脐带结扎过迟或输液过量：中心静脉压升高，阻碍胸导管引流，以致肺液清除延迟。

（3）动脉导管未闭：由于血液左向右分流，肺血流量增加，使肺毛细血管内静水压上升，影响肺液的吸收和清除。

（4）低蛋白血症：由于血管内胶体渗透压下降，影响肺液的吸收和清除。

（5）早产儿：血液中去甲肾上腺素水平降低，β 肾上腺素能受体的敏感性差，肺组织不成熟，PS缺乏，易造成肺泡壁的损伤、血浆蛋白含量低等，引起肺液吸收障碍。

（6）其他危险因素：男性、有哮喘家族史。

（二）发病机制

新生儿暂时性呼吸急促的临床症状与出生时肺部液体量及离子转运减少有关，即出生时肺部液体较多，而胎儿肺液的清除主要是通过气道上皮细胞钠离子通道激活介导的。

经阴道产早产儿通过产道时，胸部受到9.3kPa（95mmHg）的压力挤压，有20~40ml肺液经口、鼻排出，剩余的液体在出现自主呼吸后由肺泡经毛细淋巴管及毛细血管进入肺间质，再通过肺内淋巴及静脉系统吸收。故任何引起肺液渗透压增高，肺淋巴管、毛细血管、肺间质静水压增高，肺淋巴管、肺毛细血管渗透压降低，以及损伤肺泡上皮细胞通透性和影响肺淋巴管、毛细血管等转运功能的因素，均可影响肺液的正常清除和转运，导致肺液的潴留。TTN就是由于分娩后胎儿肺液的清除延迟，肺液蓄积过多引起的。

肺泡液的生理作用是防止出生前肺泡黏着，促进胎肺发育和生长；同时可参与调解胎儿的酸碱平衡，肺泡细胞将H^+、Cl^-主动分泌到肺泡液，将HCO_3^-主动转运回血浆；胎肺液使肺泡呈扩张状态，有利于出生后肺的充气扩张。

三 临床识别

（1）出生后呼吸急促，呼吸窘迫，发绀，呻吟，吐沫，反应差。轻症者一般反应正常。

（2）肺部呼吸音减低或出现粗湿啰音。湿肺可分为临床型和无症状型，后者仅X线胸片有湿肺表现。

（3）TTN预后良好，病程短者5~6h或1d内呼吸恢复正常，病程长者4~5d恢复。

四 辅助检查识别

1. 血气分析

轻症在正常范围，重症可出现呼吸性酸中毒、代谢性酸中毒、低氧血症及高碳酸血症。

2. X线征象

（1）肺泡积液征：肺野呈斑片状、面纱或云雾状，密度增深；或呈小结节影，直径2~4mm；或呈面纱、毛玻璃样；或呈片絮状阴影如白肺。

（2）间质积液：肺野可见网状条纹影；叶间（多在右肺上、中叶间）和胸膜腔积液，量少。

（3）其他征象：肺门血管淤血扩张，肺纹理影增粗，且边缘清楚，自肺门呈放射状向外周伸展。

（4）肺气肿征：透光度增加。

五 治疗原则

（1）加强监护和对症治疗。

（2）当呼吸急促和发绀时，给予氧疗并做血气分析，必要时给予鼻塞CPAP或鼻塞间歇指令通气。动态复查血气分析及胸片，观察病情变化。

（3）烦躁、呻吟者用苯巴比妥，每次3~5mg/kg。

（4）两肺湿啰音多时，可用呋塞米1mg/kg，并注意预防心力衰竭。

第四节 早产儿呼吸暂停的识别及管理策略

一 概 述

早产儿呼吸暂停（AOP）是指呼吸停止持续时间>20s，或<20s且伴有心动过缓或发绀。AOP是早产儿尤其是极低出生体重儿最常见的一种临床症状，发生率随着早产儿的不成熟程度剧增，孕周越小，则发生率越高。

所有胎龄<28周的早产儿都会发生AOP，极低出生体重儿AOP的发病率约为40%，胎龄28~29周的早产儿可达90%。根据吸气做功情况及呼吸道阻塞情况，可将其分为：①中枢型呼吸暂停，由于没有中枢神经系统传至呼吸肌的始动呼吸信号，无膈肌活动造成的肺泡通气停止。早产儿脑干控制呼吸的中枢发育不完善，兼之周围迷走神经刺激反应低下，导致呼吸暂停。②阻塞型呼吸暂停，由于早产儿气道发育的特点，使得吸气时上气道塌陷，阻断肺泡通气。③混合型呼吸暂停，上述两种情况并存，此类型约占50%。呼吸暂停可造成早产儿呼吸衰竭、肺出血、颅内出血、缺氧缺血性脑病、多器官衰竭，甚至猝死等，严重危及早产儿的生命。

二 病因和发病机制

（一）呼吸中枢不成熟

大部分呼吸暂停发生于早产儿，呼吸暂停的发生可能与脑干细胞功能有关。随着胎龄增加，听力诱发脑干传导时间缩短，呼吸暂停发生的频率降低。另外，早产儿的呼吸受睡眠状态的影响。早产儿睡眠状态以快速动眼睡眠（REM）为主，呼吸暂停在REM状态较安静、深睡眠时发生更为频繁。

（二）化学感受器反应

低氧导致早产儿对二氧化碳水平的升高不敏感，表明周围化学感受器不成熟有可能是导致呼吸暂停的病因。尽管大部分早产儿在发生呼吸暂停之前并没有发生低氧血症，但低氧仍在呼吸暂停中起重要作用。另外，相比未发生呼吸暂停者，早产儿发生呼吸暂停者对血二氧化碳增高时的通气反应降低。相比足月儿或成人，早产儿的通气反应降低，表明未成熟的中枢化学感受器可能与呼吸暂停的发生有关。

（三）反射

因刺激咽后壁，肺膨胀、喉部的液体或胸壁变形引起的主动反射可能导致呼吸暂停。例如，频繁吸痰刺激咽后壁或哺乳时，若上呼吸道有液体存在，可发生呼吸暂停。

（四）呼吸肌

通气不足可能与呼吸肌的协作无效有关，包括膈肌、肋间肌及上呼吸道（咽和喉）肌肉。呼吸道阻塞可能导致阻塞型呼吸暂停和混合型呼吸暂停。阻塞的位置通常是上咽部，该部位较为薄弱，肌张力较弱，尤其是 REM 期间。颈部过于屈曲，氧罩下边缘对下颌产生的压力（操作时可能存在的问题）可阻塞呼吸道，导致呼吸暂停；当早产儿处于颈部过于屈曲时，更可能发生呼吸道阻塞。另外，鼻部的阻塞可能导致呼吸暂停。早产儿通常在鼻部阻塞后不能自行转为经口呼吸。

（五）胃食管反流

胃食管反流在早产儿中很常见，可能是由于胃食管反流物误吸入气管而造成呼吸暂停。具体原因尚不十分清楚。

（六）抑制性神经递质

有研究认为，抑制性神经递质对呼吸暂停的发生起重要作用。

三 临床识别

（一）发生时间

呼吸暂停多发生于出生后 1~2d，若出生后 7d 内不发生呼吸暂停，则之后发生呼吸暂停的概率较低。

（二）持续时间

呼吸暂停持续的时间不同，通常至胎龄 37 周时停止发生。胎龄不满 28 周的早产儿呼吸暂停持续的时间一般要超过纠正胎龄 37 周后。一项研究发现，20% 的早产儿在出院前至少 5d 未发生呼吸暂停，但出院后仍会发生呼吸暂停，直至纠正胎龄 40 周。

四 辅助检查识别

（1）评估应根据病史和体格检查，监测动脉血气分析、血氧饱和度、血常规、血糖、血钙及电解质水平。

（2）呼吸暂停早产儿的胎龄多<34周，常见于极低出生体重儿。呼吸暂停早产儿的主要症状为呼吸暂时停止，监测胸部运动和用潮气末二氧化碳测定仪监测不到呼吸，或者早产儿的胸部运动阻抗记录增加，鼻部探测不到呼出气体中的二氧化碳等。

五 治疗原则

反复、持续的呼吸暂停或需要频繁面罩球囊加压通气时，即应开始治疗。

（一）一般治疗

（1）个体化治疗，即根据潜在的问题进行针对性治疗。

（2）给予氧气吸入，使血氧饱和度（SaO_2）维持在理想范围。

（3）避免经口喂养，进行咽部吸引应谨慎，防止引起反流、呕吐等。

（4）避免颈部过于屈曲的体位，防止气道发生阻塞。采用俯卧位可以降低呼吸暂停的发生率。

（二）咖啡因或氨茶碱

咖啡因或氨茶碱可以明显降低呼吸暂停的发生率，减少机械辅助通气的使用。减少呼吸暂停发生的机制：①刺激呼吸中枢。②咖啡因是腺苷拮抗剂，腺苷是一种能引起呼吸抑制的神经递质。③增强膈肌收缩功能。咖啡因负荷量为20mg/kg，维持量为5mg/kg；如果胎龄>37周，体重为1800~2000g，或者连续5~7d不发生呼吸暂停，则可停止咖啡因治疗。氨茶碱负荷量为5mg/kg，12h后给予维持量2.5mg/kg。注意监测血药浓度：氨茶碱血药浓度为5~15μg/ml。血药浓度>15~20mg/L时，首先出现心动过速，以后出现激惹、腹胀、呕吐、喂养困难；血药浓度>50mg/L，可发生惊厥、心律失常。咖啡因有效血药浓度为8~20mg/ml，每3~4d监测1次。若血药浓度>50mg/L，可出现心动过速、呕吐、腹胀等不良反应，须减量或停药。

（三）呼吸支持

若药物治疗无效，可以采用CPAP 2~4cmH_2O 或 1~2L/min 高流量鼻塞吸氧。若药物治疗和上述呼吸支持无效，则予以低压力机械通气。

六 管理策略

（一）维持体温稳定

室温保持在 24~26℃，相对湿度保持在 55%~65%。加强体温监测，每日 2~4 次。体温的维持应从娩出后即开始，立即擦干身上的羊水，并用干燥、预热的毛毯包裹，尽快放于暖箱或远红外辐射加温床。常用暖箱温度和湿度分别见表 1-3 和表 1-4。

表 1-3　常用暖箱温度（℃）

体温（℃） 年龄	体重（g） 	<1000	1000~1500	1500~2000	2000~2500	>2500
0~6h		36.2~36.7	35.4~36.2	34.2~35.7	33.6~34.8	32.7~34.8
6~12h		36.0~36.7	35.4~36.2	34.1~35.7	33.0~34.8	32.0~34.8
12~24h		35.9~36.6	35.2~36.0	34.1~35.6	35.2~34.7	31.6~34.7
24~36h		35.9~36.6	35.1~35.9	34.0~35.5	32.3~34.7	31.2~34.4
36~48h		35.9~36.5	35.0~35.9	33.9~35.4	32.0~34.6	31.0~34.2
2~3d		35.8~36.4	34.8~35.9	33.6~35.2	31.8~34.4	30.6~34.1
3~4d		35.7~36.3	34.7~35.8	33.5~35.1	31.7~34.2	30.0~33.6
4~5d		35.6~36.3	34.4~35.7	33.3~35.0	31.6~34.1	29.9~33.4
5~6d		35.5~36.2	34.3~35.6	33.2~34.9	31.6~33.9	29.8~33.1
6~8d		35.2~36.0	34.1~35.5	33.0~34.8	31.6~33.8	29.3~32.5
8~10d		31.5~35.9	34.0~35.2	32.8~34.6	31.6~33.5	29.3~32.5
10~12d		34.9~35.8	33.9~35.0	32.7~34.4	31.6~33.4	29.3~32.0
12~14d		34.7~35.7	33.4~35.0	32.6~34.3	31.6~33.3	—
2~3 周		31.4~35.6	33.0~35.0	32.4~34.2	33.2~31.0	—
3~4 周		33.6~35.2	32.3~34.6	32.0~34.1	30.4~33.0	—
4~5 周		33.3~34.7	31.8~33.9	31.5~33.9	29.9~32.6	—
5~6 周		—	31.0~33.1	—	29.3~31.8	—

表 1-4　常用暖箱湿度（%）

年龄	胎龄 <28 周或极低出生体重儿	胎龄 28~30 周
0~3d	70~85	60~65
3~4d	60~75	50~55
4~14d	50~65	40~45

注：85% 湿度可能发生滴水现象，此时可调至 80%，湿度最低限为 40%。当小儿日龄 >14d 且体温稳定时，湿度可设为 40%。

（二）维持有效呼吸

AOP 监测是所有胎龄 <34 周的早产儿出生后 1 周内都应进行的监测，直至不发生呼吸暂停 5d 后可停止。密切监测呼吸、心率、SaO_2，当监护仪报警时及时处置，观察早产儿心率是否变慢，有无发绀及气道阻塞等。大部分早产儿的呼吸暂停对触觉刺激是有反应的，如果对触觉刺激无反应，则立即进行面罩球囊加压给氧，氧浓度为呼吸暂停发生前早产儿所吸入的氧浓度，避免过度提高氧分压。第 1 次呼吸暂停发生后应评估原因，如果有明确的原因，应进行针对性治疗。有缺氧症状者给予氧气吸入，吸入氧浓度和时间根据缺氧程度及用氧方法确定，尽量使用空氧混合器，维持 SaO_2 在 90%~95%，根据 SaO_2 监测结果及时调整氧浓度。呼吸暂停者给予弹足底、托背、吸氧、面罩球囊加压给氧等。如果频繁发生呼吸暂停，应考虑插管，并应考虑有无感染发生，及时更换抗生素。有研究表明，采用振动式水床辅助治疗可减少呼吸暂停。可能机制：振动式水床产生机械振动波，通过波动刺激早产儿，增加对前庭定位感受器的冲动，兴奋呼吸中枢的同时，刺激呼吸肌达到托背式呼吸效果，使早产儿保持自主呼吸，减少呼吸暂停发作的频率。

（三）合理喂养

开始喂养不宜过迟，可防止低血糖，减轻黄疸程度。吸吮无力者可采用鼻饲或口饲喂养。尽量母乳喂养，可减少坏死性小肠结肠炎的发生；不能经肠道喂养者可采用静脉高营养。因早产儿吸吮 – 呼吸 – 吞咽功能不协调，进食时容易出现乳汁呛咳、呼吸暂停、口周发绀、SaO_2 下降等，此时应及时停止喂养，待早产儿充分呼吸、面色转红、SaO_2 恢复后，再继续喂养。喂养时和喂养后应将早产儿置于侧卧位，也可在喂养后将早产儿放置于俯卧位，以防止胃食管反流。每次管饲喂养前应抽吸胃潴留物。胃潴留量小于每次乳量的 25% 时，可继续喂养；胃潴留量大于每次乳量的 25% 但小于每次乳量的 50% 时，只需补足余量；若胃潴留量大于每次乳量的 50% 时，可考虑停止喂养。

（四）体位

早产儿俯卧位时，可以改善 PaO_2 与肺的顺应性，增加呼吸潮气量，降低能量消耗，减少胸廓不协调运动。与水平卧位相比，头抬高倾斜位、俯卧位能明显减少心动过缓和（或）低氧血症的发作，尤以减少单纯性低氧血症发作最显著。这可能是因为俯卧位时肺通气/血流合适，腹内压较低，膈肌活动性较好，有利于改善动脉氧合状态。抬高头位后，较低的肺段也具有良好的通气，氧合状态进一步得到改善，从而预防呼吸暂停的发作。另外，俯卧位时，乳汁在胃内停留的时间缩短，可减少腹胀、胃食管反流等的发生，从而有助于降低呼吸暂停的发生率。

（五）预防感染

早产儿抵抗力低，应加强口腔、皮肤及脐部的护理，发现微小病灶应及时处理。制订严密的消毒隔离制度，严禁非专室人员入内，严格控制观摩和示教人数，超常人流量后应及时进行空气及仪器用品消毒，确保空气及仪器物品洁净，防止交叉感染。发现体温波动、呼吸暂停时，应考虑是否发生感染，并及时检查血常规、抽取血液培养送检，调整抗生素。发现感染时应立即做好隔离，避免交叉感染。吸引器及吸氧装置等都应专人专用，不可混用。

（六）观察并发症的发生

注意监测如坏死性小肠结肠炎、颅内出血、视网膜病变、败血症等各种并发症的发生。

第五节 新生儿窒息的识别及管理策略

一、概述

新生儿窒息是指由于产前、产时或产后的各种病因,使新生儿出生后不能建立正常呼吸,引起缺氧并导致全身多器官损害的一种疾病。该病是导致全世界新生儿死亡、脑瘫及智力障碍的主要原因之一。正确的复苏是降低新生儿窒息死亡率和伤残率的主要手段。积极在全国范围内开展新生儿窒息复苏培训,提高新生儿复苏水平,是围生医学工作者的重要任务。

由美国儿科学会和美国心脏协会制定的《新生儿复苏教程》(第7版)于2016年出版。中国新生儿复苏项目专家组将其中主要的更新进行了归纳总结,并结合我国现状进行修改,经新生儿复苏项目核心专家组和全体国家级师资讨论,定名为《国际新生儿复苏教程更新及中国实施意见》,内容主要包括8个部分:复苏前的准备工作、初步复苏、正压通气、气管插管、胸外按压、药物、早产儿复苏及复苏后的处理。《中国新生儿复苏指南(2016年北京修订)》于2016年7月在中华围生医学杂志发表后,受到广大围生医学工作者的好评。该指南作为我国新生儿复苏的指导性文件,对我国新生儿复苏和危重症急救发挥了重要的指导和推动作用。

二、病因和发病机制

(一)病因

凡能造成胎儿或新生儿缺氧的因素均可引起窒息。

1. 孕妇因素

孕妇患有全身性疾病如糖尿病、心脏病、严重贫血及肺部疾病等;孕妇有妊娠高血压综合征;孕妇吸毒、吸烟;孕妇年龄>35岁或<16岁等。

2. 胎盘和脐带因素

前置胎盘、胎盘早剥、胎盘老化等;脐带受压、打结、绕颈等。

3. 分娩因素

难产，手术产如高位产钳；产程中药物（镇静剂、麻醉剂、催产药）使用不当等。

4. 胎儿因素

早产儿、小于胎龄儿、巨大儿；先天畸形（如呼吸道畸形）；羊水或胎粪吸入气道；胎儿宫内感染所致的神经系统受损等。

（二）发病机制

1. 呼吸改变

（1）原发性呼吸暂停：胎儿或新生儿窒息缺氧时，起初 1~2min 呼吸深快，若缺氧未及时纠正，随即转为呼吸和反射性心率减慢，此为原发性呼吸暂停。此时肌张力存在，血管轻微收缩，血压升高，循环尚好，但有发绀，若及时给氧或予以适当刺激，有时甚至在无外界帮助下仍能恢复呼吸。

（2）继发性呼吸暂停：若缺氧持续存在，则出现喘息样呼吸，心率继续减慢，血压开始下降，肌张力消失，面色苍白，呼吸运动减弱，最终出现一次深度喘息而进入继发性呼吸暂停。缺乏外界正压呼吸帮助，则无法恢复而死亡。

2. 各器官缺氧缺血改变

窒息开始时，由于低氧血症和酸中毒，引起体内血液重新分布，即各器官间血液分流，肺、肠、肾、肌肉、皮肤等处血管收缩，血流量减少，从而保证生命器官如心、脑、肾上腺等的血供。若缺氧继续，无氧代谢使酸性产物迅速增加，导致重度代谢性酸中毒。此时体内贮存的糖原耗尽，血流代偿机制丧失，心脏功能受损，心率和动脉压下降，重要器官供血减少，脑损伤发生；其他已处于缺血情况下的器官，则因血内含氧量的进一步下降而更易受到缺氧缺血的伤害。

3. 血液生化和代谢改变

缺氧导致 $PaCO_2$ 升高，pH 和 PaO_2 降低。在窒息应激状态时，儿茶酚胺及胰高血糖素释放增加，早期血糖正常或增高；当缺氧持续，糖原消耗增加，贮存空虚，即出现低血糖。应激情况下，血游离脂肪酸增加，促进了钙离子与蛋白结合而致低钙血症。此外，窒息时的酸中毒尚可抑制胆红素与白蛋白的结合，降低肝内酶的活性而致高胆红素血症；也能导致左心房心钠素分泌增加，造成低钠血症。

三 临床识别

（一）胎儿缺氧（宫内窒息）

早期有胎动增加，胎儿心率增快≥160次/分；晚期胎动减少甚至消失，胎心率变慢或不规则，<100次/分，羊水被胎粪污染，呈黄绿色或墨绿色。

（二）Apgar评分（表1-5）

Apgar评分是一种简易的评价新生儿窒息程度的方法。内容包括心率、呼吸、弹足底或插鼻管反应、肌张力和皮肤颜色5项；每项0~2分，总共10分；8~10分为正常，4~7分为轻度窒息，0~3分为重度窒息。出生后1min评分可区别窒息程度，5 min及10 min评分有助于判断复苏效果和预后。

表1-5 新生儿Apgar评分法

体征	评分标准		
	0分	1分	2分
皮肤颜色	青紫或苍白	躯干红，四肢青紫	全身红
心率（次/分）	无	<100	>100
弹足底或插鼻管反应	无反应	有些动作，如皱眉	哭，打喷嚏
肌张力	松弛	四肢略屈曲	四肢能活动
呼吸	无	慢、不规则	正常，哭声响

（三）各器官受损表现

窒息、缺氧缺血造成多器官损伤，但发生的频率和程度常有差异。

1. 心血管系统

轻症时有血管系统和心肌受损；严重者出现心源性休克和心力衰竭。

2. 呼吸系统

易发生羊水或胎粪吸入综合征、肺出血和持续肺动脉高压等，极低出生体重儿常见肺透明膜病、呼吸暂停等。

3. 泌尿系统

急性肾衰竭时有少尿，尿蛋白、血尿素氮及肌酐增高。肾静脉栓塞时可见肉眼血尿。

4. 中枢神经系统

主要是缺氧缺血性脑病和颅内出血。

5. 代谢

常见低血糖、电解质紊乱如低钠血症和低钙血症等。

6. 消化系统

有应激性溃疡和坏死性小肠结肠炎等。缺氧还导致肝葡萄糖醛酸转移酶活力降低；酸中毒可抑制胆红素与白蛋白结合，进而使黄疸加重。

四 辅助检查识别

血气分析可显示呼吸性酸中毒和代谢性酸中毒。当胎儿头皮血 pH ≤ 7.25 时，提示胎儿严重缺氧，须准备各种抢救措施。出生后应多次监测 pH、$PaCO_2$ 和 PaO_2，可作为应用碱性溶液和供氧的依据。根据病情需要，还可选择性地监测血糖、血电解质、血尿素氮及肌酐等生化指标。

五 治疗原则

（1）预防及积极治疗孕妇疾病。

（2）早期预测：估计胎儿娩出后有窒息危险时，应充分做好准备工作，包括人员、仪器、物品等。

（3）及时复苏：在 ABCDE 复苏原则下，新生儿复苏可分为 4 个步骤。①快速评估（或有无活力评估）和初步复苏。②正压通气和脉搏血氧饱和度监测。③气管插管正压通气和胸外按压。④药物和（或）扩容。其中 A（airway）指清理呼吸道；B（breathing）指建立呼吸，增加通气；C（circulation）指维持正常循环，保证足够心搏出量；D（drug）指药物治疗；E（evaluation and environment）指评价和环境（保温）。

（4）复苏后处理：评估和监测呼吸、心率、血压、尿量、肤色、经皮血氧饱和度及窒息所致的神经系统症状等，注意维持内环境稳定，控制惊厥，治疗脑水肿。

六 管理策略

（一）复苏

1. 复苏准备

（1）人员：每次分娩时至少有 1 名熟练掌握新生儿复苏技术的医护人员在场。高危孕妇分娩时，需要组成有儿科医生参加的复苏团队。多胎分娩时，每名新生儿都应有专人负责。

（2）物品：新生儿复苏设备与药品齐全，单独存放，功能良好。

2. 复苏基本程序

复苏的基本程序是评估—决策—措施，此程序在整个复苏中不断重复（图 1-1）。评估主要基于呼吸、心率和脉搏血氧饱和度。通过评估这 3 点中的每一项，确定每一步骤是否有效。其中，心率对于决定是否进入下一步骤是最重要的。

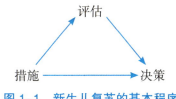

图 1-1 新生儿复苏的基本程序

3. 复苏步骤

（1）快速评估：新生儿出生后立即快速评估 4 项指标：①是否足月；②羊水是否澄清；③是否有哭声或呼吸；④肌张力是否良好。若 4 项均为"是"，应快速彻底擦干，与母亲皮肤接触，进行常规护理。若 4 项中有 1 项为"否"，则需进行初步复苏。若羊水有胎粪污染，则进行有无活力的评估及决定是否气管插管吸引胎粪。

（2）初步复苏

1）保暖：产房温度设置为25~28 ℃。提前预热辐射保暖台，足月儿辐射保暖台温度设置为32~34 ℃，或腹部体表温度为36.5 ℃；早产儿根据其中性温度设置。用预热毛巾包裹新生儿放在辐射保暖台上，注意擦干新生儿头部和保暖。有条件的医疗机构在复苏胎龄<32周的早产儿时，可将其头部以下躯体和四肢放在清洁的塑料袋内，或盖以塑料薄膜置于辐射保暖台上，摆好体位后继续初步复苏的其他步骤。避免高温，防止引发呼吸抑制。

2）体位：新生儿头置轻度仰伸位（鼻吸气位）。

3）吸引：必要时（分泌物量多或有气道梗阻）用吸球或吸管（12F或14F）按先口咽后鼻顺序清理分泌物。过度用力吸引可导致喉痉挛，并刺激迷走神经，引起心动过缓和自主呼吸延迟。应限制吸管的深度和吸引的时间（<10s），吸引器负压不超过100 mmHg。

4）羊水胎粪污染时的处理：2015年美国《新生儿复苏指南》不再推荐羊水胎粪污染时常规气管内吸引胎粪（无论有无活力）。根据我国国情和实践经验，《中国新生儿复苏指南（2016年北京修订）》推荐如下：当羊水胎粪污染时，仍首先评估新生儿有无活力；新生儿有活力时，继续初步复苏；新生儿无活力时，应在20s内完成气管插管，用胎粪吸引管吸引胎粪。如果不具备气管插管条件，且新生儿无活力时，应快速清理口鼻后立即开始正压通气。

5）擦干和刺激：快速彻底擦干新生儿头部、躯干和四肢，拿掉湿毛巾。并对新生儿进行刺激以诱发自主呼吸。若仍无呼吸，用手轻拍或手指弹新生儿足底，或摩擦新生儿背部2次以诱发自主呼吸。若这些措施仍无效，则表明新生儿处于继发性呼吸暂停状态，需要正压通气。

（3）正压通气

1）新生儿复苏成功的关键是建立充分的通气。

2）指征：①呼吸暂停或喘息样呼吸。②心率<100次/分。对有以上指征者，要求在"黄金一分钟"内实施有效的正压通气。如果新生儿有呼吸，心率>100次/分，但有呼吸困难或持续发绀，应清理气道，监测脉搏血氧饱和度，可常压给氧或给予持续气道正压通气，特别是早产儿。

3）气囊面罩正压通气：①压力。通气压力需要20~25cmH$_2$O，少数病情严重的新生儿可用2~3次30~40cmH$_2$O压力通气。国内使用的新生儿复苏囊为自动充气式气囊（250ml），使用前要检查减压阀，有条件者最好配备压力表。②频率。40~60次/分。③用氧。推荐县级及县级以上医疗机构创造条件，在产房添置空氧混合仪、空气压缩器及脉搏血氧饱和度监测仪。无论是足月儿还是早产儿，正压通气均要在脉搏血氧饱和度监测仪的监测指导下进行。胸外按压时，给氧浓度要提高至100%。其中无法配备脉搏血氧饱和度监测仪或空氧混合仪或二者皆无的医疗机构，可利用自动充气式气囊复苏。有如下几种氧浓度可用自动充气式气囊复苏：不连接氧源，氧浓度21%（空气）；连接氧源，不加储氧器，可得到约40%浓度的氧；连接氧源，加储氧器可得到100%（袋状）、90%（管状）浓度的氧。④评估心率。可触摸新生儿的脐带搏动或用听诊器听诊新生儿心跳，计数6s，乘以10即得出每分钟心率的快速估计值。近年来，脉搏血氧饱和度监测仪多用于新生儿复苏，可以测量心率和血氧饱和度。⑤判断有效通气。开始正压通气时，即刻连接脉搏血氧饱和度监测仪，并观察胸廓是否起伏。有效的正压通气表现为胸廓起伏良好，心率迅速增快。⑥矫正通气步骤。若达不到有效通气，须矫正通气步骤，包括检查面罩和面部之间是否密闭，再次通畅气道（可调整头位为鼻吸气位，清除分泌物，使新生儿的口张开）及增加气道压力。矫正通气后，若心率<100次/分，可进行气管插管或使用喉罩气道。⑦评估及处理。经30s有效正压通气后，若有自主呼吸且心率≥100次/分，可逐步减少通气量并停止正压通气，根据脉搏血氧饱和度值决定是否常压给氧。若心率<60次/分，应气管插管正压通气并开始胸外按压。⑧其他。持续气囊面罩正压通气（>2min）可产生胃充盈，应常规经口插入8F胃管，用注射器抽气并保持胃管远端处于开放状态。

4）T-组合复苏器：是一种由气流控制、有压力限制的机械装置，能提供恒定的吸气峰压及呼气末正压。推荐县级及县级以上医疗单位，尤其是三级医院使用，能进一步提高早产儿的复苏效率和安全性。

（4）喉镜下经口气管插管

1）指征：①需要气管内吸引清除胎粪时。②气囊面罩正压通气无效或需要延长时。③胸外按压时。④经气管注入药物时。⑤需气管内给予PS时。⑥特殊复苏情况，如先天性膈疝或超低出生体重儿。

2）准备：进行气管插管必需的器械和用品应放置在一起，在每个产房、手术室、新生儿室和急救室应随时备用。

3）方法：关键在于暴露声门。①插入喉镜：左手持喉镜，使用带直镜片（早产儿用0号，足月儿用1号）的喉镜进行经口气管插管。将喉镜柄夹在拇指与前3个手指间，镜片朝前。小指靠在新生儿颏部提供稳定性。喉镜镜片应沿着舌面右侧滑入，将舌推至口腔左侧，推进镜片直至其顶端达会厌软骨谷。②暴露声门：采用一抬一压手法。轻轻抬起镜片，上抬时需将整个镜片平行于镜柄方向移动，使会厌软骨抬起时即可暴露声门和声带。若未完全暴露，操作者用自己的小指或由助手用食指向下稍用力压环状软骨，使气管下移，有助于暴露声门。在暴露声门时，不可上撬镜片顶端来抬起镜片。③插管：插入有金属管芯的气管导管，将管端置于声门与气管隆凸之间，接近气管中点。④操作时限及技巧：整个操作要求在20~30s内完成。若插入导管时声带关闭，可采用Hemlish手法，即助手用右手食指和中指在胸外按压的部位向脊柱方向快速按压1次，促使呼气产生，声门就会张开。

4）判断气管导管位置的方法：正压通气时导管管端应在气管中点，判断方法如下。①声带线法：导管声带线与声带水平吻合。②胸骨上切迹摸管法：操作者或助手的小指尖垂直置于胸骨上切迹上，当导管在气管内前进时，小指尖触摸到管端，则表示管端已达气管中点。③体重法：参照表1-6。

表1-6　不同出生体重新生儿气管导管插入深度

出生体重（g）	插入深度（cm）[b]
1000[a]	6~7
2000	7~8
3000	8~9
4000	9~10

注：a<750g，仅需插入6cm；b为上唇与器官导管尖端的距离

5）确定插管成功的方法：①胸廓起伏对称。②听诊双肺呼吸音一致，

尤其是腋下，且胃部无呼吸音。③无胃部扩张。④呼气时导管内有雾气。⑤心率、血氧饱和度和新生儿反应好转。⑥有条件可使用呼出气 CO_2 检测器，快速确定气管导管位置是否正确。

（5）喉罩气道：是用于正压通气的气道装置。

1）适应证：①新生儿复苏时如气囊-面罩通气无效，气管插管失败或不可行时。②小下颌或相对大的舌，如 Pierre-Robin 综合征和唐氏综合征。③出生体重≥ 2000g 的新生儿。

2）方法：喉罩气道由一个可扩张的软椭圆形边圈（喉罩）与弯曲的气道导管连接而成。弯曲的喉罩越过舌，产生比面罩更有效的双肺通气。采用"盲插"法，用食指将喉罩罩体开口向前插入新生儿口腔，并沿硬腭滑入，直至不能推进为止，使喉罩气囊环安放在声门上方。向喉罩边圈注入 2~3ml 空气，使扩张的喉罩覆盖喉口（声门）。喉罩气道导管有一个 15mm 接管口，可连接复苏囊或呼吸器，进行正压通气。

（6）胸外按压

1）指征：有效正压通气 30s 后，心率 <60 次 / 分。正压通气时须进行胸外按压。

2）要求：气管插管正压通气的同时配合胸外按压，以使通气更有效。胸外按压时，给氧浓度增加至 100%。

3）方法：胸外按压的位置为胸骨下 1/3（两乳头连线中点下方），避开剑突。按压深度约为胸廓前后径的 1/3，产生可触及脉搏的效果。按压和放松的比例为按压时间稍短于放松时间，放松时拇指或其他手指应不离开胸壁。按压的方法有拇指法和双指法。①拇指法：操作者双手拇指的指端按压胸骨，根据新生儿体型不同，双拇指重叠或并列，双手其余手指环抱胸廓支撑背部。②双指法：右手食指和中指指尖放在胸骨上进行按压，左手支撑背部。

（7）药物：新生儿复苏时，很少需要用药。新生儿心动过缓通常是由于肺部通气不足或严重缺氧造成的，纠正心动过缓最重要的步骤是充分进行正压通气。

1）肾上腺素：①指征，45~60s 的正压通气和胸外按压后，心率持续 <60 次 / 分。②剂量，新生儿复苏应使用 1：10 000 的肾上腺素。静脉用

量 0.1~0.3ml/kg；气管内用量 0.5~1ml/kg。必要时 3~5min 重复 1 次。③给药途径，首选脐静脉给药。如果脐静脉插管操作尚未完成或没有条件做脐静脉插管时，可气管内快速注入。若需重复给药，则应选择静脉给药。

2）扩容剂：①指征，有低血容量、怀疑失血或休克的新生儿对其他复苏措施无反应时。②扩容剂，推荐生理盐水。③方法，首次剂量为 10ml/kg，经脐静脉或外周静脉 5~10min 缓慢注入；必要时可重复扩容 1 次。

3）其他药物：分娩现场新生儿复苏时，一般不推荐使用碳酸氢钠。

4. 复苏后监护

（1）复苏后的新生儿可能有多器官损害的危险，应继续监护。具体包括体温管理、生命体征监测和早期发现并发症等。

（2）继续监测，维持内环境稳定，包括 PaO_2、心率、血压、血细胞比容、血糖、血气分析及血电解质等。

（3）需要复苏的新生儿断脐后立即进行脐动脉血气分析，出生后脐动脉血 pH<7，结合 Apgar 评分有助于窒息的诊断和预后的判断。及时对脑、心、肺、肾及胃肠等器官功能进行监测，早期发现异常并适当干预，以降低死亡率和伤残率。

（4）一旦完成复苏，为避免血糖异常，应定期监测血糖，低血糖者静脉给予葡萄糖。若合并中、重度缺氧缺血性脑病，有条件的医疗机构可给予亚低温治疗。

（二）家庭支持

医护人员应耐心细致地解答病情，告诉家属早产儿目前的情况和可能的预后，帮助家属树立信心，促进父母角色的适应。

第六节　新生儿肺炎的识别及管理策略

新生儿肺炎是新生儿的常见疾病，发病早期呼吸道症状和体征均不明显，尤其是早产儿，给早期诊断带来困难，是引起新生儿死亡的重要原因。新生儿肺炎按性质分为感染性肺炎和吸入性肺炎，可发生在宫内、分娩过程中或出生后。

早产儿呼吸系统常见病症的识别及管理策略 第一章

一 感染性肺炎

感染性肺炎是引起新生儿死亡的重要原因，可发生在宫内、分娩过程中或出生后，由细菌、病毒或原虫等引起。发生在宫内、分娩过程中的感染性肺炎占活产新生儿的 0.5%，占新生儿尸体解剖的 5%~35%。

（一）宫内感染性肺炎

1. 概述

宫内感染性肺炎（先天性肺炎）系通过羊水或血行传播发病，其病理变化广泛，临床表现与出生后肺炎不同，常与产科因素密切相关。

2. 病因和发病机制

（1）病因

1）吸入污染的羊水：孕妇在妊娠期受细菌、病毒、原虫等感染，羊膜早破 24h 以上或绒毛膜羊膜炎污染羊水，感染发生率高达 50%~80%。孕妇阴道内的细菌（如大肠埃希菌、肺炎克雷白杆菌、李斯特菌、B 组溶血性链球菌、金黄色葡萄球菌）、真菌、病毒、支原体、衣原体等上行感染羊膜，胎儿吸入污染的羊水而发生肺炎。诱因为早产、滞产、阴道指诊过多等。

2）血行传播至肺：孕妇在妊娠后期受病毒、原虫、支原体及梅毒螺旋体等感染，孕妇可无症状，但病原体可通过胎盘屏障，经血行传播给胎儿，使胎儿发生脑、肝、脾及肺等多器官感染。

（2）发病机制：由羊水及血行传播，引起广泛性肺泡炎，渗液中含多核细胞、单核细胞及少量红细胞。镜检下可见到羊水沉渣，如角化上皮细胞、胎儿皮脂及病原体等。

3. 临床识别

出生时常有窒息史，复苏后呼吸快，常伴呻吟、憋气、呼吸暂停、体温不稳、黄疸等，无咳嗽。体征：新生儿反应差，约 50% 新生儿可有啰音，呼吸音粗糙或减弱。严重患儿出现发绀、呼吸衰竭，有时抽搐、昏迷等，但不一定有颅内病变。少数患儿可有小头畸形，颅内钙化灶。合并心力衰竭者有心脏扩大、心音低钝、心率快、肝脏增大，常并发弥散性血管内凝血（DIC）、休克、肺出血等。

4. 辅助检查识别

X 线检查：出生后第 1 天肺部 X 线检查可无改变，随访中出现病灶，以间质性肺炎为主；双肺满布小片状或线状模糊影，从肺门向周围呈扇形扩展；支气管壁增厚；有时呈颗粒影，伴支气管充气影及肺气肿，肋间肺膨出。

（二）分娩过程中感染性肺炎

胎儿在分娩过程中吸入孕妇阴道内被病原体污染的分泌物而发生肺炎，或者因断脐不洁发生血行感染。

1. 病因

致病的微生物与宫内吸入污染羊水的微生物相仿，细菌感染以革兰阴性杆菌较多见。此外还有 GBS、沙眼衣原体、解脲脲原体、巨细胞病毒（CMV）、单纯疱疹病毒等。

2. 临床识别

分娩时的感染需经过一定潜伏期才发病。例如，Ⅱ型疱疹病毒感染在分娩后 5~10d 出现症状，开始为皮肤疱疹，后出现脑、肝、脾、肺等器官受累症状与体征。肺炎的症状有呼吸暂停、肺部啰音等，严重者出现呼吸衰竭。衣原体肺炎常在出生后 3~12 周发病。细菌感染多在出生后 3~5d 发病，可伴有败血症。

（三）出生后感染性肺炎

1. 病因

（1）传播途径：出生后感染性肺炎发生率最高，其传播途径如下。

1）接触传播：接触者患呼吸道感染时，易传给新生儿，致新生儿发生肺炎。

2）血行传播：新生儿患脐炎、皮肤感染和败血症时，病原体经血行传播至肺部而致肺炎。肺炎的病原体也可进入血液，引起败血症，但较前者少见。

3）医源性传播：医用器械（如暖箱、吸引器、雾化吸入器、供氧用面罩、气管插管、呼吸机管道及湿化器等）消毒不严格，医护人员无菌观念不强，洗手不勤，输入含有巨细胞病毒、艾滋病病毒等的血制品等，均可致病。

（2）病原体

1）细菌：以金黄色葡萄球菌、大肠埃希菌为多见。许多机会致病菌如肺炎克雷白杆菌、铜绿假单胞菌、枸橼酸杆菌、表皮葡萄球菌、不动杆菌也可致病。近年来，表皮葡萄球菌的阳性率在我国肺炎和败血症新生儿中不断增加。另外，厌氧菌、深部真菌感染呈上升趋势，亦应引起重视。

2）病毒：以呼吸道合胞病毒、腺病毒感染多见，见于晚期新生儿。易发生流行，同时继发细菌感染。出生后亦可发生巨细胞病毒感染，病情比宫内感染轻。

3）其他：如卡氏肺孢子虫、解脲脲原体、衣原体，均可导致肺炎。

2. 发病机制

肺炎时，由于气体交换面积减少和病原体的作用，可发生不同程度的缺氧和感染中毒症状，如低体温、反应差、昏迷、抽搐以及呼吸、循环衰竭。可由毒素、炎症细胞因子、缺氧、代谢紊乱、免疫功能失调等引起。缺氧的发生机制如下。

（1）外呼吸功能障碍

1）小支气管因炎症、水肿而增厚，管腔变小，甚至堵塞。由于新生儿出生后肺尚未发育成熟，毛细支气管径小，气道阻力增高，再加上出生时窒息，肺膨胀不全，更易堵塞。同时，由于呼气阻力高于吸气阻力，气体排出受阻，可引起肺气肿。若小支气管完全堵塞，则可引起肺不张。

2）病原菌侵入肺泡后损伤肺泡，促使炎症介质与抗炎因子的产生，两者平衡失调常产生抗蛋白溶解酶，加重组织破坏，使促纤维因子增加，导致肺纤维化。

3）早产儿的原发性PS生成少，炎症使PS生成更少，灭活增加，致微型肺不张，肺泡通气下降。

4）肺透明膜形成、肺泡壁炎症、细胞浸润及水肿，致肺泡膜增厚，引起换气性呼吸功能不全。

由于以上功能障碍，可使肺泡通气量下降、通气/血流比例失调、肺弥散功能障碍，导致低氧血症、二氧化碳潴留。

（2）内呼吸功能障碍：当细胞缺氧时，组织对氧的摄取和利用不全，加上新生儿血红蛋白高，2,3-二磷酸甘油酸（2,3-DPG）低，易造成组织缺氧以及酸碱平衡失调，胞质内酶系统受到损害，不能维持正常功能，可引起多器官炎性反应及功能障碍，导致多器官功能衰竭。

3. 辅助检查识别

细菌性肺炎和病毒性肺炎在 X 线胸片上不易区别，肺炎的常见 X 线表现为：①两肺广泛点状浸润影。②片状、大小不一、不对称的浸润影，常伴肺气肿、肺不张，偶见肺大叶实变，伴脓胸、脓气胸、肺脓肿、肺大疱等。③两肺弥漫性模糊影，阴影密度深浅不一，以细菌性感染较多见；两肺门旁及内带肺野间质索条影，可伴有散在的肺部浸润、明显肺气肿及纵隔疝，以病毒性肺炎较多见。

4. 治疗原则

（1）预防为主：做好围生期保健，尽可能减少或消除围生期的不利因素，加强产前和产程中监测。

（2）对症治疗：产前监测孕妇阴道分泌物，育龄妇女在婚前应注射风疹疫苗及 B 组溶血性链球菌荚膜多糖疫苗等。

（3）其他：分娩过程中避免过多指诊，胎膜早破者应尽快结束分娩。母婴同室、新生儿病房、新生儿监护病房（NCU）应严格执行隔离制度。护理新生儿前必须严格洗手，规范探视制度。

5. 管理策略

（1）保持呼吸道通畅：及时有效地清除呼吸道分泌物，分泌物黏稠者应采用雾化吸入，湿化气道，促进分泌物排出。加强呼吸道管理，定时翻身、拍背、体位引流。

（2）合理用氧，改善呼吸功能：根据病情和血氧监测情况，采用鼻导管、面罩、头罩等方法给氧，使 PaO_2 维持在 60~80mmHg（7.9~10.7kPa）；重症肺炎并发呼吸衰竭者，给予正压通气。保持室内空气新鲜，温、湿度适宜。

（3）维持体温正常：体温过高时给予降温，体温过低时给予保暖。遵医嘱应用抗菌药物、抗病毒药物，并密切观察药物的疗效。

（4）供给足够的能量及水分：少量多餐，细心喂养，哺乳时防止窒息。重者予以鼻饲或由静脉补充营养物质及液体。

（5）密切观察病情：注意新生儿的反应、呼吸、心率等的变化，做好急救准备。

二 吸入性肺炎

吸入性肺炎是新生儿早期发生呼吸困难的病因之一。若胎儿在宫内或分娩过程中吸入大量羊水，称羊水吸入性肺炎；若吸入被胎粪污染的羊水，称胎粪吸入性肺炎；出生后吸入大量乳汁至肺部，称乳汁吸入性肺炎。

（一）病因

羊水吸入性肺炎主要由于胎儿宫内缺氧刺激胎儿呼吸而使胎儿吸入羊水、胎粪，引起吸入性肺炎；乳汁吸入常见于吞咽功能不全、吮乳后呕吐、食管闭锁、唇裂及腭裂等；其中以胎粪吸入性肺炎最为严重。

（二）发病机制

由于黏稠的胎粪颗粒和脱落的上皮造成气管和支气管机械性堵塞，从而发生肺气肿及肺不张，使气体交换障碍，产生缺氧而致严重的呼吸困难。

（三）临床识别

（1）羊水吸入性肺炎：新生儿多有窒息史，在复苏或出生后出现呼吸急促或呼吸困难，伴发绀、呻吟。吸入量少时，呼吸急促，或无症状。吸入量多时呼吸困难明显，从口腔流出液体或泡沫，肺部可闻及粗湿啰音或细湿啰音。

（2）胎粪吸入性肺炎：常见于足月儿或过期产儿，有宫内窘迫及出生时窒息史，羊水粪染。病情往往较重，出生后不久新生儿出现呼吸困难、呻吟、发绀及三凹征。肺部布满干、湿啰音，可引起呼吸衰竭、肺不张、肺气肿、肺动脉高压及缺氧缺血性脑病等。一旦并发气胸、纵隔气肿，病情则会突然加重甚至死亡。

（3）乳汁吸入性肺炎：常有喂乳呛咳，乳汁从口、鼻流出，伴气促、发绀等，严重者可导致窒息。

（四）辅助检查识别

胸部X线检查可见两侧肺纹理增粗伴肺气肿。胎粪吸入者有明显的阻塞性肺气肿和两肺不规则斑片或粗大结节阴影。

（五）治疗原则

（1）清理呼吸道：及时清除呼吸道吸入的羊水、胎粪、乳汁及其他异物。

（2）供氧及机械呼吸：维持PaO_2在60~80mmHg。血气分析：pH<7.2、PaO_2<50mmHg、$PaCO_2$>60mmHg时，须用呼吸机治疗。

（3）合并气胸、纵隔气肿：轻症等待自然吸收，重症须立刻穿刺抽气或行插管闭式引流。

（4）保暖：新生儿皮肤温度应达到36.5℃。

（5）纠正酸中毒：有条件应做血气分析，根据结果进行处理。呼吸性酸中毒在改善通气、充分供氧后可得到纠正；代谢性酸中毒可用碳酸氢钠纠正。

（6）供给足够的营养和液体：急性期补液量为60~80ml/（kg·d），合并急性呼吸窘迫综合征、肺水肿应适当限制液量。恢复期补液量为80~100ml/（kg·d），不能喂养可鼻饲，亦可给静脉营养液。

（7）对症治疗。

第七节　新生儿呼吸衰竭的识别及管理策略

一、概　述

新生儿呼吸衰竭是由于多种原因引起的新生儿通气/换气功能异常，导致PaO_2下降和$PaCO_2$升高。

二 病因和发病机制

（一）病因

1. 上呼吸道梗阻

上呼吸道梗阻如鼻后孔闭锁、小颌畸形、声带麻痹、喉蹼、鼻咽肿物、喉器官软化症、咽喉或会厌炎症水肿、分泌物阻塞上呼吸道等。

2. 肺部疾病

肺部疾病如肺透明膜病、肺炎、吸入综合征、湿肺、肺不张、肺出血、肺水肿、肺发育不良等。

3. 肺外疾病使肺受压

肺外疾病使肺受压如气胸、胸腔积液（血液、脓液、乳糜液等）、膈疝、胸腔或纵隔肿瘤、腹部严重膨胀等。

4. 心血管疾病

心血管疾病如先天性心脏病、心肌炎、急性心力衰竭等。

5. 神经系统与肌肉疾病

神经系统与肌肉疾病如围生期窒息、脑病、颅内出血、中枢神经系统感染、早产儿原发性呼吸暂停、新生儿破伤风、先天畸形、药物中毒、代谢紊乱等。

（二）发病机制

（1）换气（弥散）功能障碍。

（2）通气功能障碍。

（3）通气/血流比例失调（肺内分流）。

（4）肺外分流。

三 临床识别

（一）症状

（1）呼吸困难：安静时呼吸频率持续 >60 次/分或呼吸 <30 次/分，出现呼吸节律改变，甚至呼吸暂停，三凹征明显，伴有呻吟。

（2）发绀：排除周围性等原因引起的发绀。

（3）神志改变：精神萎靡，反应差。

（4）循环改变：肢端凉，皮肤发花等。

注：症状中的（1）（2）项为必备条件，（3）（4）项为参考条件。无条件做血气分析时若临床具备症状中的（1）（2）项，可临床诊断为呼吸衰竭，按呼吸衰竭积极处理。

（二）体征

除引起呼吸衰竭的原发病表现外，还可能出现以下情况：

（1）呼吸系统：呼吸困难、鼻翼扇动、三凹征、呻吟样呼吸；呼吸频率和节律改变，出现点头样呼吸、叹息样呼吸、呼吸暂停等。

（2）循环系统：严重缺氧和酸中毒可导致皮肤毛细血管再充盈时间延长、心率增快或减慢、血压下降；$PaCO_2$ 增高可扩张末梢小血管，引起皮肤潮红、结膜充血和红肿。

（3）神经系统：呼吸衰竭可引起脑水肿，临床表现为精神萎靡、意识障碍、肌张力低下，甚至惊厥发作等。

（4）其他：包括肾功能损害、胃肠功能衰竭、消化道出血、代谢紊乱、DIC 等。

四 辅助检查识别

（一）动脉血气分析

（1）Ⅰ型呼吸衰竭：海平面，吸入室内空气时，$PaO_2 \leq 50mmHg$。

（2）Ⅱ型呼吸衰竭：$PaO_2 \leq 50mmHg$ 和（或）$PaCO_2 \geq 50mmHg$。

（二）综合判断

需要通过症状、体征和血气分析综合判断。PaO_2 降低和急性期 $PaCO_2$ 增高是呼吸衰竭诊断的重要指标，可反映通气和血氧结合状态。$PaCO_2$ 显著增高是需要机械通气的指征。

五、治疗原则

（一）病因治疗

积极治疗原发病是最根本的措施。为排除呼吸道先天畸形，有时还需要请外科医生或五官科医生协助诊断治疗。

（二）综合治疗

（1）保持早产儿安静，减少刺激。注意保暖，注意体位，保证上呼吸道通畅，便于分泌物引流。

（2）生命体征监护：体温、心率、呼吸、血压、血气分析等。

（3）支持疗法：维持水电解质平衡，保证营养摄入。

六、管理策略

（一）保持呼吸道通畅

1. 拍背吸痰和体位引流

可清除鼻腔及呼吸道分泌物，防止呼吸道阻塞和肺不张。每2~4h翻身、拍背、吸痰各1次。在整个操作过程中，应注意动作轻柔，并注意供氧和观察早产儿的耐受程度。

2. 湿化吸入和雾化吸入

供给呼吸道水分，防止呼吸道黏膜受损和分泌物干燥阻塞，保持呼吸道通畅。加温湿化器可用于普通吸氧、鼻塞CPAP及机械通气治疗者。超声雾化为间歇应用，每次15~20min，每日2~4次。

3. 气管插管

在复苏过程中或对于需要机械通气的危重早产儿，须气管插管来建立通畅的气道，并应用机械通气维持其呼吸功能。气管内吸痰应先以复苏囊（加压给氧）提高PaO_2，再滴注生理盐水0.5~1ml后抽吸，注意气管内吸痰时必须严格无菌操作。

（二）氧疗法

氧疗法指征是通常吸入空气时，PaO_2持续<60mmHg。供氧方法有五种。

1. 鼻导管法

鼻导管法为低流量给氧，氧流量为 0.3~0.6L/min。缺点：实际的 FiO_2 无法精确估计，鼻翼部疼痛、分泌物阻塞、流量过高等可引起鼻咽部刺激。

2. 口罩法（面罩法）

口罩法的氧流量为 1~1.5L/min，口鼻均可吸入氧气，且比较舒适，但注意应固定好口罩，对准早产儿口鼻。另外，注意不要压迫损伤面部皮肤。

3. 头罩法

头罩法能维持氧浓度相对稳定，又不妨碍病情观察。输入气体要加温湿化，氧流量为 5~8L/min。应注意氧流量 <5L/min 时，可致头罩内 CO_2 积聚；氧流量过大可致头罩内温度下降。在供氧过程中应监测头罩内实际吸入的氧浓度，尤其是早产儿，应避免因氧浓度过高而导致氧中毒。

4. 鼻塞持续气道正压（NCPAP）法

NCPAP 法主要用于肺顺应性降低的肺部疾病、早产儿呼吸暂停及呼吸机撤机后的过渡阶段。

相对禁忌证：①进行性呼吸衰竭氧合不能维持；②中枢性呼吸衰竭；③先天性畸形，如膈疝、后鼻孔闭锁；④未经闭式引流的张力性气胸。

并发症：①鼻塞或导管压迫局部皮肤刺激和损伤；②胃肠胀气；③ CO_2 潴留；④氧压力过高（>8cmH₂O）可引起心排出量降低，并有气压伤的可能。

5. 机械通气

（1）明确使用机械通气的指征，对早产儿家属做好解释工作。

（2）专人监护：使用呼吸机的过程中应经常检查各项参数是否符合要求，观察早产儿胸部起伏、面色和周围循环状况，注意防止导管脱落、堵塞和可能发生的气胸等情况。若早产儿有自主呼吸，应观察是否与呼吸机同步，否则应进行调整。

（3）防止继发感染：做好病室空气和地面的消毒，有条件的医疗机构可设置空气净化装置。严格限制探视人数。接触早产儿前后应洗手。定期清洁、更换气管内套管、呼吸管道、湿化器等物品，每日更换加温湿化器滤纸，雾化液要新鲜配制。做好口腔和鼻腔的护理。

（4）当出现以下指征时，可考虑撤离呼吸机：①早产儿病情改善，呼吸、循环系统功能稳定；②吸入50%氧时，$PaO_2>50mmHg$，$PaCO_2<50mmHg$；③能够维持自主呼吸2~3h以上，无异常改变；④在间歇指令通气等辅助通气条件下，能以较低的通气条件维持血气正常。

（三）病情观察

监测早产儿呼吸频率、节律，观察心率、心律、血压和意识变化，发现异常及时报告医生。监测的频率根据病情而定，重症早产儿须连续24h监测。除此以外，还须观察早产儿皮肤颜色、末梢循环、肢体温度、尿量等的变化。昏迷早产儿还须观察瞳孔、肌张力、腱反射及病理反射，受压部位是否有压疮发生。观察早产儿体温及周围血白细胞的变化，咳嗽、咳痰的性质，发现感染症状及时处理。

（四）饮食护理

危重早产儿可通过鼻饲法供给营养，选择高热量、高蛋白、易消化和富含维生素的饮食，避免产生负氮平衡。

第八节 早产儿支气管肺发育不良的识别及管理策略

一、概述

支气管肺发育不良（BPD）是早产儿常见的慢性呼吸系统疾病，具有独特的临床、组织学及影像学特征。由于该病需辅助用氧时间长，病死率高，存活者常遗留高反应性气道疾病、反复下呼吸道感染、喂养困难、生长发育迟缓等问题，严重影响了早产儿的预后及生存质量，是新生儿重症监护最为棘手的问题之一。

Northway等人于1967年首次报道并命名BPD，认为其是由严重呼吸窘迫综合征导致的慢性肺疾病（CLD），患该病的早产儿，在出生后28d仍需氧支持治疗，且在出生后36周时胸片有特征性改变。随着产前糖皮质激素的应用和出生后保护性通气策略的实施，尤其是外源性PS的使用，经典型BPD已很少见，取而代之的是新型BPD。美国1993—2006年出生的新生儿中，BPD 发病率为 4.3%。新型 BPD 多发生于胎龄 <30 周、出生体重 <1200g 的极不成熟早产儿，且发病率随胎龄和出生体重的增加而减少；其中，出生体重为 501~750g、751~1000g、1001~1250g、1251~1500g 的新生儿的发病率分别为 42%、25%、11%、4%。美国多家国立卫生研究机构（NICHD/NHLBI/ORD）于 2000 年联合制定了新型 BPD 的定义和诊断标准（表 1-5），经典型和新型 BPD 的比较见表 1-6。

表 1-5 BPD 诊断标准

指标	胎龄 ≤ 32 周	胎龄 >32 周
评估时间	纠正胎龄 36 周或出院时	出生 >28d 但 <56d，或出院时
氧疗	FiO_2>21%，至少 28d	FiO_2>21%，至少 28d
分度		
轻度	纠正胎龄 36 周，或出院时不用氧	出生后 56d 或出院时不用氧
中度	纠正胎龄 36 周，或出院时需氧，FiO_2<30%	出生后 56d 或出院时需氧，FiO_2<30%
重度	纠正胎龄 36 周，或出院时用氧，FiO_2>30%，和（或）需正压通气	出生后 56d 或出院时需氧，FiO_2>30%，和（或）需正压通气

表 1-6 经典型 BPD 与新型 BPD 的比较

经典型 BPD（外源性 PS 大规模使用前）	新型 BPD（外源性 PS 大规模使用后）
早产儿，出生体重低（平均胎龄 34 周、出生体重 2200g）	胎龄更小，出生体重更低（胎龄 <26 周，出生体重 <1000g）
原发疾病为严重 NRDS	出生时仅有轻度或无肺疾病
长期需氧和呼吸机使用史，需超过 28d	氧依赖逐渐加重，需氧超过 28d
肺泡和肺泡表面积减少	肺泡数量减少，体积增大，结构简单
肺动脉因高压而重塑	肺动脉重塑少，表现为形态改变，微血管发育不良
肺不张和肺气肿交替分布	肺的局部病变少见
严重呼吸道上皮细胞损伤（如增生和鳞状化生）	呼吸道上皮细胞损伤少见
呼吸道平滑肌显著增生，肺纤维化明显	轻度呼吸道平滑肌增厚，肺纤维化少

二、病因和发病机制

（一）病因

1. 遗传易感性

BPD 与人类白细胞抗原 –A2、基因多态性有关，可能影响肺成熟度、炎症反应的强度和纤维化倾向，保护肺免受自由基损伤的抗氧化能力、新生肺和血管组织成熟及形成肺泡的能力等。

2. 肺发育不成熟

胎龄 <28 周的早产儿出生时，肺刚脱离小管期进入囊泡期，肺泡需要再经 4~6 周才能发育完善。由于肺发育不成熟，早产儿需接受更多氧疗，暴露于机械通气、高浓度氧、炎症损伤等不利环境中，易出现肺泡发育迟缓，导致 BPD。

3. 氧中毒

高浓度氧可引起肺水肿、炎症反应、纤维蛋白沉积及肺泡表面活性物质减少等非特异性改变，同时在体内形成高活性氧自由基，干扰细胞代谢，损害细胞结构而导致肺损伤，且高活性氧自由基为 BPD 发病过程中重要的炎性介质。高体积分数氧可引起炎性介质的再释放，细胞趋化作用、毛细血管通透性增加，肺血管收缩，刺激纤维细胞增殖和分泌纤维蛋白，最终导致肺纤维化。早产儿抗氧化酶系统不成熟，更易发生氧中毒导致肺损伤。

4. 肺容量伤和气压伤

机械通气时，气道压或潮气量过高可引起肺泡过度扩张，毛细血管内皮、肺泡上皮细胞及基底膜破裂等机械性损伤，气管支气管树结构破坏，肺泡表面活性物质灭活，触发炎性因子瀑布反应，致使肺细支气管上皮损伤及肺泡萎陷，肺发育迟缓，肺泡数量减少。此外，早产儿肺间质和肺泡结构发育未成熟，肺的弹力纤维和结缔组织发育不全，气道顺应性高，易造成肺泡破裂，气体进入肺间质而发生肺间质气肿。

5. 感染和炎性反应

感染时促炎性细胞因子如 IL-β、IL-6、IL-8、肿瘤坏死因子（TNF-α）释放，肺泡通透性改变，促炎性细胞因子聚集到肺间质及肺泡间隙，活化的中性粒细胞和吞噬细胞释放大量自由基，造成肺损伤。早产儿出生后暴露于高氧、气压伤等不利环境中，进一步触发促炎性细胞因子瀑布反应，加重气道、肺血管和肺间质损伤。

6. 其他

可能引起 BPD 的因素还包括：①胃食管反流。②维生素 A 和维生素 E 缺乏。③早期过多静脉液体输注，致肺间质水肿。④ PDA 引起肺血流和肺液增加，使肺功能降低，气体交换减少。

（二）发病机制

新型 BPD 病理改变以肺泡和肺微血管发育不良为主要特征，表现为肺泡数量减少，体积增大，肺泡结构简单化，肺微血管形态异常，而肺泡和呼吸道损伤及纤维化较轻。目前 BPD 病因和发病机制仍不清楚，多数学者认为其本质是在遗传易感性的基础上，各种环境因素导致发育不成熟肺的损伤及损伤后肺组织的异常修复。其中肺发育不成熟、肺损伤、损伤后异常修复是导致 BPD 的关键环节。

三 临床识别

BPD 的早产儿通常出生时无症状或较轻，仅需低体积分数氧或无需用氧；但随着日龄增加，症状逐渐加重，出现进行性呼吸困难、发绀、三凹征，呼吸支持程度逐渐增加。部分患儿经过一段时间的治疗可逐渐撤机或停氧，少数 BPD 到 2 岁时仍需要氧支持，极其严重者可导致呼吸衰竭甚至死亡。

BPD 可分为四期：

（1）Ⅰ期以原发病为主要症状，表现为呼吸急促，动脉血气分析显示低氧血症、高碳酸血症，呼吸性酸中毒的代谢性补偿。

（2）Ⅱ期为再生期，临床需氧量明显增加，临床症状无好转，有吸气性三凹征及发绀。

（3）Ⅲ期为 BPD 早期，可不用呼吸机，但 FiO_2 需 40%~60%，严重者需依赖呼吸机。

（4）Ⅳ期为慢性 BPD 期，早产儿有慢性肺功能不全表现，必须依赖呼吸机生存。呼吸急促伴吸气性三凹征，听诊肺部可闻及啰音。可继发感染、肺动脉高压及肺心病等，严重者可出现死亡。

四、辅助检查识别

（一）胸部 X 线

经典型 BPD 的胸部 X 线表现分为 4 期：①Ⅰ期，疾病早期表现与 NRDS 相同；②Ⅱ期，显示两肺野密度普遍增加，心缘模糊；③Ⅲ期，肺野有小圆形蜂窝透明区，早期过度膨胀；④Ⅳ期，肺野过度膨胀，伴有大的透明区域，散布有条索状致密影。

BPD 可能直接从Ⅰ期到Ⅲ期，且不是所有的 BPD 都会发展到Ⅳ期。由于 BPD 病因、病理改变不同，因此多数 BPD 病例 X 线常无明显改变或仅见气潴留、肺纹理轮廓模糊、毛玻璃状改变。

（二）胸部 CT

与 X 线相比，CT 发现肺结构异常的敏感性高，特征性改变包括线性和三角形胸膜下密度增高影，周围肺组织异常：呈"马赛克"衰减、肺气肿、气潴留。"马赛克"衰减是肺小呼吸道病变时高分辨率 CT 所显示的一种非特异性征象，表现为肺密度不均匀，"补丁状"的异常透光区与斑片状的毛玻璃密度影镶嵌存在，形似"马赛克"。

（三）心脏评估

应排除非肺部原因导致的呼吸衰竭。心电图可显示肺源性心脏病时逐步恶化的右心室肥大。左心室肥大可能导致体循环压力增加。心脏超声可以显示左向右分流，也能发现肺动脉高压，氧合较好时，可以避免心力衰竭及肺动脉高压。

（四）肺功能

呼吸系统阻力增加、动力性肺顺应性降低是 BPD 肺功能的主要特点。出生后 1 年内肺功能检查显示呼出气流减少，功能残气量增加，剩余气量增加。剩余气量/总肺容量的比值增加，肺扩张剂反应、轻度-中度气流阻塞、气体潴留及气道反应增加等。

五 治疗原则

NICU 的治疗目标是减少进一步的肺损伤（压力伤、容量伤、氧中毒、感染），补充营养，减少氧气使用。

（一）呼吸支持

呼吸支持包括适当的氧合、允许性高碳酸血症、温和的呼吸机策略。早期使用 NCPAP 可以降低气管插管的概率。如果能及时从机械通气过渡到 CPAP，也是较好的策略。机械通气选择早产儿触发的模式、压力支持同步呼吸模式等，由早产儿触发的呼吸模式可以降低 BPD。避免过度通气，保持适当的 $PaCO_2$（早期 45~55mmHg，中晚期 55~60mmHg），pH>7.25，SaO_2 90%~95%，PaO_2 50~70mmHg，尽可能采取低气道峰压（14~20cmH_2O）、短吸气时间（0.24~0.40s）、低潮气量（3~6ml/kg）及合适的呼气末正压通气（4~6cmH_2O）。不推荐常规使用高频通气模式，证据表明，高频通气并不能预防 BPD 的发生。

（二）应用 PS

外源性 PS 可促进肺泡恢复正常，改善肺功能，减少肺损伤，缩短机械通气时间，降低 BPD 的严重性和病死率，但不能降低其发病率。

（三）营养支持

在最小的液体容积里浓缩出最高的能量及蛋白质，以提供足够的营养支持。BPD 早产儿的能量需求是健康新生儿的 1.25 倍，早期主要以肠外营养为主，后期则以肠内营养为主，食物中含有 10% 蛋白质、40% 碳水化合物及 50% 脂肪乳。给予能量及蛋白质的热量达 140~160kcal/（kg·d），进食不足者加用肠外营养。维生素 A 可降低 BPD 的发病率，此外，还应补充维生素 C、维生素 D、维生素 E 及微量元素。如果需要限制液体量，可以增加中链及多链不饱和脂肪酸和葡萄糖聚合物的量，促进生长发育。

（四）液体管理

液体摄入可根据早产儿日龄的生理需求量适当调整（控制在每日 100ml/kg），监测血清电解质并维持其在正常水平。保证每小时尿量 >1ml/kg，血浆钠浓度保持在 140~145mmol/L。适当使用利尿药有助于改善肺顺应性、每分通气量、肺泡通气量，减少氧的需求，缩短呼吸机应用时间。出现下列情况可使用利尿剂：①出生后 1 周出现呼吸机依赖，有早期 BPD 表现；②病程中因输入液体过多导致病情突然恶化；③肺水肿或心功能受损；④为了增加热量而加大输液量时。临床常使用呋塞米，每次 0.5~1mg/kg，每周 2~3 次，直至能够停氧。

（五）药物治疗

1. 支气管扩张药

BPD 早产儿具有气道高反应性的特点，β 肾上腺素受体激动剂可降低气道阻力，改善通气，但迄今尚无研究提示其可预防 BPD 的发生；且其在心血管方面的不良反应较大（如心动过速、高血糖、高血压，甚至心律失常等），故不推荐作为预防和治疗 BPD 的常规用药，仅限于喘憋急性发作时雾化吸入，但不应口服给药。氨茶碱可舒张支气管平滑肌，降低气道阻力，刺激呼吸中枢，有轻度利尿作用，增进呼吸肌收缩而改善肺顺应性。剂量为每次 2mg/kg，每日 2 次。

2. 糖皮质激素

早期糖皮质激素治疗可能对部分早产儿有益，但不推荐对所有 BPD 早产儿或高危早产儿使用，不推荐使用大剂量糖皮质激素治疗。出生后第 3~4 天禁用地塞米松，尽可能避免使用糖皮质激素；若必须使用时，应尽可能小剂量和最短疗程。由于现有研究的相互矛盾性和不确定性，对 BPD 早产儿是否使用糖皮质激素治疗，临床医生必须权衡利弊后做出判断。对具有高 BPD 风险的早产儿可考虑使用短疗程糖皮质激素治疗，但做出此决定前一定要充分与早产儿家属进行沟通。

3. 抗生素

BPD 早产儿易合并肺部及全身感染，导致病情恶化，因此应有针对性地选择抗生素，尽量避免二重感染。可行血液、痰液培养，机械通气早产儿可行支气管肺泡灌洗液培养，以确定病原体，选择有效的抗生素治疗。

4. 维生素 A

出生后 1 个月内肌内注射维生素 A 5000IU，每周 3 次，连续 4 周。

5. 治疗新进展

采用多功能干细胞代替受损的细胞，以重新产生肺组织；补充人重组抗氧化酶可能是预防 BPD 发生的有前景的治疗方法。研究发现，氦氧混合物与氮氧混合物相比，可以减少呼吸做功，改善气体交换及长期机械通气早产儿对呼吸机辅助通气的依赖。

六 管理策略

（一）合理氧疗

避免吸入过多高浓度氧，以减少 BPD 的发生风险，尽可能给予低流量氧气吸入。在有血氧饱和度仪监测及血气分析监测时，一般早产儿经皮测得的血氧饱和度维持在 90%~95% 即可。为避免早产儿对氧产生依赖，可采取低流量间断吸氧法，过渡至停止吸氧。当早产儿肺部感染得到控制后，可采取空氧混合仪低流量吸氧。早产儿在此期间若能维持正常血氧饱和度，且无发绀、气促表现，可逐渐停止吸氧。因哺乳时较用力，体能消耗大，早产儿肺部发育不良，肺换气功能受阻，引起缺氧症状，故哺乳时予以低流量吸氧，并采用间歇喂养法达到缓解缺氧症状的目的，此期若能适应，则能顺利停止吸氧。

（二）早期喂养

为预防 BPD 的发生，对早期 BPD 早产儿实施营养支持是必需的，对喂养困难的早产儿应早期予以微量喂养。早期喂养即早产儿出生后 24h 内即可哺乳，有条件者尽量母乳喂养。母乳缺乏者选择适宜早产儿的配方乳，根据小儿胃肠耐受情况逐渐加量，乳量每日不超过 20ml/kg。选择合适的喂养方式，早产儿纠正胎龄 <32 周时，可完全管饲喂养；纠正胎龄达到 32 周时，应开始训练早产儿的吸吮力，从全管饲改为部分管饲，逐步过渡至自行经口吸吮。

（三）呼吸管理

BPD 的发生与肺部感染及呼吸机的使用密切相关，因此，加强呼吸道管理是预防 BPD 行之有效的办法，正确的体位和恰当的吸痰是保持呼吸道通畅的重要环节。俯卧位有助于减轻心脏对肺的压迫，缓解肺的局部受压，改善通气与血流情况，还有利于肺内分泌物的引流。若早产儿听诊肺部有痰鸣音时，应给予拍背排痰，拍背时力度要轻柔，以不引起背部摆动为宜，拍背时间宜短。注意观察早产儿面色、呼吸等情况。吸痰时压力为8~10kPa，时间不宜过长（不超过10s），不要反复多次吸引；吸痰管前端以刚超过气管导管前端为宜，避免损伤气道。积极改善通气，纠正低氧，做好呼吸道管理，及时清除呼吸道分泌物，解除气道梗阻，降低通气阻力，可缩短呼吸机的使用时间，从而降低BPD的发生风险。

（四）基础管理

BPD早产儿早期出现的并发症较多，加强基础护理尤为重要（按照早产儿常规护理进行）。同时应加强消毒隔离制度，避免医源性感染。

（五）健康教育

BPD一般发生于早产儿。早产儿住院时间长，易出现喂养困难及各种并发症，住院费用高，家属担忧早产儿的预后，承受着经济与精神的双重压力。应评估早产儿家庭的功能状况，并给予照护者心理支持。若早产儿病情稳定，可采取母婴同室，让家属与护士共同护理早产儿，护士以言传身教的方法帮助家属树立信心，并指导家属学习基础护理，如体温测量、喂养技巧、新生儿抚触及相关护理知识。

第九节　肺部气漏综合征的识别及管理策略

一　概　述

肺部气漏综合征是指肺泡囊或终末呼吸道的过度膨胀导致呼吸道整体破裂，气体向周围间隙弥散，包括气胸、间质性肺气肿、纵隔气肿、心包积气、气腹及弥散性血管内积气等。肺部气漏综合征是机械通气常见的并发症之一，也可自然发生。

二、病因和发病机制

（一）病因

（1）正压通气支持。

（2）胎粪吸入综合征。

（3）应用肺泡表面活性物质后未及时调节压力。

（二）发病机制

肺部气漏综合征主要是由肺压力增高或肺过度充气引起的，可以是医源性的，也可以是自发性的。

三、临床识别

根据气漏发生的部位和严重程度，临床表现可以从无症状到严重呼吸窘迫，变化较大。如果早产儿突然出现呼吸窘迫或临床过程突然恶化，应考虑气漏综合征。

四、辅助检查识别

胸部X线可确诊，正位片和侧位片是必需的。

（一）胸部X线

1. 气胸

（1）胸膜腔气体使脏层和壁层胸膜分离，该部位显示过度透亮影而无肺纹理。

（2）同侧肺叶压缩。

（3）纵隔移向对侧。

（4）膈肌下移。

（5）胸骨后大的透亮区。

2. 间质性肺气肿

间质性肺气肿主要表现为线状或囊样的透亮影。线状透亮影长短不一，不分叉，见于肺野的中带和外带，可能被误认为支气管充气征。囊状透亮影直径1~4mm不等，可分叶。

3. 纵隔气肿

纵隔气肿的经典描述为"帆船征"，主要是由于胸腺的一叶或多叶抬高，与心脏分离形成。后前位胸片可见心脏周围晕轮环绕，主要是由于纵隔胸膜被气体向两侧推移所致，左心缘外明显；侧位胸片可见胸骨后间隙透亮度增大。有皮下气肿者的颈、胸部皮下有气带，即积气征象。目前无好的处理方法，有症状者可以吸氧以利于氮气洗出。不主张纵隔引流。

4. 心包积气

X线片可见宽而完全的透亮带环绕心脏，包括膈肌面，容易与其他气漏鉴别。

5. 气腹

X线片可见膈下有游离气体。

6. 弥散性血管内积气

X线片上可见血管内或心腔内有气体。

（二）冷光源实验

冷光源实验可以在床旁快速观察患儿是否存在气胸，特别是病情危重需要即刻抢救的早产儿。首先降低室内亮度，将光纤维透光仪放置于可疑气胸一侧的腋后线上，如果存在气胸，该侧的胸部将会"发亮"。光源可沿腋后线上下移动，也可置于乳头上。冷光源实验可在胸部两侧交替进行对比。如果存在严重皮下气肿，可出现假阳性，但皮下气肿有"握雪感"，不难鉴别。早产儿肺间质气肿也可出现假阳性，与气胸较难鉴别，因此，冷光源实验不能代替X线诊断。如果条件允许，一定要进行X线检查以明确诊断。

（三）经皮CO_2（$TcCO_2$）监测

参考$TcCO_2$百分比和不同间隔的时间趋势变化，可以监测气胸的临床前阶段。若连续5min $TcCO_2$连成的峰面积位于曲线下面积的90%以上，提示可能发生气胸。假阳性多见于气道堵塞或插管位置不当，因此，如果清理呼吸道后$TcCO_2$的问题仍存在，需进行X线检查确诊。

（四）诊断性穿刺

临床突然恶化者可用诊断性穿刺来诊断。

（五）其他检查

疑似肺发育不良者应做肺部 CT 及腹部 B 超了解肾脏情况。

五 治疗原则

（一）保守支持治疗

无肺部基础疾病、无呼吸困难及其他症状、无持续性气漏者仅需密切观察，保持安静，减少哭闹，监护生命体征，肺外气体常于 24~48h 吸收，某些特殊情况下需稍增加吸入氧浓度。但对于极低出生体重儿，高浓度氧易致晶状体后视网膜病变，故应慎用。呼吸窘迫者应予以禁食，症状好转后应少量多次哺乳，以防喂养后腹胀。

（二）一般治疗

积极治疗原发病和并发症，必要时给予抗生素控制感染。

（三）穿刺排气

心包及纵隔气肿伴有心包压塞、心排血量降低时，须立即心包穿刺引流，自剑突下进针，针尖向左肩方向进入心包，一般抽一次即可。对于少数抽气后复发者，必要时置导管持续引流。

（四）机械通气治疗

气胸早产儿合并呼吸衰竭，或在机械通气过程中并发气胸时，应在积极处理气胸的同时进行机械通气（机械通气的原则是低压力、低潮气量、较高的氧浓度和较快频率），维持正常血气。广泛肺浸润 PIE 及持续性肺气漏可用高频振荡通气（HFOV）治疗。

（五）手术治疗

经持续引流 5~7d 后，气漏无好转、肺未能扩张者，或肺有先天畸形如大叶肺气肿者，应手术治疗。

六 管理策略

（一）气胸

1. 类型

气体积聚于胸膜脏层和壁层之间，随着通气支持应用的增加，发病率增加，准确的发病率难以统计，与通气支持的力度和管理有关。

（1）自发性气胸：通常发生于刚出生以较大的初始开放压打开萎陷的肺泡时，总的发病率为1%。产房进行正压复苏的早产儿出生后呼吸困难加重，应考虑存在气胸的可能。早期可能无临床症状或存在轻微的呼吸困难，一般吸氧可以维持血氧饱和度正常。部分早产儿病情无进展而逐渐愈合，少数早产儿可以进展至呼吸窘迫的典型表现（气促、呻吟、吸气性凹陷）。

（2）张力性气胸：多见于机械通气早产儿，较大肺气泡的破裂、较大较深的肺裂伤或支气管破裂，其裂口与胸膜腔相通，且形成活瓣，故吸气时空气从裂口进入胸膜腔内，而呼气时活瓣关闭，不能让腔内空气返回气道排出，因此胸膜腔内空气不断增多，压力升高，压迫患侧肺组织，使其逐渐萎陷，并将纵隔推向健侧，挤压健侧肺，从而产生呼吸和循环功能的严重障碍。临床多表现为皮肤苍白、发绀，呼吸困难，周围循环不良，血压下降，心动过缓，甚至心脏停搏；患侧胸廓隆起，前后径增大，肋间隙饱满；呼吸运动减弱，呼吸音降低或消失，心尖搏动移位。病情多危重，常出现休克表现，需要及时进行胸腔引流。

2. 护理要点

（1）无症状或临床症状轻者采用保守治疗，保持安静，吸氧，避免哭闹，少量多餐，防止腹胀，密切监护生命体征。随访胸部X线检查，可每隔12h检查一次，如果出现症状，需要6~8h检查一次。

（2）如果正压机械通气是导致无症状气胸的病因，则需要放置胸腔引流管。正压通气阻止气胸的吸收，并有可能出现张力性气胸。如果气胸发生在即将准备拔管的早产儿中，必须进行临床判断，决定是否放置胸腔引流管。

（3）一般氧疗：适用于临床症状轻微的足月儿，吸入的氧气有利于空气中氮气的洗出，这样就建立了胸腔和血液间的气体压力差，这个压力导致腔内气体快速吸收，气胸缓解。因此，对于气胸足月儿，应保持较高的氧分压。但这种方法不适应于早产儿，因高氧可能导致早产儿视网膜病变。

（4）怀疑张力性气胸，最好立即就地治疗（即使最后证明并不存在气胸）。可插入一针头或留置针进行抽吸（留置针不要拔除针芯，否则容易被肌肉夹憋），随后置入胸腔引流管。

（5）穿刺部位和方法：于锁骨中线第2~3肋间隙进针。将21G（23G）的头皮静脉针或22G（24G）的留置针与带有三通开关的注射器连接，助手手持注射器回抽气体。找到锁骨中线的第3肋，在其上缘进针，直至注射器中抽出气体。

（二）间质性肺气肿

（1）气体从过度膨胀的肺泡或小呼吸道弥散进入周围间质组织。多见于机械通气的极低出生体重儿或给予CPAP辅助通气的超低出生体重儿。出生体重<1000g的NRDS早产儿出生后第1天约1/3出现间质性肺气肿。出生24h后发生间质性肺气肿者可能预后差。

（2）气体一旦进入肺间质，可沿支气管、淋巴管及血管鞘或直接通过肺间质进入胸膜面。肺外气体积聚于肺间质，可以扩散引起纵隔气肿、心包积气或气胸。间质性肺气肿可分为局限性（涉及一叶或多叶）和弥漫性（涉及双侧）。

（3）间质性肺气肿不像气胸，很少出现临床症状突然恶化的情况，多表现为逐渐进展的血气分析结果恶化，需要提高辅助通气的参数。由于血气分析结果恶化，提高辅助通气参数可能反而加重了间质性肺气肿，也可导致突然病情恶化。部分早产儿出现气胸，临床症状可能突然改善。因此，对于间质性肺气肿的早产儿，如果病情突然缓解，应注意气胸的可能。气胸发生后虽有短暂的症状改善，但随后病情会急剧恶化。

（4）护理要点

1）降低肺损伤：间质性肺气肿一旦诊断，必须努力降低通气参数以降低肺损伤。可以降低气道峰压（PIP）、呼气末正压通气（PEEP）和呼吸时间（Ti），可以允许一定程度的高碳酸血症或低氧血症。有条件的医疗机构可转变为高频通气模式。单侧间质性肺气肿，患侧向下的体征可能有利于病情恢复。

2）高频通气：可以用来治疗各种类型的气漏综合征，临床疗效较好。研究资料提示，越早应用高频通气，生存率就越高。

（三）纵隔气肿

（1）气体进入纵隔胸膜内的结缔组织间隙之间，发病率与通气支持的力度有关，25%的气胸早产儿合并纵隔气肿。

（2）几乎所有的纵隔气肿均来源于间质性肺气肿，肺泡破裂后，气体穿越筋膜面而溢入纵隔。

（3）自发性纵隔气肿可以发生于未进行机械通气的早产儿。除非伴有气胸，纵隔气肿多数无症状，或伴有轻度呼吸窘迫。其他症状包括心音低钝等。

（4）预后较好，多可自愈。

（四）心包积气

（1）心包积气指气体积聚于心包腔内，多为气体沿血管鞘进入心包，是机械通气常见的并发症。

（2）临床表现多样，可以从无症状到明显的心包压塞症状，首发症状表现为血压下降，可有心动过速或心音遥远。

（3）紧急情况下可以心包穿刺，大多需要放置心包引流管。

（五）气腹

（1）气腹指气体积聚于腹腔内，通常由消化道穿孔而致。也可以由气体从纵隔破溢进入腹腔所致，但较少见。

（2）从破裂的肺泡溢出的气体，沿大血管和食管在膈面进入后腹膜，气体在后腹膜积聚，破裂入腹膜腔可导致气腹。

（3）可见因气胸、间质性肺气肿或纵隔气肿所致的气腹，也可表现为呼吸窘迫症状。

（4）气胸、纵隔积气、间质性肺气肿、心包积气多早于气腹出现，但是即使没有上述表现，也不能完全证实气腹由胃肠道穿孔所致。

（5）可以通过分析腹腔内气体氧分压和血氧饱和度水平来区分气体是来源于腹腔还是来源于肺部。来源于肺部者的氧分压和血氧饱和度较高。

（6）继发于肺部的气腹多保守治疗，而由消化道穿孔所致者需要手术治疗。

（六）弥散性血管内积气

弥散性血管内积气少见，一般可在 X 线平片上看到血管内或心腔内有气体。尚无好的治疗方法，预后不良。

（王晓燕　刘艳红）

第二章

早产儿循环系统常见病症的识别及管理策略

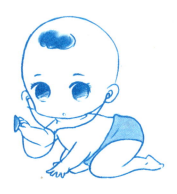

第一节　早产儿循环系统的特点

胎儿在母体内通过胎盘进行气体和营养物质的交换。胎儿娩出后，肺部膨胀，脐循环中断，血液循环发生动力学变化，与解剖学的变化互为因果。

一、心脏的胚胎发育

（一）原始心脏的形成

心血管系统是发育最早的系统。胚胎第 18~19 天，围心腔腹侧的中胚层细胞密集，形成前后纵行、左右并列的一对长索，即生心板。生心板的中央变空逐渐形成一对心管，心管向中线靠拢。胚胎第 22 天，心管从头端向尾端融为一条，陷入心包腔内。心管背侧出现心背系膜，将心管连于围心腔外侧壁。心背系膜很快退化消失，形成心包横窦。当心管融合和陷入心包腔时，其周围的间质逐渐密集，形成一层厚的心肌外套层，将分化为心肌膜和心外膜。内皮和心肌外套层之间的组织为较疏松的胶样结缔组织，心胶质参与组成心内膜。胚胎第 3 周末，原始心血管系统形成，胚胎开始具有血液循环。

（二）心脏外形的建立

心管各段因生长速度不同，首先出现三个膨大，由头端向尾端依次为心球、心室和心房，之后在心房尾端又出现一个膨大，称静脉窦。心球的远侧部分较细长，称动脉干。心管生长尤其是心球和心室的生长速度快于心腔，致使心管先弯曲成 U 形（称球室袢），进而变成 S 形。心房受前面的心球和后面的食管限制，故向左右方向扩张，膨出于动脉干两侧。心房扩大，房室沟加深，房室之间遂形成狭窄的房室管。心球分为 3 段：远侧段细长，为动脉干；中段较膨大，为心动脉球；近侧段被心室吸收，成为原始右心室。原来的心室成为原始左心室，左右心室之间的表面出现室间沟。至此，心脏已初具成体心脏的外形，但内部尚未完全分隔。

（三）心脏内部的分隔

胚胎第 5 周，心脏外形的建立虽已基本完成，但内部的左右分隔仍不完全，约在胚胎第 5 周末完成，心脏各部分的分隔同时进行。

（1）房室管的分隔：心房与心室之间原是以狭窄的房室管相通。之后，房室管背侧壁和腹侧壁的心内膜下组织增生，各形成一个隆起，分别称为背、腹心内膜垫。两个心内膜垫彼此对向生长，互相融合，将房室管分隔为左、右房室孔。围绕房室孔的间充质局部增生并向腔内隆起，逐渐形成房室瓣，右侧为三尖瓣，左侧为二尖瓣。

（2）原始心房的分隔：胚胎第 4 周末，原始心房顶部背侧壁的中央出现一个薄的半月形矢状隔，称原发隔或第 1 房间隔。此隔沿心房背侧及腹侧壁渐向心内膜垫方向生长，在其游离缘和心内膜垫之间暂留的通道称第 1 房间孔，第 1 房间孔闭合前形成第 2 房间孔。原始心房被分为左右两部分，但两者之间仍有继发孔交通。胚胎第 5 周末，在原发隔的右侧，从心房顶端腹侧壁长出继发孔（第 2 房间隔），其游离缘形成卵圆孔。出生前，右心房压力大于左心房，血液经右心房到左心房。胎儿出生后，肺循环开始形成，左心房压力增大，两个隔紧贴并逐渐愈合形成一个完整的隔，卵圆孔关闭，左、右心房完全分隔。心脏胚胎发育的关键时期是胚胎第 2~8 周，此期若受到某些物理、化学和生物因素影响，易引起心血管畸形。

（3）原始心室的分隔：胚胎第 4 周末，心室底壁组织向上凸起形成一个较厚的半月形肌性嵴，称室间隔肌部。此隔不断向心内膜垫方向伸展，上缘凹陷，胚胎第 5 周末，上缘凹陷与心内膜垫之间形成室间孔，使左、右心室相通。胚胎第 7 周末，由于心动脉球内部形成左、右球嵴，对向生长融合，同时向下延伸，分别与肌性隔的前缘和后缘融合，关闭室间孔上部的大部分，室间孔其余部分则由心内膜垫的组织封闭，由此形成室间隔膜部。室间孔封闭后，左、右心室完全分隔，肺动脉干与右心室相通，主动脉与左心室相通。

（4）动脉干与心动脉球的分隔：胚胎第 5 周，心球远端的动脉干和心动脉球内膜下组织局部增厚，形成一对向下延伸的螺旋状纵嵴，称左、右球嵴。以后左右球嵴在中线融合，形成螺旋状走行的主、肺动脉隔，将动脉干和心动脉球分隔成肺动脉干和升主动脉。肺动脉和主动脉起始处内膜下组织增厚，各形成三个隆起，并逐渐改变形成薄的半月瓣。

二 胎儿循环的特点

胎儿循环是体循环与肺循环通过左、右心房间的卵圆孔和主、肺动脉间的动脉导管并行循环。胎儿时期的营养代谢和气体交换通过脐血管和胎盘与母体之间以弥散的方式进行,主要特征有:①胎儿肺处于萎缩状态,尚无功能,流入肺内的血量极少。②肺微小血管处于折叠及收缩状态,肺循环阻力高于体循环,右心室负荷高于左心室负荷。③卵圆孔和动脉导管均处于开放状态,胎儿的左、右侧心脏均向全身输送血液,形成心内通道,只有体循环而无肺循环。胎盘中含氧量高的动脉血经脐静脉进入胎儿体内,在肝脏下缘分为两支:一支入肝脏,与门静脉汇合后经肝静脉进入下腔静脉;一支经静脉导管直接进入下腔静脉,与来自胎儿下半身的静脉血混合,流入右心房。来自下腔静脉的血液(以动脉血为主)进入右心房后,绝大部分经卵圆孔流入左心房,再经左心室流入升主动脉,主要供应胎儿的心脏、脑和上肢,小部分流入右心室。从上腔静脉回流的、来自上半身的静脉血进入右心房后,绝大部分流入右心室,再流入肺动脉。由于胎儿肺无呼吸,肺血管阻力高,只有少量流入肺中,大部分流入右心室的血液经动脉导管流入降主动脉,与来自升主动脉的血汇合,供应腹腔器官和下肢,最后血液经脐动脉回流至胎盘,再次进行营养和气体交换。

由于两个心室在胎儿期均向体循环供应血液,因此,心脏畸形只要不影响胎儿的循环血液,胎儿的生长发育可不受影响。某些先天性心脏病如大动脉转位、肺动脉闭锁等,在胎儿时期由于卵圆孔和动脉导管的存在,缓解了疾病异常血流动力学改变,故胎儿期可不发病。

三 出生后血液循环

出生后血液循环是以串联循环、无心内通道、肺血管阻力低及相对高心排血量为特征,在肺内发生气体交换。出生后胎盘血液循环停止,肺开始呼吸活动。动脉导管、静脉导管和脐血管均失用,血液循环发生一系列改变。主要变化如下:①脐静脉(腹腔内部分)闭锁,成为由脐部至肝的肝圆韧带。②脐动脉大部分闭锁成为脐外侧韧带，仅近侧段保留成为膀胱上动脉。③肝的静脉导管闭锁成为静脉韧带，从门静脉的左支经肝至下腔静脉。④出生后脐静脉闭锁，从下腔静脉注入右心房的血液减少，右心房压力降低；同时肺开始呼吸，大量血液由肺静脉回流进入左心房，左心房压力增高，卵圆孔瓣紧贴于继发隔，卵圆孔瓣膜发生功能性的关闭，但当肺动脉和右心室压力升高发生右向左分流时，它可以再开放，出生后5~7个月卵圆孔才形成解剖上的关闭。也有15%~20%的新生儿可保留卵圆孔，但无左向右分流。⑤动脉导管闭锁成为动脉韧带。由于肺循环压力降低，体循环压力增高，使流经动脉导管的血液逐渐减少，最后停止，形成动脉导管功能性关闭，出生后3个月左右形成解剖上的关闭。动脉导管在胎儿时期的开放主要是由胎儿血中低血氧饱和度和前列腺素 E_2 的作用维持，当出生后发生低氧血症或给予前列腺素 E_2 时，关闭的动脉导管可以再度开放。

四 早产儿血液循环特点

足月儿出生时，由于氧气增多及前列腺素 E_2 浓度下降，使动脉导管迅速收缩，动脉导管在出生后24h发生功能性关闭。与足月儿相比，早产儿对缺氧的敏感性较差而耐受性较好，加上肺组织发育不成熟，PS较少，在出生后不易转变为正常肺部呼吸，导致过渡循环的时间延长，常呈动脉导管关闭延迟。早产儿动脉导管持续开放的发生率高，主要是由于早产儿动脉导管对 PaO_2 敏感性的下降和血浆中前列腺素 E_2 的增多，且早产儿对前列腺素反应强烈，易导致动脉导管关闭延迟。胎龄越小，动脉导管未闭的发生风险越高。有报道称，出生体重500~1750g的早产儿症状性动脉导管开放的发病率为12%，若不及时治疗，可诱发充血性心力衰竭、慢性肺疾病、肾功能损害、坏死性小肠结肠炎等。

早产儿血压偏低，收缩压为45~60mmHg（6.0~8.0kPa），超低出生体重儿平均动脉压应在30mmHg（4.0kPa）以上。早产儿因血容量不足容易发生低血压。心室容量超负荷时，增加心搏出量的顺应能力常受限制，更易发生心力衰竭和肺水肿。

早产儿心肌细胞小，密度低，含水量较多，且心脏内交感神经发育不完善，应激能力较低；心肌细胞收缩成分少，心肌收缩力和心脏贮备能力均不足，导致心肌功能偏弱；心肌肌纤维膜网状组织少，T 小管发育不全甚至缺如，心肌收缩时更依赖于跨肌纤维膜的钙离子内流。因此，早产儿对具有负性收缩作用的钙通道阻滞剂更敏感，在手术期需要更多钙离子来维持足够的心肌收缩状态。

第二节　早产儿先天性心脏病的识别及管理策略

先天性心脏病（简称先心病）是由于胚胎时期心脏血管发育异常所致的畸形，是最常见的先天畸形，占早产儿畸形的首位，也是早产儿死亡的重要原因。近年来，随着心脏外科手术技术、体外循环、术后监护及器械设备等方面的发展，先心病的治疗效果明显提高。严重和复杂的心脏畸形若不及时医治，30% 在出生后 1 周内死亡，25% 于出生后 1 个月内死亡，因此，早期诊断和及时有效的治疗十分重要。

一、动脉导管未闭

（一）概述

动脉导管未闭（PDA）是指胎儿期动脉导管被开放，至出生后仍持续开放，并产生病理生理改变的一种小儿先天性心脏病，是新生儿期最常见的先天性心脏畸形之一，早产儿的 PDA 发生率尤高。PDA 的存在可加重早产儿呼吸窘迫综合征、颅内出血、坏死性小肠结肠炎等，是影响早产儿存活率和后遗症发病率的主要原因之一。我国 PDA 发病率占所有先心病的 15%~21%，男女性别比例为 1：（1.4~3.0）。早产儿为 PDA 高发人群，胎龄越小、出生体重越小，则 PDA 发病率越高。出生体重 <1750g 者，PDA 发病率约为 45%；出生体重 <1200g 者，PDA 发病率约为 80%。

（二）病因和发病机制

孕妇于妊娠初期 3 个月多有风疹病毒感染史，亦可并发于其他先天性心脏病，或作为某些重症发绀型先天性心脏病的代偿机制而存在。动脉导管是胎儿时期连接肺动脉和降主动脉的血管，位于左肺动脉根和降主动脉峡部之间，是维持胎儿循环必不可少的重要途径。出生后随着呼吸的建立，肺膨胀，动脉血氧分压上升，缓激肽等物质产生，使动脉导管管壁肌肉发生收缩，促使动脉导管闭合。另外，随着呼吸的建立，肺膨胀，肺循环压力降低，体循环阻力增大，使流经动脉导管的血量显著减少或有少量的左向右分流。有报道称，不伴 NRDS 的早产儿出生后 32h 的平均肺动脉压力为 32mmHg，平均主动脉压力为 53mmHg。压力差决定导管的关闭，动脉导管于出生后 24h 多数发生关闭，但此为功能上的关闭，在出生后 7~10d 内还可因低氧血症等原因重新开放，大部分需要在出生后 1~3 个月完成解剖上的关闭。若动脉导管持续开放，在主动脉、肺动脉间出现右向左分流者，即称为动脉导管未闭。

在组织形态学上，动脉导管的发育可大致分为四期。

Ⅰ期：胎龄第 16~20 周，动脉导管类似一条肌性动脉，内弹力层多为单层，血管内膜由极薄的内皮细胞构成。

Ⅱ期：局部血管内膜增厚、增大，并填充管腔表面，有弹性的肌肉垫伸入导管腔，构成实质性结构。

Ⅲ期：血管内膜增厚更广泛，更明显，动脉导管关闭，管壁收缩，中层营养血管堵塞，肌层黏液样液化和坏死。

Ⅳ期：见于组织学上已关闭的导管，血管内膜垫溶解，新的缺少弹力纤维的松散纤维组织填充于管腔，导管明显收缩，最后形成一条索状残余。

动脉导管的关闭可用组织学上不同的成熟阶段来解释，处于Ⅰ期或Ⅲ期，动脉导管持续开放，解剖上的关闭受到抑制，动脉导管持续开放，即使应用吲哚美辛产生功能性关闭，之后亦可重新开放。这是因为Ⅰ期、Ⅲ期的特征是动脉导管内弹力层厚且围绕于管腔周围，阻碍了动脉导管解剖上的关闭。

胎儿期动脉导管被动开放是血液循环的重要通道，胎儿期动脉导管开放有赖于以下两个因素：①前列腺素 E（PGE）具有扩张动脉导管的作用，是保持动脉导管开放必需的物质，胎儿的 PGE 血浓度很高，使胎儿动脉导管保持开放；②胎儿血氧含量与动脉导管开放、闭合也有密切关系，低氧状态使其开放，氧分压升高则使其关闭。胎儿期血氧分压较低，处于一个低氧状态，也是动脉导管保持开放的原因。胎儿娩出后肺部呼吸建立，血氧浓度急剧升高，前列腺素 E_2（PGE_2）合成受到抑制（PGE_2 为保持动脉导管开放所必需的物质），动脉导管壁产生收缩，亦可能与肺建立呼吸后血栓烷 A_2（TXA_2）大量进入导管，引起导管壁肌肉强烈收缩，而使动脉导管关闭。胎龄越小，动脉导管对前列腺素的舒张反应越强。动脉导管的开放或闭合依赖于多种收缩作用（如氧气）和多种扩张作用（如前列腺素）之间的平衡，氧气和前列腺素的作用在不同胎龄是有差异的，胎龄越小，氧气的收缩作用越小。因此，早产儿动脉导管未闭发病率远高于足月儿，关闭后也易因缺氧因素而再度开放。

（三）临床识别

PDA 早产儿在早期无症状，随着肺部顺应性好转，肺动脉压力下降，导管水平左向右分流加大，出现一系列症状。可分为两种情况：①不伴肺部疾病的早产儿 PDA。其临床特点依据动脉导管的粗细、主动脉及肺动脉的压力差和有无肺动脉高压而定。分流量小者可无症状，分流量大者可有气促、喂养困难、多汗，以及心动过速（>160 次 / 分）、呼吸困难、肺底湿啰音、肝大等心力衰竭的表现。典型体征表现为胸骨左缘第 2、3 肋间听到收缩期吹风样杂音，极少数早产儿在后期可听到隆隆样连续性杂音。当肺循环量超过体循环量 1 倍时，在心尖区可闻及舒张期隆隆样杂音，系因过多血流通过二尖瓣产生相对性狭窄所致。其他体征包括心前区搏动增强，脉压增大（>35mmHg），水冲脉，股动脉或肱动脉听到枪击音，毛细血管搏动。早产儿动脉导管未闭可发生血流重新分布，使升主动脉血流增加，降主动脉血流减少，可诱发或促进慢性肺疾患、颅内出血和坏死性小肠结肠炎的发生，出现相应表现。②伴有肺透明膜病的早产儿 PDA。出生后数小时出现肺透明膜病的症状和体征，早产儿有进行性呼吸困难，经过人工通气及 PS 等治疗，于出生后第 3 天病情开始好转，此时肺动脉压力下降，主动脉和肺动脉压差增加，发生大量左向右分流，心脏负荷加重，出现心力衰竭和肺水肿，已趋于好转的肺透明膜病又加重，导致撤离呼吸机困难。此时早产儿除表现脉压增大、末梢血管征外，主要表现为与心力衰竭有关的症状，如呼吸困难、发绀、肺中细湿啰音增多、心率快、心脏增大等，心脏杂音可有可无。

未闭导管依形态可分为五型。①管型：导管两端等粗，此型最常见，占75%。②漏斗型：导管的主动脉端直径大于肺动脉端，呈漏斗状，占23%。③窗型：导管极短，管腔较粗，主动脉与肺动脉紧贴，呈窗状，管壁往往很薄，此型较少见。④哑铃型：导管中间细，两端粗，形成哑铃状，少见。⑤动脉瘤型：导管中间呈瘤状膨大，管壁薄而脆，罕见。未闭导管的长度为0.2~3cm；内径为1~20mm，罕见超过20mm，多数为5mm左右。

（四）辅助检查识别

1. 听诊心脏杂音

不同胎龄、不同出生体重早产儿PDA的临床表现和诊断线索有所不同：①出生体重>1500g者，PDA常不合并肺部疾病。可于胸骨左缘第2、3肋间听到收缩期吹风样杂音或不典型连续性杂音，肺动脉瓣听诊区第二心音增强，心前区搏动增强，脉压增宽，周围血管征阳性。超声心动图检查可见未闭的动脉导管和左向右分流。②出生体重1000~1500g者，PDA常在肺部疾病恢复期发现，表现为需要增加吸氧浓度、通气流量、通气频率、通气压力、呼吸末气道压力，在机械通气情况下，早产儿$PaCO_2$升高，出现不明原因的代谢性酸中毒等表现。此时应暂停机械通气并仔细检查心底部杂音，早产儿收缩期杂音常间歇出现，还可见心前区搏动增强、水冲脉，尽早行超声心动图检查以确定诊断。③出生体重<1000g者，PDA常与肺部疾病同时发生。早产儿出生后立即出现严重NRDS，3~4d后仍不减轻，需要机械通气或持续气道正压呼吸，表现为脱机困难。早产儿多数听不到心脏杂音，但可见奔马律、心前区搏动增强及水冲脉。

2. 心电图检查

导管口径较细、分流量小者心电图可正常，分流量大者可有左心室及左心房肥大，出现左心室舒张期负荷过重图形，即左心前导联见高的R波和深的Q波，T波高耸、直立，ST段可有抬高，T波提示心肌缺血。若大量左向右分流且有肺动脉高压，则可出现双心室增大。

3. 胸部X线检查

导管口径较细、分流量小者可无异常发现，分流量大者有肺血管纹理增加，肺野充血和肺间质水肿，肺动脉段突出，左心室和左心房增大，心胸比值大于0.6，升主动脉增宽和主动脉弓扩张，有肺动脉高压者可见左、右心室均增大，或以右心室增大为主。

4. 超声心动图检查

早产儿PDA主要依靠超声心动图检查以明确诊断。超声心动图检查能准确判定导管的解剖特征、分流方向，估计肺动脉压力，导管水平分流可以作为判断PDA存在和严重程度的标准。导管越大，左心房和主动脉比值越大，提示左向右分流越严重。PDA最常见单纯收缩期左向右分流，如果同时出现舒张期分流，提示分流量大；出现右向左分流，提示肺动脉高压，也是反映严重程度的标准。

超声心动图可见左心室（LV）、左心房（LA）及主动脉内径增宽，早产儿LA/主动脉（AO）>1则为PDA的典型血流动力学表现。二维超声心动图也可直接显示动脉导管的存在，显示动脉导管的位置、直径和形态，也可以直接显示分流的方向和分流量的多少，监测导管两端的压力梯度。多普勒彩色超声心动图包括脉冲式多普勒超声心动图和连续波式多普勒超声心动图两种，可直接显示分流的方向和大小。脉冲式多普勒超声心动图可在肺动脉内探及典型的收缩期与舒张期连续性湍流信号；连续波式多普勒超声心动图可测定流经未闭动脉导管的血流速度，计算出主、肺动脉压间的压力差，结合血压还可估测出肺动脉收缩压，对存在肺动脉瓣反流者可测出反流速度和主肺动脉压间的压力差，估测肺动脉平均压和舒张压。彩色多普勒超声心动图在主、肺动脉间无明显压力差时，不能显示分流信息；在主动脉压高于肺动脉压时，可见血流自主动脉通过未闭的动脉导管注入肺动脉；若肺动脉压高于主动脉压时，可见血流自肺动脉通过动脉导管注入降主动脉。三维超声心动图是一门新兴的心脏超声诊断技术，通过对一系列二维切面的计算机处理，进行三维重建获得立体成像，可快速重建心血管各部位的立体结构和血流状态，为临床提供更多形态学信息。

5. 心导管检查和造影

典型病例不需要做心导管检查，心导管检查仅用于获取通过超声心动图较难获得的血流动力学信息，进一步明确解剖畸形，以及用于复杂先天性心脏病的解剖定位。心导管检查能显示肺动脉血氧含量明显高于右心室的血氧含量,当其差值超过0.5%时有诊断意义。有时在进行心导管检查过程中可见导管直接由肺动脉经动脉导管插入降主动脉,直接证实主、肺动脉间有未闭的动脉导管。逆行主动脉造影能清晰显示动脉导管的解剖结构,为诊断提供可靠依据。对于部分仅需观察PDA影像的早产儿,可由脐动脉插管,将插管送至胸主动脉内注射造影剂,做主动脉造影即可确定诊断。

(五)治疗原则

1. 分组

按照有无PDA和分流程度,将早产儿分为无PDA、非症状性PDA和症状性PDA,并对应不同的预防治疗方案。①预防性策略:适用于出生24h内,尚未查出PDA、胎龄<28周和(或)出生体重<1000g的PDA高发人群。不推荐预防性手术结扎和出生后24h内预防性应用布洛芬,关于预防性使用吲哚美辛的远期效果仍难以确定。②非症状性PDA的治疗:由于早产儿PDA在婴儿期仍有自然关闭的可能,药物或手术治疗本身有一定不良反应,所以对非症状性PDA早产儿的治疗存在争议,显著改善早产儿近期的预后情况及远期预后的评价仍有待进一步研究。③症状性PDA的治疗:对有显著左向右分流的症状性PDA早产儿进行治疗已得到公认,现阶段的争议主要在于如何认定症状性PDA及何时进行手术治疗。

2. 一般治疗

(1)保温:早产儿出生后及时置于暖箱中,采用中性温度保温,使皮肤温度保持在36.5℃左右。相对湿度为50%~60%。

(2)供给热量、维持水电解质平衡:体重过小、吸吮力差者可用胃管鼻饲喂养,以肠外营养为主、肠道营养为辅,但要注意限制液体入量。限制液体虽不能促进导管关闭,但若PDA早产儿入量过多,可加重心肺负荷,加重肺充血及心力衰竭。对早产儿的补液方案是限制液体量的同时保证满足生理需求。早产儿补液的重点是保持生理状态,尽量避免不显性失水而减少输液量。一般第1天液量为60~80ml/kg,其后每日增加10ml/kg,直至第1周末达到120ml/kg。

（3）避免低氧血症和酸中毒。

（4）呼气末正压呼吸（IPPV）：可减少 PDA 分流，增加有效体循环血流量，在一定程度上改善症状。给氧浓度根据动脉血氧分压调节，开始时可较高，以后逐渐下降至 40% 以下。监测血氧饱和度，避免氧浓度过高引发副作用。

3. 药物治疗

药物关闭为首选方法，常用的前列腺素合成抑制剂包括以下几种。

（1）吲哚美辛：为临床关闭动脉导管最常用的药物。吲哚美辛可抑制环氧合酶，阻止前列腺素合成，抵消其扩张动脉导管的作用，促使导管收缩、闭合，总有效率在 70% 左右；有口服和静脉注射两种剂型。口服剂量为每次 0.1~0.2mg/kg，经胃管鼻饲或保留灌肠，间隔 8~12h 后可重复 1~2 次，24h 总剂量不超过 0.3~0.6mg/kg。对疗效而言，注射用药效果比口服用药更好，注射首剂 0.2mg/kg，在 20~30min 内静脉注射，其后每隔 12h 1 次，共 3 次。对于体重 ≤ 1250g 者，用量为 0.1mg/kg，体重 >1250g 或日龄超过 7d 者用量为 0.2mg/kg，在 24h 内给完。不必在早产儿出生当日预防性给予吲哚美辛，可在出现血流动力学较大分流的临床表现时再开始用药，出生后 3d 内给药效果最佳，出生 10d 内用药有效率为 80% 左右，14d 以后用药治疗者效果不佳。一般吲哚美辛在用药后 36h 内动脉导管关闭。吲哚美辛有较强的肾毒性，须监测血尿素氮和肌酐水平。吲哚美辛可引起颅内出血、坏死性小肠结肠炎、血糖降低，以及暂时性尿量减少、水钠潴留、低钠血症、血清尿素氮及肌酐水平升高等肾功能损害表现，加重早产儿黄疸。应用吲哚美辛的禁忌证包括以下五方面：①高胆红素血症（非结合胆红素 >171μmol/L）；②坏死性小肠结肠炎；③急性肾衰竭：肌酐血症（血肌酐 >106μmol/L）、氮质血症（血尿素氮 >8.9μmol/L）或少尿 [尿量 <0.5ml/（kg·h）]；④血小板计数 <50×10⁹/L；⑤颅内出血、出血性疾病、败血症。胎龄 <30 周、出生体重 <1000g、伴严重呼吸窘迫综合征或给药时日龄 >10d 的早产儿疗效不佳。

（2）布洛芬：吲哚美辛因其副作用大，剂量难以掌握，在临床使用有一定限制。近年来非选择性环氧化酶抑制剂布洛芬治疗早产儿 PDA 受到了关注。布洛芬不影响脑、肠系膜和肾脏的血流，首次剂量 10mg/kg 静脉注射，24h 及 48h 后分别注射第 2 剂及第 3 剂，剂量为 5mg/kg。美林的有效成分为布洛芬，国外有报道，口服美林，PDA 的关闭率为 94.2%，且未发生少尿、大便隐血阳性及血肌酐、尿素氮升高，仅有少数患儿发生喂养不耐受，停服美林后很快好转。

4. 手术治疗

手术治疗的适应证包括有药物治疗禁忌证和第 2 疗程治疗失败的症状性 PDA。手术方式包括介入导管术和开胸手术结扎。介入导管术是采用微型弹簧圈或蘑菇伞等特殊装置堵塞动脉导管的治疗方法，创伤小，预后效果好，优于开胸手术，但其对动脉导管直径有要求。近年来有学者开展胸腔镜窥视下闭合动脉导管术，此法治疗过程迅速，对因体重小而不能施行封堵术的早产儿尤为适用。但当患儿并发感染性心内膜炎或有赘生物形成，经内科治疗无法控制而又不能行介入治疗时，需尽快行开胸手术结扎。

二、室间隔缺损

（一）概述

室间隔缺损（VSD）是最常见的先天性心脏病，发病率在活产新生儿中占 1/128，它可以单独存在，也是复杂型先天性心脏病的重要组成部分，如法洛四联症动脉单干和主动脉弓离断等。

（二）病因和发病机制

室间隔由纤维性、膜性和肌性间隔构成。肌性间隔包括三部分：流入道、小梁部和流出道。VSD 可发生在室间隔的任何部位，依据右心室面室间隔上的解剖标志，可分为以下类型：

（1）室上嵴上型：又称干下型、流出道型或漏斗部型，位于室上嵴前上方，肺动脉瓣环正下方，远离心脏传导系统。

（2）室上嵴下型：又称膜周型，为常见的类型，位于漏斗部间隔下方，希氏束邻近于缺损的后下方，右束支近端邻近于缺损下缘。

（3）隔瓣后型：又称流入道型，位于三尖瓣后方，三尖瓣隔瓣常覆盖缺损。

（4）肌部型：可为单发或多发。

（三）临床识别

临床症状取决于缺损大小、分流量多少和肺血管阻力的高低。对于中等大小和大型 VSD，随着肺循环阻力的下降和肺血流量的增加，通过缺损的左向右分流逐渐增加，这种血流动力学改变在出生后 4~6 周最明显。早产儿出现体重不增、气促、多汗，易患呼吸道感染。新生儿期肺循环阻力偏高，对左向右分流的程度一般能够耐受，所以患单纯性 VSD 的早产儿，一般很少出现心力衰竭的症状；如果早产儿出现心力衰竭，临床上应进一步检查，排除合并其他畸形的可能，如左心室流出道梗阻、主动脉缩窄或 PDA 等。与足月儿相比，早产儿的肺循环阻力较低，故一般出现心力衰竭较早，并且需要机械通气治疗的时间也更长。

体格检查时显示心界扩大，心尖搏动弥散。听诊在胸骨左缘第 2~4 肋间常可闻及响亮粗糙的全收缩期杂音，向心前区广泛传导，有时颈部、背部亦可听到。在杂音最响处可触及震颤。但早产儿出生后 1~2 周，往往由于肺动脉压力较高限制了左向右分流，因此，杂音可不明显。分流量大时可在心尖部听到舒张中期隆隆样杂音，为过多血流通过二尖瓣引起相对性狭窄所致。如果发生显著肺动脉高压时，早产儿出现发绀，肺动脉瓣区第二心音增强或亢进，伴轻度分裂，此时由于左向右分流量减少，原来的杂音可减轻或消失。

（四）辅助检查识别

1. 心电图

大型 VSD 心电图表现为左心室肥大，之后表现为左、右心室合并肥大，通常可见 V3、V4 导联 QRS 波上下振幅均较大，正负波相加超过 60mV。伴严重肺动脉高压者以右心室肥厚为主。

2. X 线胸片

X 线胸片显示：心影增大，左心室增大或左、右心室合并增大，肺动脉段突出，肺野充血，主动脉结缩小。出现肺动脉高压时，心腔增大以右心室为主。

3. 超声心动图

超声心动图显示：左心房、左心室内径增大，伴肺动脉高压时，右心室、右心室流出道及肺动脉也有增宽。二维超声显像可直接看到室间隔回声中断，叠加彩色血流显像后显示红色（左向右分流）或蓝色（右向左分流）血流信号穿过缺损处，据此可估计缺损部位、大小及分流方向。

4. 心导管检查和造影

随着超声心动图诊断技术的发展，通过超声检查可准确判断室间隔缺损的部位、数目和大小，因此，早产儿单纯性VSD一般不需要做心导管检查。只有当怀疑合并其他心脏畸形而超声心动图又不能明确诊断时，才考虑进行心导管检查。

（五）治疗原则

内科治疗主要是控制心力衰竭和防治呼吸道感染，外科治疗主要是施行心内直视修补术。由于部分VSD有自然闭合的倾向，因此，无严重并发症者手术适宜年龄为4~5岁。早产儿大型VSD并发顽固性心力衰竭、肺动脉高压或肺炎不易控制者，应尽早考虑手术治疗。

三 房间隔缺损

（一）概述

房间隔缺损（ASD）是先天性心脏病中常见的类型之一，发病率占活产新生儿的1/1000，常为许多复杂型先天性心脏病的合并畸形。单纯性ASD新生儿期症状多较轻，许多到成人时才被发现，女性较多见。

（二）病因和发病机制

ASD根据缺损部位可分为继发孔型、静脉窦型（上、下腔型）、冠状静脉窦型和原发孔型。

（1）继发孔型：又称中央型，是最常见的类型，缺损位于房间隔中部的卵圆窝，为卵圆窝的帘膜发育不全所致，缺损可单个或多个。

（2）静脉窦型：分为上腔型和下腔型。上腔型位置较高，靠近上腔静脉入口处，常伴右肺静脉异位回流至右心房。下腔型位置较低，下缘缺如，与下腔静脉入口无明显分界。

（3）冠状静脉窦型：冠状静脉窦与左心房之间无壁，左心房血可由冠状静脉窦与右心房相通，常合并左上肺静脉异位引流，此型较少见，检出不易。

（4）原发孔型：由于第1房间隔过早停止生长，不与心内膜垫融合而遗留的裂孔，可分为单纯性缺损、部分性房室隔缺损及单心房。单纯性缺损的下缘为完整的房室瓣和瓣环，二尖瓣和三尖瓣叶发育正常；部分性房室隔缺损在原发孔未闭中最常见，除房间隔下部缺损外，伴二尖瓣裂缺，导致二尖瓣关闭不全；单心房由于第1房间隔和第2房间隔均不发育，形成单个心房腔，但由于血液呈层流，左心房和右心房的血液主要分别流入左心室和右心室，故发绀可不明显。

（三）临床识别

分流量大者体重不增、气急、多汗。体格检查发现心尖搏动弥散，心浊音界扩大。在胸骨左缘第2、3肋间可听到Ⅱ～Ⅲ级收缩期杂音，性质柔和，传导不广，多不伴震颤，系右心室排血量增多引起肺动脉瓣相对狭窄所致。分流量大时，可在胸骨左缘下方听到舒张中期隆隆样杂音，为过多血流通过三尖瓣引起相对性狭窄所致。肺动脉瓣区第二心音增强并有固定分裂（分裂不受呼吸影响），系因ASD早产儿在吸气时体静脉回流入右心房的血流增多，而呼气时由于胸腔内压增高，肺静脉回流入左心房血流增多，左心房分流入右心房血量增多。因此，不论吸气或呼气，右心室血量均增多，排空时间延长，肺动脉瓣关闭延迟，产生固定的第二心音分裂。

（四）辅助检查识别

1. 心电图

心电图显示：电轴右偏和不完全性或完全性右束支传导阻滞，可出现右心室肥大、右胸前导联R波增高。有时可有P波高尖，提示右心房增大。

2. X线胸片

X线胸片显示：右心房、右心室增大，肺动脉段突出，主动脉结缩小，肺野充血，透视下可见"肺门舞蹈"征。

3. 超声心动图

超声心动图显示：右心房、右心室增大，肺动脉增宽。M型超声的特征性表现为左心室后壁与室间隔呈"矛盾运动"（即同向运动）。二维超声可显示ASD的部位、大小和数目，叠加彩色血流显像有血流信号通过缺损处，可观察其分流方向和分流量。

4. 心导管检查和造影

超声心动图检查可准确判断ASD的部位、数目和大小，因此，早产儿单纯性ASD一般不需要做心导管检查和造影。只有当怀疑合并其他心脏畸形而超声心动图又不能明确诊断时，才考虑进行心导管检查和造影。

（五）治疗原则

继发孔型ASD在出生后可发生自然闭合，并且很少有症状，患儿通常在2~3岁之前不需要手术修补。静脉窦型（常合并右上肺静脉异位引流）和原发孔型ASD不会发生自然闭合，通常在出生后的前几年进行择期手术。ASD早产儿如果等到成人后再手术者，其减少的左心室容积和降低的心搏出量往往不能恢复正常，会遗留永久性心功能损害。早产儿大型ASD较少并发顽固性心力衰竭、肺动脉高压或肺炎，但如果出现，亦应尽早考虑手术治疗。

四 早产儿先天性心脏病的管理策略

（一）观察病情

先天性心脏病早产儿术后24h是各种心律失常发生的高峰期，应严密进行心电监护，监测早产儿的心率、心律、血压、呼吸及血氧饱和度。尤其是动脉导管未闭术后易出现高血压倾向，术后每15min测量1次血压，平稳后每小时监测1次。此外，注意观察早产儿有无心力衰竭的表现，术后注意听诊有无心脏杂音，在左侧第2肋间重新听到连续性杂音常提示结扎线松脱导致导管再通，经超声检查证实后需再次手术。术后易并发低心排综合征，如处理不及时，会引起早产儿多器官功能衰竭。注意观察早产儿四肢末梢循环情况，监测皮肤温度、色泽；监测足背动脉搏动情况，防止出血及动脉栓塞；严格控制液体出入量，观察记录尿量及颜色，尿量是心脏术后观察循环的重要指标之一，也是补钾的参考依据；严格控制输液、输血的速度，并及时准确记录。溶血是 PDA 术后少见但严重的并发症，其原因是封堵器放置位置不佳切割红细胞，当发生机械性溶血时，早产儿表现为皮肤、巩膜黄染，故需注意观察患儿的黄染情况，观察早产儿尿量并及时记录。

（二）基础管理

保持早产儿大便通畅，准确记录大便次数及性状；24h 无大便者，给予温生理盐水灌肠。注意保暖，动作轻柔，集中护理。早产儿哭闹时，及时安抚，减少其心脏负担。

（三）营养支持

恢复饮食后，注意观察早产儿有无乳汁呛咳、腹胀等情况，鼻饲前回抽残余乳量，观察残余乳量及性状。呼气末正压呼吸、呼吸机辅助呼吸的早产儿保持胃管开放，给予胃肠道减压。保证机体营养供应，尽量母乳喂养，经口喂养困难时给予鼻饲喂养，母乳不足时给予早产儿配方乳鼻饲。经脐静脉插管或经外周中心静脉插管持续输注给予营养支持治疗。

（四）预防感染

做好消毒隔离工作，避免交叉感染。严格执行无菌操作技术规范。

（五）气道管理

呼气末正压呼吸、呼吸机辅助呼吸早产儿保持管路通畅，注意鼻部皮肤保护，及时添加湿化液，吸入气体温度 >35℃。术后加强呼吸道护理，注意听诊双肺呼吸音。由于术中对左肺的牵拉和对肺门的压迫损伤，加之术侧胸痛使呼吸运动受限、气道分泌物排出困难，因而易发生左肺不张。当发生肺不张时，加强呼吸治疗，尽量抬高早产儿患侧位，加强翻身拍背，可采取震颤叩背。加强管道护理，及时倾倒管道内冷凝水，避免反流引起感染。气管插管早产儿的气管插管内吸痰可使用密闭式吸痰管，吸痰时严格无菌操作，吸引前调高氧浓度，吸痰时间 <15s，负压吸引压力控制在 60~80mmHg，避免吸引时间过长、负压过高造成缺氧。

拔出气管插管前吸净插管内痰液，边吸引边拔出。脱机后早产儿仍需备呼吸机于床头。密切观察早产儿的呼吸频率、节律和深度，胸廓的起伏，是否有三凹征，听诊双肺呼吸音，监测血气变化。上机早产儿常规留置胃管，胃管开放进行胃肠减压，开放胃管可减轻腹胀，利于膈肌下降及肺氧合，并减少误吸的发生。腹胀明显时，可以按摩腹部、灌肠、肛管排气排除肠内积气。

（六）引流管理

密切观察胸腔引流情况，妥善固定引流管。引流管总长宜为100~110cm，太短则引流量不足，影响早产儿活动；过长易发生扭曲，增大无效腔，影响通气。水封瓶平面应低于引流管胸腔出口水平60cm，避免引流液倒流而造成逆行感染。术后5~6h，每15~30min挤压一次引流管，应用止血药物后特别注意挤压引流管，以免管口被血凝块堵塞造成心包压塞。引流液多、颜色深红时应增加挤压次数，引流管勿打折、受压，保证胸腔引流通畅。警惕术后出血，术后6~8 h是渗血最多的阶段，注意观察伤口敷料有无渗血。记录引流量，观察引流液的颜色、性质，防止发生低血容量、心包压塞等并发症。若引流液突然减少或停止，血压下降，CVP上升，心率增快，预示有心包压塞的可能；若术后引流液每小时>4ml/kg，持续3h以上，管壁发热，引流液颜色鲜红，应考虑胸腔内有活动性出血；若数日胸腔引流量明显增多，尤其在恢复喂养后引流液呈乳白色，应考虑乳糜胸。乳糜胸时，可行胸腔引流、限制脂肪饮食及营养支持，多数能自愈，少数需手术结扎胸导管。

（七）用药管理

应用吲哚美辛可引起颅内出血、坏死性小肠结肠炎、血小板功能不全、胃肠道出血、血糖降低及暂时性尿量减少，加重早产儿黄疸等副作用。每3h抽一次胃内残余物，注意观察胃内残余物的量及性状，注意观察腹胀情况，监测血糖，遵医嘱配制液体及调节液速。准确记录24h液体出入量，监测尿量变化。注意观察皮肤黄染程度，监测血胆红素值。使用镇静剂时，应密切观察早产儿面色及口唇颜色，特别是对镇静剂敏感的早产儿易发生屏气，要防止因屏气而再次插胸腔引流管现象发生。

（八）影像检查配合管理

超声检查时密切配合操作者，为了使超声探头通过胸骨上窝了解主动脉弓情况，需要伸直拉长早产儿的颈部，这可能会发生危险，特别是对于有呼吸困难或呼吸道薄弱的早产儿。因此，早产儿做超声心动图检查时，医护人员应默契配合并密切观察早产儿的生命体征和呼吸状态。对先天性心脏病的早产儿，建议使用头颅超声筛查，以便在手术、导管介入、放置体外膜肺等操作前排除脑室内出血。进行外周留置针操作时，应尽量避开头顶囟门部位，便于充分暴露检查部位。

（九）手术转运管理

（1）专人转运：由经验丰富的新生儿重症监护病房护士担任转运护士，应熟练掌握早产儿心肺复苏、气管插管、静脉穿刺、呼吸机使用、气胸处理、抢救药物应用等，掌握转运途中的护理记录书写，有团队精神，医护配合熟练。

（2）转运准备：转运前检查清点转运急救箱，保证转运暖箱工作良好，提前预热转运暖箱。检查呼吸器功能良好，根据病情需要，准备充足数量的微量泵、监护仪。氧气瓶氧气充足，连接好氧气管。保证所有的急救物品和转运系统处于备用状态并设定好报警线，调节好合适的报警音量。

（3）评估病情：转运前充分评估早产儿的病情，包括对潜在危险的预测，给予各种措施使早产儿达到最佳稳定状态。清理呼吸道，给予吸痰处理，防止气管插管脱管，发现胶布松脱或潮湿及时更换。未插管者若在转运途中有插管的可能，应在转运前插好，避免转运途中进行插管。做好气胸、心力衰竭、酸中毒、肺出血等紧急情况的应急预案。

（4）保障安全：转运中早产儿取平卧位，头偏向一侧，面向转运暖箱的开门侧，便于病情观察，肩下垫2cm厚的棉垫，保持气道畅通。身体适当固定制动，减少转运途中的震动，保持胃管开放，防止胃食管反流。保持各种通道通畅，保证静脉通路通畅，有经外周静脉置入中心静脉导管或脐静脉导管者，注意泵速，防止回血堵管。各种引流管、输液管及供氧管保持通畅，避免受压、扭曲、打折，固定稳妥，严防滑脱。气管插管固定牢靠，加压给氧人员与推转运暖箱人员的步调一致，配合默契，防止导管滑脱。

（5）转运中的病情观察：转运途中严密监测早产儿的体征变化，包括神志、口唇、哭声、肤色、甲床色泽、肌张力、加压给氧后胸廓起伏的幅度及频率、血压、心律、心率，维持心率在100次/分以上，血氧饱和度在90%以上。保持转运人员步调、节律一致，加压给氧人员与推转运暖箱人员行进速度应配合默契，行进平稳，避免颠簸振动或急剧改变体位，防止早产儿颅内出血的发生。若有特殊情况，立即报告医生，紧急处理，待病情平稳后继续转运。

（6）转运途中的护理记录：护理记录有助于转运护士判断早产儿在转运途中的病情变化，记录内容包括早产儿的生命体征、手术情况、转运途中抢救措施及用药等。

（7）接诊：手术室与病房保持联系，以便病房做好接诊准备。

（8）转运后：及时清点补充转运物品，给转运设备充电，保证急救物品及转运设备处于备用状态。

（十）新生儿重症监护病房接诊准备

（1）常规准备：暖箱按常规铺好术后备用床，在早产儿回病室前30min开始预热。

（2）仪器准备：①呼吸机。选择合适的呼吸机及专用管道，设定呼吸机模式及参数和报警范围，两人核对后运转30min，检查运行正常，报警灵敏后备用。呼吸机湿化罐加好灭菌注射用水，备好简易呼吸器、合适的面罩及相应型号气管插管、管芯、喉镜、相应型号密闭式吸痰管及一次性吸痰管。②心电监护仪。开机处于备用状态，连接好血氧饱和度接头、导联线及电极片，检查是否正常运转，并设好相应的报警范围。③微量输液泵。根据病情需要准备相应数量微量输液泵，保证仪器处于功能位。④根据病情准备起搏器、心排出量仪、除颤仪等。

（3）药物、液体准备：根据早产儿病情准备血管活性药物、苯巴比妥钠、利多卡因、肾上腺素等。备好5%葡萄糖、10%葡萄糖、生理盐水等常用液体。

（4）其他物品：包括听诊器，皮温探头，贴膜，手电筒，约束带，血、尿标本容器，特护记录单等。

（5）早产儿转运到病室后：将早产儿平稳放入已预热的暖箱中，注意保护好各管路；调节呼吸机参数后连接呼吸机，观察胸廓运动情况；连接心电监护仪，调节心电示波及报警值。观察早产儿瞳孔大小及对光反应情况，注意球结膜有无水肿，是否对称、清晰，有无浑浊。连接固定好引流装置，适当约束肢体，测量血压及体温。与转运人员进行交接，及时做好护理记录。

第三节　早产儿休克的识别及管理策略

一、概述

早产儿休克是指机体受到任何急重症损害导致生命重要器官的微循环灌流量不足，有效循环血量降低及心排出量减少，组织中氧和营养物质的供应降低至细胞可以耐受的临界水平以下，并发生代谢产物积聚，细胞结构和功能损害，最终导致器官功能不全。休克是新生儿期常见的急症，是导致早产儿死亡的重要原因之一，病死率高达50%。早产儿休克的临床表现不典型，病情进展快，容易延误诊治，应予以重视。

二、病因和发病机制

导致休克的常见病因有低血容量性、心源性、败血症性和神经源性。多数休克病例非单一病因所致，常为多种因素同时存在。

（1）低血容量性休克：低血容量的原因包括失血或水电解质紊乱。失血见于前置胎盘、胎盘早剥、胎-母或胎-胎输血、肺出血、脑室内出血、内脏出血等；水电解质代谢紊乱见于摄入不足、液体丢失过多、肾上腺皮质功能低下、腹泻、应用利尿剂等。

（2）心源性休克：主要见于心肌功能不全、窒息性心脏综合征及心肌病；张力性气胸导致静脉回流受阻，发生心脏功能不全；某些先天性心脏病，严重的心律失常，原发性心肌病，心肌炎及心内膜弹力纤维增生症等。

（3）败血症性休克（感染性休克）：以革兰阴性细菌感染最多见，也可见于革兰阳性细菌感染和病毒感染。

（4）神经源性休克：见于分娩脑损伤，如大量颅内出血或严重的缺氧缺血性脑病。

尽管早产儿休克的主要病因不同，但组织有效灌流量减少是多数休克发生的共同基础，各种病因都通过血容量降低、血管床容量增加及心泵功能障碍3个环节影响组织有效灌流量。全身炎症反应综合征（SIRS）在休克的发生发展中起主要作用。SIRS是一种过度失控的全身炎症反应，在感染、缺氧、创伤、失血等因素作用下，机体过多释放多种炎症介质和细胞因子，激活许多生理生化反应和免疫通路，导致炎症反应失控，使器官组织产生损害，因此休克是各种有害因素导致的多器官功能不全的一部分。

近年研究发现，血液流变学改变在休克期微循环淤血的发生发展中起着非常重要的作用，休克时白细胞在黏附分子作用下，滚动、贴壁、黏附于内皮细胞上，加大了毛细血管的后阻力；此外，血液浓缩、血浆黏度和血细胞比容增大，红细胞堆积，血小板黏附聚集，造成微循环血流变慢、淤滞，甚至停止，导致组织细胞缺氧缺血而严重受损。

若休克进一步发展，常发生多器官功能不全综合征，包括ARDS心功能损害、缺氧缺血性肾损伤、缺氧缺血性脑损伤、缺氧缺血性胃肠黏膜损伤、胃肠衰竭、应激性溃疡、弥漫性血管内凝血（DIC）及肝衰竭等。

三 临床识别

休克早期主要表现为氧的输送不足和循环系统的代偿反应，不是单纯的心排出量不足，因此，不能以血压是否降低来判断有无休克。

早产儿休克的临床表现按出现早晚的顺序为：①皮肤颜色苍白或青灰，

失去正常的粉红色；②肢端发凉，上肢达肘部，下肢达膝部；③皮肤毛细血管再充盈时间延长，足跟部 >5s，前臂 >3s；④股动脉搏动减弱，甚至摸不到；⑤心音低钝，心率 >160 次 / 分或 <100 次 / 分；⑥反应低下，嗜睡或昏睡，先有激惹后有抑制，肢体肌张力减弱；⑦呼吸增快，安静时 >40 次 / 分，出现三凹征，有时肺部可听到湿啰音；⑧周身尤其是四肢出现硬肿；⑨血压下降，收缩压足月儿 <50mmHg，早产儿 <40mmHg，脉压变小；⑩尿量减少，连续 8h 尿量 <1ml/（kg·h）表示肾小球滤过率降低，肾小管上皮受损，可导致急性肾衰竭及电解质紊乱。前 5 项为早产儿早期轻症休克的表现，血压下降则是晚期重症休克的表现，此时治疗已很困难。

四 辅助检查识别

1. 实验室检查

若怀疑休克应及时做如下检查。

（1）血气分析：主要表现为代谢性酸中毒。难以纠正的酸中毒是休克时微循环障碍的重要证据，可根据 pH 判断休克的严重程度，通常早产儿休克时 PCO_2 并不升高，若 PCO_2 升高或突然升高，应考虑休克合并肺水肿。若 PCO_2 升高，而 PO_2 下降，应警惕休克肺的可能。

（2）血清电解质测定：休克时组织缺氧，钠泵功能受损，细胞膜通透性增高，钠离子从细胞外进入细胞内，钾离子逸出。

（3）血糖、血尿素氮、血肌酐、肝功能。

（4）尿渗透压、尿钠、尿比重。

（5）全血细胞计数及白细胞分类，C 反应蛋白，血、尿细菌培养等。

（6）DIC 筛选及确诊试验。

（7）血管活性物质和代谢产物测定。早产儿休克时，血管活性物质和代谢产物大量产生，外周血去甲肾上腺素、肾上腺素、肾素 - 血管紧张素、内皮素、腺苷等明显升高，检测这些指标有助于判断休克的病情发展。

2. X 线胸片

可确定有无肺部病变；是否存在心力衰竭、肺水肿；心界是否扩大；

决定是否应用利尿剂；确定是否合并 ARDS。

3. 心电图

心电图可了解有无心肌损害、心律失常和心室肥大。

4. 中心静脉压（CVP）

CVP 测定有助于鉴别心功能不全或血容量不足引起的休克，因而对处理各类休克、决定输液的质和量、是否用强心药或利尿药有一定的指导意义。CVP 是监护休克和早产儿液体需求量的重要指标，早产儿 CVP 应维持在 5~8mmHg。若 <5mmHg，考虑低血容量性休克或液体量不足，可继续扩容；如果 >8mmHg，考虑心源性休克或血容量已经足够，继续扩容可增加心脏负担，使休克恶化。影响 CVP 的因素还有很多，如血管收缩剂和扩张剂的应用、肺部疾患、心脏疾病及"0"点水平的不准确等，须加以注意。

5. 超声检查

对心源性休克应做心脏超声检查，确定是否存在心脏结构异常、心内膜弹力纤维增生症或心肌炎。若怀疑内脏出血，应做肝、脾、肾上腺、肾的超声检查。

五 治疗原则

1. 病因治疗

对低血容量性休克应积极纠正血容量；对败血症性休克（感染性休克）要积极抗感染，增强机体的抵抗能力；对心源性休克要治疗原发病，增强心肌收缩力，降低心脏前后负荷。

2. 一般治疗

应减少搬动，体温不升者保温（轻症可缓慢复温）。将早产儿置于温室中，使体温升至 35℃后，送入预热 26℃的暖箱内，于 4~6h 内逐渐调节箱温至 30~32℃，使早产儿于 24h 内恢复正常温度。早产儿若有高热，以擦浴降温为主，动作要轻。饲喂少量水或乳汁，腹胀时进行胃肠减压。

3. 扩容

一旦诊断休克，应立即给予扩容。轻症多为代偿期，注意输液成分应符合细胞外液的生理性并兼顾细胞内液。输液量不宜大，速度不宜过快，常用生理盐水。对于低血容量性休克、创伤性休克和术后休克，扩容量可适当增加。在开始的 30min 内，输液量为 20ml/kg 左右，临床表现未改善，CVP<5mmHg，可继续扩容直至 CVP>5mmHg，但扩容量不宜超过 60ml/kg。对急性失血性休克用生理盐水积极扩容后，若血细胞比容 <0.3，可予以输血。对其他类型休克，尤其是伴心功能不全者，扩容量不宜过多，速度不宜太快。也可用低分子右旋糖酐扩容。

4. 纠正酸中毒

休克时的酸中毒主要包括乳酸酸中毒、酮症酸中毒、肾性酸中毒。一般若能补充血容量和液量，即可改善酸中毒。而纠正缺氧，保持呼吸道通畅，改善微循环，保证热量供应，对减少乳酸血症及丙酮血症甚为重要。若代谢性酸中毒顽固存在，应注意尿毒症性酸中毒，提示肾衰竭。

5. 血管活性药物

血管活性药物须在纠正血容量和酸中毒的基础上应用。早产儿休克，交感神经兴奋，血管收缩，常用扩血管药；对晚期休克血管扩张药治疗无效者，可使用血管收缩药。

6. 呼吸支持治疗

早产儿休克常伴肺损伤，如何及时、正确、有效地处理肺损伤，是重度休克早产儿治疗的关键之一。若休克经过 5~6h 治疗未见改善，需密切观察呼吸情况。一旦出现下列情况应用呼吸机进行呼吸支持治疗：①呼吸增快，吸气性凹陷，肺部湿啰音，口唇发绀等呼吸困难和缺氧症状。②呼吸变慢变浅，呼吸节律不齐，张口呼吸等呼吸肌疲劳或中枢性呼吸衰竭症状。③呼吸暂停，尤其是频繁发生呼吸暂停。④肺出血先兆，口、鼻流出少量血性分泌物，肺部突然出现中等粗湿啰音，散布在双侧腋下和前胸；出现发绀、呼吸困难、口鼻大量涌出血性分泌物，此时应用呼吸机机械通气为时已晚。⑤FiO_2 为 50% 时，$PCO_2>8.0kPa$，$PO_2<6.67kPa$。

7. 纠正心功能不全

休克早产儿常伴有心功能不全，可发生在休克早期。因此，在开始抢救休克时就要注意保护心功能，可给予多巴酚丁胺增强心肌收缩力。果糖二磷酸钠（FDP,1,6-二磷酸果糖）可直接作用于细胞膜，改善心肌细胞膜的泵功能，促进心肌组织在无氧条件下对葡萄糖的利用。FDP 的剂量为每次 250mg/kg，20~30min 内静脉滴注，每日 1~2 次，连用 3~7d。

8. 防治 DIC

对于休克早产儿，早期可使用肝素，不必等待出现高凝状态或 DIC 实验指标阳性时才用。中度以上休克（循环功能不全评分 4~7 分），血小板计数 $<100×10^9$/L 便可考虑应用。首剂 50U/kg 静脉注射，20~25U/（kg·h）维持静脉滴注，根据部分凝血活酶时间（APTT）调整剂量，应维持 APTT 延长不超过 1.5 倍。由于需要监测 APTT，目前肝素应用趋向超小剂量和皮下注射。超小剂量用法为 1U/（kg·h），静脉滴注，或每次 20~40U/kg，每 12h 1 次，皮下注射。

六 管理策略

（一）严密观察病情

早期识别及处理休克。早产儿休克多源于发病较重或病情恶化时，临床上可根据病史、症状及体征判断严重程度。对可疑病例应在严密观察下及时发现休克早期状态，尽可能获取实验室数据，判断休克情况。早期非特异性症状如下：出现反应低下、嗜睡或昏睡，有的先激惹后转为抑制，肢体肌张力减弱，少吃或不吃常是严重疾病尤其是感染性疾病的先兆。早产儿中枢神经系统、体温调节及适应能力都比较差，故常导致体温不升、发热或体温不稳定。若早产儿表现为面色苍白，手足发凉，皮肤发花，皮肤毛细血管再充盈时间延长，足根部 >5s，前臂内侧 >3s，体温不升（低于 35℃），尿量减少 <0.5ml/（kg·h），提示早产儿有休克，应及时抢救。注意观察早产儿是否存在心音低钝，心率 >160 次/分或心率 <100 次/分；呼吸增快，安静时 >40 次/分，出现"三凹征"，口唇发绀、缺氧；血压下降，足月儿出生后 2h 时内血压 <20mmHg，之后 <40mmHg，脉压变小，应高度警惕休克。感染引起红细胞脆性增高及细胞内酶的抑制，进而产生溶血，导致黄疸进行性加重；出现两眼凝视、烦躁或惊厥、意识改变、前囟饱满常是脑水肿、眼内出血或脑膜炎的征象。早产儿休克的识别较儿童

期更为困难，应注意严密观察，加强对危重早产儿的监护，及时发现及处理早期休克。

（二）加强重症监护

对有可能发生早产儿休克的高危儿均应进行严密监护，入住 NICU 的早产儿，辐射床或恒温暖箱应保持在中性环境中，实行专人护理，治疗、护理动作要轻柔，减少不必要的刺激，避免体位的变化而引起血压波动过大。密切观察早产儿的神志、面色，持续监测血压、心率、呼吸及体温，准确记录 24h 出入量。

（三）迅速建立静脉通道

一旦怀疑有休克发生，迅速建立静脉通道。针对病因积极治疗原发病。低血容量引起者，给予静脉补液、输入血浆或白蛋白扩容，失血引起者给予输入新鲜全血。同时静脉滴注 5% 碳酸氢钠 3~5ml/kg，纠正酸中毒。升压药以多巴胺为首选，给药速度为 2~10μg/（kg·min），扩血管药物必须在积极补充血容量的基础上慎重使用，静脉滴注特殊药物（多巴胺）时，防止药物外渗，以免引起局部组织坏死。

（四）保持呼吸道通畅和及时给氧

窒息是休克的主要病因之一，而窒息导致缺氧可进一步加重休克。因此，应及时清除呼吸道分泌物，保持呼吸道通畅，防止发生再窒息。早产儿仰卧位时可在肩下置软垫，避免颈部曲折致呼吸不畅；出现面色、口唇青紫者给予氧气吸入，氧疗时应注意随时监测血氧饱和度（SaO_2），根据 SaO_2 调节氧浓度并维持 SaO_2 于 85%~95%。PO_2 在 8~13.3kPa 为佳。早产儿应采用间断吸氧，避免早产儿长时间处于高氧状态，否则易造成晶状体后纤维组织增生及支气管肺发育不良。

（五）加强基础护理和预防感染

注意保暖，休克时体温降低，应调节保暖箱或辐射床的温度，也可用棉被、毛毯保暖，切忌应用热水袋和电热毯进行体表加温，以防心、脑等重要器官的血流灌注进一步减少，不利于休克的纠正。进入 NICU 一律穿隔离衣，戴口罩、帽子、换鞋，使用后每日进行清洁消毒。加强对医护人员洗手和消毒技术的监督和管理，杜绝医源性感染。集中护理操作，降低早产儿感染的概率。做好管道维护，如外周静脉留置针、无菌敷料，应每日更换，并密切观察伤口部位及插管部位有无红肿、皮肤破损。早产儿床单位均应每3日消毒一次，消毒前后做细菌培养，及时了解暖箱的带菌情况。休克早产儿病情危重，抵抗力差，易感染，因此，必须做好口腔、皮肤、肺部及臀部的护理，每日用消毒植物油清洁皮肤，保护患儿的皮肤，降低感染的概率。在接触早产儿皮肤的各种监护导线上，加热小棉块，同时要勤更换导线的位置及方向，避免导线压迫局部皮肤时间过长，影响血液循环。密切观察早产儿的全身皮肤情况，发现问题要积极采取有效的治疗、护理措施，保持早产儿在接受治疗期间皮肤的完整性。

第四节 早产儿心力衰竭的识别及管理策略

一、概述

早产儿心力衰竭是指因心肌损害或其他多种原因导致心泵功能减退，心排出量下降，血液供给不能满足全身组织器官代谢需求，致使静脉回流受阻，心脏淤血、动脉灌注不足而产生一系列的病理状态。它是以血流动力学异常为特征，由神经体液系统失衡、心脏和外周血管内皮功能障碍及细胞因子活性增高等因素所导致的复杂综合征，是新生儿期常见的危重症状，也是早产儿死亡的主要原因之一。

二、病因和发病机制

（一）心血管方面疾病

1. 心肌收缩力减弱

心肌炎、心肌病、心内膜弹力纤维增生症等疾病都会引起心肌收缩力减弱，影响心脏功能的正常运行。

2. 前负荷增加

因体液负荷过大或体液潴留，使血容量增加，在心肌功能正常时，体液潴留不致引起充血性心力衰竭；但其他原因导致体液潴留可引起心力衰竭，先天性心脏病是最常见的原因。左向右分流的先天性心脏病，如动脉导管未闭、房间隔缺损、室间隔缺损，使血容量增加或血流动力学改变，可引起心力衰竭。另外，输液过多可使前负荷增加而引起心力衰竭。

3. 后负荷增加

正常的心泵功能无法对抗不断增加的血管阻力，导致心排出量下降，造成心力衰竭。血管阻力的增加可因结构畸形所致，如主动脉瓣膜狭窄、主动脉缩窄、肺动脉狭窄、肺动脉高压等。

4. 严重心律失常

阵发性室上性心动过速、心房扑动、室性阵发性心动过速等快速心律失常，由于心室律过快，心室充盈时间缩短，心室充盈不足，可导致心排出量减少，导致心力衰竭。过缓性心律失常如完全性房室传导阻滞，可引起严重心动过缓，可引起心排出量降低，阻滞正常的血液循环，导致心力衰竭。

5. 心室收缩运动协调性失调

心室收缩时室壁运动协调可维持最大心搏量，而在心肌缺血、发生心肌炎症时可致心室壁矛盾运动，心律失常时，房室运动不协调，导致心搏量下降，发生心力衰竭。

（二）非血管方面疾病

1. 低氧血症

出生时严重窒息、肺部疾病如新生儿肺炎、肺透明膜病、肺不张、肺出血等，因低氧血症、酸中毒致心肌收缩力减低及肺动脉高压，可引起心力衰竭。

2. 严重感染

如败血症、化脓性脑膜炎等严重感染可直接累及心肌，影响心肌收缩力，导致心力衰竭。

3. 严重贫血

严重母婴血型不合性溶血症、胎盘输血、双胎间输血等引起新生儿贫血，血液携带氧能力降低，心脏必须每分钟泵出更多血液以满足组织的氧需求。如果心脏不能满足过量的氧需求，可发生心力衰竭。

4. 其他

代谢性疾病如低血糖、低血钙，电解质紊乱如低血钠、低血钾等，均影响心肌收缩力而发生心力衰竭。畸形如先天性肾发育不全、多囊肾、肾盂积水等，可引起心脏负荷改变，导致心力衰竭。

（三）病理生理

1. 调节心功能的主要因素

心脏泵功能是从静脉吸回血液后再射入动脉系统，维持心搏出量以供给组织代谢需求。

（1）前负荷：又称容量负荷。如果在一定范围内，心室舒张末期容量增加，心肌收缩力增强，心排出量会增加；但容量超出临界范围，则心排出量反而减少。

（2）后负荷：又称压力负荷。总外周阻力是左心室后负荷的重要决定因素，用血压表示。

（3）心肌收缩力（MCF）：是与心脏前、后负荷无关的心肌本身的收缩力，与心肌细胞内钙离子浓度、收缩蛋白及能量蛋白的转换有关，受交感神经调节。β受体兴奋时，心肌收缩力增强，心排出量增大。

（4）心率：在一定范围内，心率增快可提高心排出量，心排出量（升/分）＝心搏出量（升/次）×心率（次/分）。

（5）心室收缩协调性：心室收缩时，室壁运动协调可维持最大心搏出量。

2. 血流动力学指标

（1）心脏指数：按体表面积计算的心排出量。

（2）血压：反映左心室后负荷，心力衰竭时心排出量减少，血压降低。

（3）中心静脉压：反映右心室舒张末期压力，高于正常表明血容量增多，右心衰竭，输液量过多，输液速度过快；低于正常提示血容量不足。

（4）肺毛细血管楔压：增高提示肺淤血、肺水肿或左心衰竭。

3. 心力衰竭的代偿机制

（1）机械代偿机制：心室扩大，维持心排出量，心室肥厚以增加心肌收缩力。

（2）神经体液系统失衡：心力衰竭不只是血流动力学的紊乱，更是神经体液系统失衡的结果。血管扩张 - 促尿钠排泄机制和血管收缩 - 抗尿钠排泄机制两者之间平衡失调。交感神经反射性兴奋，心肌收缩力增强，心率增快，外周血管收缩。肾素 - 血管紧张素 - 醛固酮系统、心房利钠素、生长激素、内皮素、血管升压素、细胞因子参与心力衰竭的发展过程。

三 临床识别

当右心室不能将血泵入肺动脉，肺内的氧合血流将减少，右心房和体静脉循环的压力增加，静脉系统回心血量减少，发生水肿。当左心室不能将血泵入主动脉进入体循环，将增加左心房和肺静脉的压力，出现肺淤血、肺水肿。根据原发病的不同，可首先出现左心衰竭或右心衰竭，迅速发展为全心衰竭。心力衰竭表现有以下特点：①常左右心同时衰竭；②可合并周围循环衰竭；③严重患儿心率和呼吸可不增加；④肝脏增大，以腋前线较明显。重症或晚期心力衰竭可出现周围循环衰竭、血压下降、脉弱、心率慢、肢端发绀、呻吟等表现。主要临床表现如下：

1. 心功能减退表现

（1）心动过速或过缓：心率加快是一种代偿表现，安静时心率持续 >160 次 / 分，心音减弱，为心力衰竭的早期表现。严重心力衰竭或心力衰竭晚期也可表现为心动过缓，心率 <100 次 / 分。

（2）心脏扩大：是心脏泵血功能的代偿机制，心脏可表现为扩大或肥厚。早产儿胸廓狭小，叩诊心界困难，主要依靠 X 线胸片检查发现。心脏扩大及心胸比例大于 0.6。超声心动图检查可确定心脏扩大及心功能的各项指标异常。

（3）奔马律：心功能受损易出现舒张期奔马律。若心力衰竭得到控制，奔马律随即消失。

（4）面色苍白：当心搏出量显著减少时，血压下降，面色发白灰暗，皮肤出现花纹。

（5）喂养困难及多汗：心力衰竭早产儿易出现疲劳、吸吮无力、拒乳、乳汁呛咳等喂养困难的症状。由于儿茶酚胺分泌增加，早产儿出汗较多，尤其在哺乳后、睡眠时更明显。

2. 肺循环淤血表现

（1）呼吸急促：无呼吸系统疾病时，早产儿在安静状态下，呼吸频率持续 >60 次/分，应警惕早期左心衰竭。病情加重可有呼吸困难、发绀、呻吟、鼻翼扇动、三凹征表现。晚期心力衰竭可出现呼吸减慢、呼吸暂停等。

（2）肺内啰音：肺淤血、支气管黏膜水肿时出现干啰音，早产儿较少闻及湿啰音，一旦出现，表明心力衰竭严重。

（3）发绀：当肺淤血和肺水肿影响了正常气体交换，$SaO_2<85\%$ 时，即出现发绀，在成人相当于 PaO_2 6.7kPa。早产儿由于血红蛋白氧离曲线左移，出现发绀的 PaO_2 临界值为 5.3kPa，故早产儿发绀较成人出现发绀时缺氧更严重。

3. 体循环淤血表现

（1）肝脏增大：为静脉淤血最早最常见的体征，肝脏在右肋缘下超过 3cm，以腋前线最明显。可在短期内进行性增大，心力衰竭控制后肝脏缩小，为右心衰竭的主要表现。

（2）颈静脉怒张：可将早产儿抱起，安静时观察颈部浅静脉是否扩张，竖抱时可见头皮静脉扩张。

（3）水肿：表现为短期内体重骤增（>50g/d），有时可见眼睑及胫骨前或骶部水肿。

（4）尿少、轻度蛋白尿：肾小球滤过率下降引起尿少和轻度蛋白尿。

（5）食欲不振：肠道淤血可导致食欲不振。

四 辅助检查识别

诊断须结合病史与体征。1993年全国新生儿学术会议制订的新生儿心力衰竭诊断标准如下。

（1）存在可能引起心力衰竭的病因：凡有心肌结构完整受损、心脏负荷过重或心肌能量代谢障碍的疾病，要警惕心力衰竭。

（2）以下情况提示心力衰竭：①心率>160次/分；②呼吸>60次/分；③心脏扩大；④肺淤血，肺底湿啰音。

（3）确定心力衰竭：①肝脏>3cm，或短期内进行性增大，或使用洋地黄治疗后缩小，为右心衰竭的主要表现；②奔马律；③明显肺水肿，为急性左心力衰竭的表现。

心力衰竭的诊断标准：①（1）项+（2）项，多为左心衰的早期表现；②（2）项+（3）项中任何1条；③（2）项中2条+（3）项中2条；④（1）项+（2）项中3条+（3）项中1条。

五 治疗原则

（一）病因治疗

积极治疗原发病，消除引起心力衰竭的原因，是解除心力衰竭的重要措施。

（二）一般治疗

1. 一般护理

①严密监护生命体征，包括心电、血氧、血压的监护。②注意保温。将早产儿置于红外线抢救台或暖箱中，保持中性体温。③保持适当体位。一般将床头抬高，呈头高倾斜位。④镇静。早产儿极度烦躁不安，可加重病情，应给予镇静剂如吗啡皮下注射，每次0.1~0.5mg/kg，或哌替啶肌内注射，每次1mg/kg。⑤供氧。心力衰竭均需供氧，必要时应用人工辅助呼吸，对PDA开放依赖生存的先天性心脏病早产儿供氧需谨慎，因血氧增高可使动脉导管关闭。

2. 纠正代谢紊乱

及时纠正低血糖、低血钙、低血镁、低血钾或高血钾及酸碱平衡紊乱。

3. 静脉补液

控制液体入量及速度，一般为 80~100ml/（kg·d），水肿者减为 40~80ml/（kg·d）。给予钠离子 1~4mmol/（kg·d），钾离子 1~3mmol/（kg·d）。监测 24h 的液体出入量，根据电解质浓度调整补给量。

（三）药物治疗

1. 洋地黄药物

由于早产儿地高辛的治疗剂量到中毒剂量之间的范围较窄，发生中毒的危险性较大，肾脏对地高辛的代谢能力有限，使用时要慎重，使用剂量应偏小。

（1）作用：增加心肌收缩力，减慢心率，增加尿量，改善心排出量及静脉淤血。

（2）剂型：一般选用地高辛，口服 1 h 后浓度达最高水平。

（3）用法用量：早产儿地高辛的饱和量为口服 0.02~0.03mg/kg，静脉注射为 0.015~0.025mg/kg。首剂用 1/2 饱和量，余量分 2 次（每次 1/4 饱和量），每隔 4~8h 给药 1 次。末次给药达地高辛饱和量 8~12h 后开始给维持量，剂量为饱和量的 1/4~1/3，分 2 次，每 12 h 给药 1 次。

（4）注意事项：密切观察病情变化，确定疗效，根据病情变化调整用量。缺氧、酸中毒、低钾、低镁、高钙及肝、肾功能不全时易发生洋地黄中毒，应及时纠正。早产儿洋地黄中毒症状多不明显，若在用药过程中出现心率<100 次/分、异位搏动、Ⅱ度以上房室传导阻滞等，应暂停使用并进行心电监测。地高辛血浓度对指导临床用药剂量有重要的参考价值，早产儿血药浓度不超过 2.0ng/ml，超过 3.5ng/ml 时，应注意地高辛中毒。

（5）地高辛中毒的处理措施：①立即停药，监测心电图；②血钾低或正常、肾功能正常者可予以静脉输注氯化钾，若有Ⅱ度以上房室传导阻滞者禁用；③对窦性心动过缓、窦房传导阻滞者，给予阿托品 0.01~0.03mg/kg 静脉或皮下注射；④有异位节律者首选苯妥英钠，每次

2~3mg/kg，最多不超过 5 次；⑤室上性心律失常者可使用利多卡因；⑥Ⅱ度以上房室传导阻滞者可静脉注射异丙肾上腺素，必要时应用临时性心内起搏器；⑦给予地高辛抗体治疗，1mg 地高辛需要用 1000mg 地高辛抗体。

2. 儿茶酚胺类药物

儿茶酚胺类药物为肾上腺素能受体兴奋剂，使心肌收缩力增强，心排出量增加，而对周围血管的作用与药物剂量有关。

（1）多巴胺：小剂量 2~5μg/（kg·min）持续泵入，有血管扩张作用，可增加肾血流量，对心率、血压和心肌收缩力影响很小。中剂量 5~10μg/（kg·min），增加肾血流量，增快心率，提高血压和心肌收缩力；可提高肺动脉压力，但对外周血管阻力无明显作用。大剂量 10~20μg/（kg·min）可影响 α 受体，导致外周血管收缩，心率增快，心肌收缩力增强。

（2）多巴酚丁胺：作用迅速，持续时间短，需持续泵入，常用剂量 2~10μg/（kg·min），有较强增加心肌收缩力和心排出量作用，减弱外周血管收缩。

（3）异丙肾上腺素：仅用于早产儿濒死状态伴心动过缓的心力衰竭及Ⅲ度房室传导阻滞伴心力衰竭者。常用剂量为 0.1~0.2μg/（kg·min）持续静脉泵入。

3. 血管扩张剂

血管扩张剂作用于小动脉，减轻心脏后负荷，增加心排出量，改善症状。常用药物有酚妥拉明 0.5~5.0μg/（kg·min）静脉滴注，硝普钠 1~5μg/（kg·min）静脉滴注。

4. 血管紧张素转化酶抑制剂

卡托普利 0.1mg/kg，每日 2~3 次，然后增至 1mg/（kg·d）；乙丙脯氨酸 0.1mg/（kg·d），逐渐增加，最大量不超过 0.5mg/（kg·d），分 2 次口服。

5. 改善心肌舒张功能

普萘洛尔（心得安）1~2mg/（kg·d），分 3 次口服；钙拮抗剂如维拉帕米（异搏停）3~6mg/（kg·d），分 3 次口服。

6. 利尿剂

利尿剂须与强心药同时服用，如需长期应用可以采用间歇疗法，即用 4d 停 3d。①呋塞米：静脉注射后 1h 发生作用，持续作用 6h，每次 1mg/kg，每 8~12 h 用 1 次。②螺内酯：可与呋塞米或氢氯噻嗪联用，口服剂量为 1~3mg/（kg·d），分 2~3 次给予。③呋塞米有排钾作用，螺内酯有保钾作用，两者配伍使用较为合理。④氢氯噻嗪：2~3mg/（kg·d），分 2~3 次给予。

六 管理策略

（一）观察病情

注意早产儿的心率、心律、血压、血氧饱和度及呼吸变化。心率 >160 次/分或 <100 次/分，早产儿突然烦躁不安、面色苍白或发灰，应及时通知医生。心力衰竭时，由于心排出量减少，血流缓慢而使组织缺氧，末梢循环障碍出现面色青灰、四肢发冷、鼻唇三角区及指（趾）端青紫等表现。体温突降是心力衰竭的危重表现，若同时伴有多汗、苍白，应警惕休克的发生。

（二）基础护理

①注意保暖，置于中性环境温度以降低新陈代谢和氧耗；②将早产儿床头抬高 30°~45°，呈头高脚低倾斜位；③保持早产儿安静，早产儿烦躁不安可加重病情，及时给予安抚，必要时遵医嘱给予镇静剂；④准确记录 24h 出入量，注意尿量变化，每日测量体重；⑤加强皮肤护理，保持皮肤完整性；⑥心力衰竭时因胃肠道缺血，可出现哺乳时患儿易疲劳、吸乳停顿或拒乳。哺乳时应抱起早产儿，呈 30° 右侧卧位，进行少量多次缓慢哺乳，若呼吸困难，可改用鼻饲。重症早产儿暂停经口喂养，给予静脉营养。总入量一般按正常量减少 1/3，每日 80~100ml/kg。

（三）纠正低氧

保持呼吸道通畅，给予低流量吸氧使血氧饱和度维持在 90%~95%，必要时予机械通气人工辅助呼吸。

（四）预防感染

接触早产儿前后严格洗手，做好物品清洁及消毒，严格执行无菌操作技术。

（五）保持静脉通路通畅

除给予脐静脉插管或经外周中心静脉置管外，还应保留 1 条外周静脉通路，准备输注血制品等大分子物质。多巴胺等血管活性药物尽量使用中心静脉输注，若使用外周静脉，应选择粗且直的大血管，避开头皮静脉。

（穆国霞　刘艳红）

第三章

早产儿神经系统常见病症的识别及管理策略

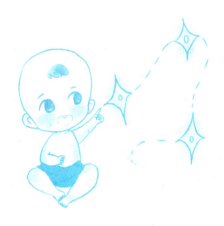

第一节 早产儿神经系统的特点

早产儿与足月儿相比，组织器官发育不全，机体调节功能低下，神经系统发育较差。神经系统的发育与胎龄密切相关，胎龄越小，神经系统发育越差，因此早产儿多项功能都会受到影响。

一、早产儿脑的组织解剖生化特点

对于早产儿而言，脑的基本结构分化已发育完备，神经细胞和胶质细胞的数量基本满足，神经细胞的迁移即将完成，但脑的进一步成熟尚在继续进行中，主要表现如下。

（一）神经突起的发育

①树突的发芽和生长，突起增加，逐渐形成突触连接；②神经轴突的延长，是神经信息传递的保障；③神经轴髓鞘化。少突胶质细胞沿轴突排列，其浆膜形成髓鞘膜。中枢神经系统的髓鞘始于脊髓，延伸至脑干、间脑，最后到大脑半球。胎龄34周后，髓鞘化速度加快，随后大脑半球髓鞘形成。在此基础上，髓鞘化延续至出生后若干年。

（二）神经细胞的发育

神经元的数目达足够量后，神经细胞胞体逐渐增大，脑体积增加，次级和三级脑回形成，脑表面积增加，脑沟更深，胎龄30~40周时，脑的皮质灰质体积增加了4倍。与此同时，细胞生化成分更加丰富。胎龄20~30周后，随着脑的快速发育，脑内DNA的形成可出现一个高峰，胎龄40周至出生后6个月，前脑DNA约增加2倍，6个月至2岁时，又增加了50%，以后的变化极少。同时，各种神经介质、神经肽也有一个不断生成、贮存、释放、灭活的过程。

（三）其他胶质细胞的成熟与分化过程

星形胶质细胞由早期神经细胞迁移阶段的引导作用转为神经细胞提供生存环境的主体作用，并参与神经细胞的部分代谢。小胶质细胞主要是在免疫、修复过程中起作用。少突胶质细胞主要参与髓鞘化过程。脑皮质锥体细胞的分层、定向、排列组合及高级神经网络的形成与功能完善，以及神经发育与功能实施过程中的神经"修剪"过程等，都在此阶段开始、延续并发展。妊娠后期，胎儿脑同样处于快速发育期，至足月新生儿出生时，成为一个相对"成熟"的脑。然而，胎龄28周后的早产儿，虽然已进入目前我国规定的"围生期"，可以存活，但胎儿脑的后期发育阶段是在"非生理"的环境中度过，脑的成熟过程会受到各种高危因素尤其是各类损伤脑的因素影响，有别于正常足月新生儿，成为远期神经发育缺陷的组织解剖基础。

二 早产儿神经系统发育特点

（一）觉醒与睡眠周期

觉醒与睡眠是人所具有的两种神经状态，受到相关中枢神经核团和神经内分泌的严密调控，正常足月儿已有完整的觉醒睡眠周期，早产儿表现为逐步形成的过程。胎龄28周前的早产儿难以确定觉醒期，受到持续刺激后可睁眼，并有数秒觉醒状态。胎龄28周后的早产儿轻轻摇晃可以从睡眠中醒来，觉醒持续数分钟。胎龄32~34周的早产儿开始有觉醒睡眠交替，可自发睁眼，并有眼球转动。胎龄37周后的新生儿显示较明确的觉醒睡眠周期，一般分为6个状态，即深睡、浅睡、瞌睡、安静觉醒、活动觉醒和啼哭。早产儿觉醒睡眠周期的建立反映了脑的发育过程，脑电图检查可以更确切地观察。

（二）视听功能

视听功能基于视听神经传导通路的建立及脑整合功能的完善。新生儿的视听功能都处于初级形成阶段，早产儿则更不成熟，随胎龄增长而不断完善。早产儿的视神经功能可以通过对光刺激的反应进行判断。光刺激后，胎龄28周的早产儿有眨眼现象，胎龄32周的早产儿时有闭眼动作，胎龄37周的新生儿开始有随光动作，胎龄40周的新生儿后才对光或鲜艳的红球有明确地追随动作。另外，胎龄 32 周的早产儿可有自发的眼球游动，胎龄 40 周的新生儿眼球动作才是寻觅行为。早产儿的听觉反应体现了听神经功能。胎龄 28 周的早产儿仅对噪声有眨眼和惊跳反应，随胎龄增长，对声音的反应逐渐敏感及明确，如声音刺激后中止进行中的动作、停止啼哭等。足月时能够对声音有明确的定向反应。新生儿觉醒时，在其耳旁轻声呼唤，头会慢慢转向发声方向，眼睛寻找声源，这是新生儿对声音的定向反应。

（三）肌张力与运动功能

早产儿的运动功能是神经发育成熟程度的重要检查指标，不同胎龄早产儿的姿势、体位、肌张力等神经系统表现均不同，通常是在安静状态下观察早产儿姿势和被动运动状态评价其肌张力。胎龄 28 周的早产儿肢体常有自然的伸展姿势或轻微弯曲，对被动活动的抵抗力极小。胎龄 32 周的早产儿，下肢屈肌张力增加，开始出现髋、膝关节屈曲姿势，胎龄 36 周后的新生儿屈肌张力进一步增加，腘角呈 90°，肘部屈曲，出现新生儿典型的四肢屈曲姿势。早产儿同样有自发的运动，胎龄 28 周的早产儿表现为动作缓慢地扭动，偶尔也有大幅度的肢体运动，胎龄 32 周后的早产儿，髋、膝均有动作，但颈肌肉力弱，不能抬头。胎龄 36 周后的新生儿出现主动的肢体屈曲、交替性动作，并且颈肌张力较之前增强，头可短暂竖立 1~2s。

第二节　早产儿缺氧缺血性脑病的识别及管理策略

一　概　述

新生儿缺氧缺血性脑病（HIE）是指由于围生期缺氧窒息导致的脑缺氧缺血性损伤，包括特征性的神经病理及病理生理过程，并在临床上出现一系列脑病的表现，部分早产儿可留有不同程度神经系统后遗症。20 世纪 80 年代末至 90 年代初，早产儿 HIE 预后不良率达 43%，重度 HIE 预后不良率占73.16%。据统计，我国每年活产儿1800万~2000万人，新生儿HIE的发病率为活产儿的3‰~6‰，其中15%~20%在新生儿期死亡，存活者中25%~30%可能留有不同类型和程度的远期后遗症，成为危害我国儿童生活质量的重要疾病之一。在世界范围内，也存在同样的问题，故多年来HIE受到国内外学者的广泛关注。我国于1989年首次制定了新生儿HIE的诊断标准，几十年来经历了从基础到临床，从发病机制到诊断、治疗等不同角度的深入研究，不断深化了对该疾病的认识，提高了诊治水平，在一定程度上改善了预后。

二 病因和发病机制

（一）病因

缺氧是HIE发病的核心，缺氧缺血性损伤可发生在围生期各个阶段。出生前缺氧主要是胎儿宫内窘迫，表现为胎心率异常、羊水胎粪污染及胎动减少。胎儿宫内窘迫可与孕妇患有全身性疾病如妊高征、贫血、糖尿病、心肺疾病等有关；也可由于胎盘、脐带异常等影响了胎盘的血液供应和胎母间气体交换所致。出生后缺氧的主要原因是严重影响机体氧合状态的新生儿疾病，如胎粪吸入综合征、重度溶血、休克等，若不能及时予以正确治疗，可导致HIE的发生。

（二）发病机制

缺氧后，一系列病理生理过程"瀑布"式发生，多种发病机制交互作用，逐渐导致不可逆的脑损伤。

1. 血流动力学改变

胎儿、早产儿严重缺氧后，很快出现全身代偿性血流重新分布，即心、脑、肾上腺血流增加，肺、肾、胃肠道、皮肤血流减少。有实验证明，围生期窒息后胎儿、早产儿脑血流量增加2~3倍，但表现出明显的区域性差异，一般在脑干、丘脑等代谢较快的重要区域供血更充足些。当严重的缺氧持续存在时，代偿机制丧失，脑血流最终会因心排出量的减少和低血压的出现而锐减。

对脑血流的另一影响因素是缺氧时脑血管的自主调节功能障碍。早产儿脑的自主调节功能尚未发育完善，缺氧后脑血管的舒缩功能减弱或丧失，脑的血液灌注完全随系统血压的变化而波动，脑血流出现低灌注或过度灌注。重度窒息后12h内脑血流量明显减少，以后逐渐增加，在24~120h，脑处于多灌注状态。

2. 脑细胞能量代谢衰竭

缺氧缺血后脑细胞能量代谢过程是最早受到影响的环节之一。早产儿脑内糖原贮备极少，耗氧量是全身耗氧量的一半。缺氧后脑细胞有氧代谢减弱，无氧代谢取而代之。缺氧使脑细胞线粒体形态严重破坏，外膜失去完整性，功能区内嵴不连贯，甚至空泡形成，呼吸链复合酶体的电子传递过程及线粒体对氧的摄取过程发生障碍，ATP的产生急剧减少，最终因能量衰竭使脑细胞不能维持正常生理功能。

3. 细胞内钙离子超载

在正常生理情况下细胞内钙离子浓度为0.1μmol/L，细胞外为1000μmol/L，存在很大的浓度梯度，存在于细胞膜上的钙离子泵主要维持这种梯度。当缺氧缺血后，随着细胞能量代谢衰竭的主动转运障碍，离子通道开启异常，大量钙离子内流，细胞内外正常的钙离子梯度破坏，细胞内钙离子超载，导致细胞死亡。

4. 炎症细胞及炎性细胞因子的作用

缺氧缺血后可见组织中的中性粒细胞、活化的巨噬细胞和小胶质细胞聚集及多种炎性细胞因子基因表达及活性增加，表明炎症细胞及炎性细胞因子参与缺氧缺血性脑损伤的过程。与这过程相关的细胞因子主要有白介素-1（IL-1）和IL-6，实验可见缺氧缺血脑组织IL-6mRNA及IL-6表达增加，脑脊液IL-6含量也明显升高，且与脑损伤程度呈正相关。现认为IL-1β主要由小胶质细胞及巨噬细胞产生，激活其他细胞因子，如IL-8、TNF-α、上调黏附分子，并促进血液内中性粒细胞、淋巴细胞和单核细胞聚集。另外，有研究发现，血小板活化因子（PAF）在缺氧缺血性脑组织中明显升高，PAF 通过诱导内皮细胞产生白细胞黏附分子，促使炎症细胞局部聚集和激活，介导游离钙离子增加，引起脑血流量下降，增加兴奋性氨基酸释放，促进脑细胞损伤。

三、临床识别

（1）意识障碍：主要表现为不同程度的兴奋与抑制。①过度兴奋：易激惹，肢体颤抖，睁眼时间长，凝视等；②过度抑制：嗜睡，失去正常的醒觉睡眠周期，大部分时间在睡眠中，饥饿时不会自然醒来，甚至昏迷。

（2）肌张力异常：若肌张力增强，常表现为肢体过度屈曲，被动活动阻力增高，下肢重于上肢，严重时表现为过伸；若肌张力减弱，则表现为头竖立差，围巾征肘过中线，腘角 >90°，甚至四肢松软。

（3）原始反射异常：主要是吸吮、拥抱等反射异常，轻时表现为反射活跃，重时表现为反射减弱或消失。

（4）颅内压升高：随着脑水肿加重，可表现出前囟张力增高，颅缝分离。严重颅内压升高时，常伴呼吸异常和不同形式的惊厥，以微小型、阵挛型多见，可间断发作或频繁发作，脑损伤更重者，可出现持续强直发作。

（5）脑干症状：重度脑病多出现中枢性呼吸衰竭，如呼吸节律不整、呼吸暂停，瞳孔对光反射迟钝或消失等症状，也可出现眼球震颤等表现。

神经系统症状在出生后可逐渐加重，一般于72h达高峰，随后逐渐好转，严重者病情可恶化，临床应对出生3d内的早产儿的神经症状进行仔细地动态观察，并给予分度（表3-1）。

四、辅助检查识别

辅助检查可协助临床了解 HIE 时的代谢、脑电生理功能和结构变化及明确 HIE 的神经病理类型，有助于判断病情，可作为评估预后的参考。

表 3-1 HIE 的临床分度

分度	意识	肌张力	原始反射		惊厥	中枢性呼吸衰竭	瞳孔改变	EEG	病程及预后
			拥抱反射	吸吮反射					
轻度	兴奋抑制交替	正常或稍增高	活跃	正常	可有肌阵挛	无	正常或扩大	正常	症状在 72h 内消失,预后好
中度	嗜睡	减低	减弱	减弱	常有	有	常缩小	低电压,可有痫样放电	症状在 14d 内消失,可能有后遗症
重度	昏迷	松软或间歇性伸肌张力增高	消失	消失	有,可呈持续状态	明显	不对称或扩大,对光反射迟钝	爆发抑制,等电位	症状可持续数周,病死率高,存活者多有后遗症

1. 生化检查

（1）缺氧、酸中毒程度：出生时可通过脐动脉血、静脉血进行血气分析，了解宫内缺氧状况，通过生化方法测定酸中毒程度。

（2）代谢紊乱及多器官损害：缺氧后的脑损害往往与全身代谢紊乱及其他器官损害并存，可定时测定血糖、血钠、血钙等，缺氧、酸中毒后上述指标多降低。心肌酶谱及肌钙蛋白、肌酐、尿素氮水平升高。

（3）脑损伤的严重程度：脑组织损伤后，磷酸肌酸激酶脑型同工酶（CK-BB）在血及脑脊液中均可出现，也可测定神经特异性烯醇化酶（NSE，定位于神经元）、S-100 蛋白（定位于胶质细胞）、髓鞘碱性蛋白（MHP，定位于髓鞘）。红细胞中脂质过氧化物（LPO）的浓度、超氧化物歧化酶（SOD）的活性也可在一定程度上反映脑自由基的损伤情况。

2. 脑电生理检查

脑电生理检查项目中最常用的是脑电图（EEG）检查，在出生后 1 周内进行。表现为脑电活动延迟（落后于实际胎龄）、异常放电、缺乏变异、背景活动异常（以低电压和暴发抑制为主）等。有条件时，可在出生早期进行振幅整合脑电图（aEEG）连续监测，与常规脑电图相比，具有经济、简便有效和可连续监测等优点。

3. 脑影像学检查

脑影像学检查的基础是早产儿 HIE 的病理改变。常采用的检查方法是 B 超、CT、MRI，三者各有优势和不足，恰当选择可清晰地显示疾病各期的脑结构改变，以指导临床诊治。

五 治疗原则

围生期窒息缺氧后导致全身多器官缺氧缺血性损伤，故确定治疗方案应有全局观念，全面维护机体内环境稳定和各器官功能正常，同时尽可能及早治疗，最迟不得超过出生后 48h，否则脑损伤会进一步加重。目前新生儿 HIE 治疗原则被归纳为"三项支持疗法（三支持）""三项对症处理（三对症）"。

1. 三项支持疗法

（1）维护良好的通气、换气功能，使血气和 pH 保持在正常范围，可酌情予以不同方式的氧疗，如头罩、鼻塞连续气道正压通气（CPAP），必要时人工通气。酌情应用 5% 碳酸氢钠纠正酸中毒，24h 内使血气达到正常范围。

（2）维持各器官血流灌注，使心率、血压保持在正常范围，根据病情应用多巴胺 2~5μg/（kg·min）。若效果不佳，可加用多巴酚丁胺 2~5μg/（kg·min）及营养心肌的药物。

（3）维持血糖水平在正常高值，以保持神经细胞代谢所需能量，及时监测血糖，调整静脉输入葡萄糖浓度，一般为 6~8mg/（kg·min），必要时 8~10mg/（kg·min）。根据病情尽早哺乳或喂糖水，保证热量摄入。

2. 三项对症处理

（1）控制惊厥：首选苯巴比妥，负荷量为 20mg/kg，12h 后给予维持量 5mg/（kg·d），根据临床表现及脑电图结果增加其他抗惊厥药物并决定疗程。若应用苯妥英钠，用量与苯巴比妥相同；也可加用 10% 水合氯醛，0.5ml/kg，稀释后保留灌肠。

（2）降颅内压：若患儿有颅内压升高表现，可及时应用甘露醇降颅内压，宜小剂量，0.25~0.5g/kg，静脉注射，每6~12h一次，必要时加呋塞米0.5~1mg/kg，争取2~3d使颅内压明显下降。

（3）消除脑干症状：当重度HIE临床出现呼吸节律异常、瞳孔改变时，可应用纳洛酮0.05~0.1mg/kg，静脉注射，无效时应及时予以恰当的呼吸支持措施。

早产儿药物治疗应有针对性，防止治疗扩大化，不宜盲目地将过多的药物进行长期联合应用，更不能随意将动物实验所用的药物，未经正规的临床药物验证即用于早产儿，以免损害肝肾功能或发生药物相互作用，甚至发生毒性反应。

六 管理策略

1. 给氧

及时清除呼吸道分泌物，保持呼吸道通畅，并选择合适的给氧方式。根据早产儿缺氧情况，给予鼻导管吸氧或头罩吸氧，若缺氧严重，可考虑气管插管及机械辅助通气。

2. 监护

严密监护早产儿的呼吸、血压、心率、血氧饱和度等，注意观察早产儿的神志、瞳孔、前囟张力及抽搐等症状，观察药物反应。

3. 亚低温治疗的管理

（1）在给予亚低温治疗时，采用循环水冷却法进行选择性头部降温，起始水温保持在10~15℃，直至体温降至35.5℃时开启体部保暖，头部采用覆盖铝箔的塑料板反射热量。头颅温度下降至34℃的时间应控制在30~90min，否则将影响效果。

（2）维持亚低温治疗是使头颅温度维持在34~35℃，由于头部温度下降，体温亦会相应地下降，易引起新生儿硬肿症等并发症，因此，在亚低温治疗的同时必须注意体部保暖，可给予远红外或热水袋保暖。远红外保暖时，体温控制在35~35.5℃，体温探头放置于腹部。热水袋保暖时，使热水袋的水温维持在50℃左右，冷却后及时更换，防止发生烫伤。在体部保暖的同时，要保证亚低温的温度要求，早产儿给予持续的肛温监测，以了解早产儿体温波动情况，维持体温在35.5℃左右。

（3）亚低温治疗结束后，必须给予复温。复温宜缓慢，时间>5 h，确保体温上升速度不高于每小时0.5℃，避免快速复温引起的低血压，因此，在复温过程中仍须监测肛温。体温恢复正常后，须每4 h测体温一次。

（4）在进行亚低温治疗过程中，给予持续的动态心电监护、肛温监测、SaO_2监测、呼吸监测，每小时测量血压，同时观察早产儿的面色、反应、末梢循环情况及24h出入量等，并做好详细记录。在护理过程中应注意心率的变化，若出现心动过缓或心律失常，及时与医生联系，确认是否应停止亚低温的治疗。

4. 早期康复干预

对疑有肢体功能障碍者，将其肢体固定于功能位。早期给予早产儿动作训练和感知刺激的干预措施，促进脑功能恢复。向早产儿家属耐心细致地解释病情，取得理解；恢复期指导家属掌握康复干预的措施，得到家属最佳的配合并坚持定期随访。

第三节 早产儿颅内出血的识别及管理策略

随着围生医学和早产儿治疗技术的飞速发展，早产儿的存活率不断提高，早产儿脑损伤问题成为医学界的热点问题，其中脑室周围–脑室内出血是导致早产儿死亡或神经系统后遗症的常见原因之一。早期发现早产儿脑损伤，通过合理的早期干预可以有效减少致残率。

一、脑室周围–脑室内出血

（一）概述

早产儿常见的脑损伤主要为脑室周围–脑室内出血（PIVH），常导致脑室内出血后脑积水和脑室周围出血性髓静脉梗死等严重并发症。胎龄越小，发病率越高，可引起严重后遗症，甚至死亡。PIVH极少在出生时发生，80%~90%病例发生在出生后72h内，其中50%发生在出生后24h内，约有10%发生在出生后第1周末，10%~15%的极低出生体重儿在出生后2~3周发生PIVH。PIVH的预后取决于出血的时间、范围及脑实质损害的程度。近期预后：Ⅰ、Ⅱ级出血绝大部分可以存活，Ⅲ、Ⅳ级出血者病死率超过50%（尤其伴有脑室旁出血性梗死者,病死率更高），存活者半数以上可出现进行性脑室扩张。远期预后：室管膜下生发基质出血发生时，胎龄越小，对神经细胞、胶质细胞的形成影响越大，直接关系到脑皮质的发育，阻碍早产儿认知能力发展；严重脑室内出血并伴有脑室旁出血性梗死或白质软化时，后遗症高达35%~90%，表现为运动障碍、痉挛性肢体瘫痪，下肢重于上肢。进行性脑室扩张可使轴突延伸及髓鞘化障碍，并影响血管发育及脑细胞代谢，与早产儿神经系统后遗症关系密切。

（二）病因和发病机制

此类损伤的基本特征是发生于室管膜下的生发基质，位于侧脑室的腹外侧，这是一个精细的缺乏结缔组织支持的毛细血管床，对缺氧、高碳酸血症及酸中毒极为敏感，容易发生坏死、崩解，进而致室管膜下出血（SEH），亦称胚胎生发层组织出血（GMH），生发基质-脑室内出血（GMH-IVH）主要发生在胎龄33周以下的早产儿。在胎龄10~20周时，生发基质是脑神经母细胞和胶质细胞的发源地，完成细胞的快速增殖和移行过程。随着胎儿的发育，生发基质逐渐减少，至胎龄36周时几乎完全消失。室管膜下生发基质的血液供应来自大脑前动脉及中动脉，在此处形成供血丰富的毛细血管床。其特征为面积相对大但血管走形不规则，血管壁由单层细胞排列而成，易于破损。基质区域的静脉系统是由来自脑白质、脉络丛、纹状体的数条静脉在尾状核头部位汇合成端静脉，通过"U"形回路汇于Galen静脉，由于这种特殊走行，易发生血流动力学变化而致出血及出血性脑梗死。约80%的生发基质出血进入侧脑室，严重者可扩散至整个脑室系统。脑室内出血（IVH）可引起颅内压增高，影响脑脊液循环，压迫脑室周围组织。

早发型 PIVH 和迟发型 PIVH 诱因不同，早发型 PIVH 与分娩方式和低 Apgar 评分有关，迟发型 PIVH 则与上腔静脉血流量减少有关。小胎龄、低出生体重、缺氧性酸中毒、低血糖、NRDS、孕妇围生期合并症等是早产儿 PIVH 的高危因素。

（三）临床识别

根据出血程度不同，PIVH 临床可表现为三种类型。

1. 急剧恶化型

急剧恶化型发生在严重出血的早产儿，出血多为Ⅲ、Ⅳ级，此型临床较为少见。数分钟至数小时内病情急剧进展，出现意识障碍、呼吸暂停、眼球固定、凝视、光反射消失、肌张力严重低下或周身强直性惊厥、前囟隆起，出现难以纠正的酸中毒，可在短时间内死亡。

2. 断续进展型

断续进展型临床常见，出血多为Ⅰ、Ⅱ级。症状在数小时至数天内持续进展，先表现为大脑皮质兴奋性增高，如烦躁不安、易激惹、脑性尖叫、肌震颤、惊厥、呕吐，继而出现皮质抑制症状，如神志异常、四肢张力低下、运动减少、呼吸异常，可存活或进一步恶化死亡。

3. 临床无症状型

临床无症状型最为常见，极低出生体重儿中可占 50%~68%，出血多为Ⅰ、Ⅱ级。国外报道此型占 50% 左右，这与早产儿的孕周、体重及颅内出血较轻有关。这些患儿多在早产儿出生后常规头颅 B 超筛查中发现。

脑积水是 PIVH 的主要并发症，Ⅲ、Ⅳ级 PIVH 引起脑水肿发病率分别为 40% 和 70%，常在出血的 15~70d 发生，通过连续腰穿治疗控制出血后脑积水的成功率为 75%~91%。Ⅲ级以上的颅内出血脑室扩大时，可因挤压或影响局部血流造成脑室旁白质损伤。此外，严重的 PIVH 还可影响脑室旁局部的髓静脉血液回流而发生静脉性梗死。

PIVH 临床症状明显与否，取决于脑室内出血的严重程度及有无并发症。Ⅰ级 PIVH 和部分Ⅱ级 PIVH 多无明显临床症状。部分Ⅱ级和部分Ⅲ级 PIVH 可表现为轻度抑制，自发动作减少，肌张力降低，眼球偏斜，临床症状常有好转间隙。部分Ⅲ级和Ⅳ级 PIVH 病程进展常较迅速，表现为意识障碍，严重肌张力低下，呼吸节律不整或呼吸暂停，继之出现昏迷、前囟突起、光反射消失、呼吸停止及强直性惊厥。症状进展迅速和恶化的原因与并发急性脑积水和脑室周围出血性梗死有关。

（四）辅助检查识别

1. 临床诊断

（1）胎龄：任何胎龄早产儿均有可能发生 PIVH，其中 PIVH 主要好发于胎龄 34 周以下的早产儿。

（2）异常围生史：宫内缺氧缺血史；出生时窒息和抢救史；宫内感染；母亲有绒毛膜羊膜炎、细菌性阴道病等孕期感染史。也可无明显异常围生史。

（3）出生后病史：部分脑损伤早产儿曾患有呼吸系统或循环系统疾病，或者曾接受过机械通气治疗。

2. 影像学检查

（1）B 超：早产儿 PIVH 临床症状多不明显或缺乏特异性，因而早期常规影像检查十分重要。头颅 B 超检查为早产儿脑损伤首选检查方法，出生后 3d 内进行初次检查，以后每隔 1 周复查一次，直至出院。PIVH 可酌情复查，出血较重者至少每隔 3d 复查一次，直至出血稳定。按照 Papile 分度法，将出血分为 4 级（表 3-2）。

表 3-2　PIVH 严重程度分级

分度	表现
Ⅰ级	单纯室管膜下生发基质出血或伴极少量脑室内出血，旁矢状面探查出血占脑室面积 <10%
Ⅱ级	出血进入脑室，所占脑室面积为 10%~50%
Ⅲ级	脑室内出血伴脑室扩大，所占脑室面积 >50%
Ⅳ级	同时伴脑室旁局限或广泛的脑实质出血

（2）CT 检查：早产儿生命体征稳定后可进行 CT 检查。出血早期可显示各级 PIVH，但对室管膜下及少量脑室内出血的敏感性不及 B 超，

7~10d 后对残余积血不敏感。

（3）MRI 检查：可显示各级 PIVH，也是诊断白质损伤后改变的最佳方法。建议在早产儿出院前或纠正胎龄 40 周时进行 MRI 检查。

（五）治疗原则

1. 预防 PIVH 的发生

（1）早产是新生儿发生颅内出血的主要原因，因此，减少早产、尽可能增加早产儿胎龄是降低新生儿颅内出血发生的首要环节。

（2）出生时延迟结扎脐带有降低极低出生体重儿脑室内出血的可能。

（3）维持脑血流动力学稳定，维持稳定的颅内压和脑血流范围，避免脑血流动力学波动。护理动作轻柔，避免早产儿剧烈哭闹。

（4）早期药物预防

1）苯巴比妥：关于苯巴比妥预防 PIVH 迄今尚存争议。最新循证医学证据表明出生后给早产儿注射苯巴比妥钠不但没有降低早产儿 PVH-IVH 发病率，还可增加机械通气的使用率，因此，不推荐苯巴比妥用于早产儿脑室内出血的预防。

2）维生素 E：作为一种自由基清除剂，可减少脆弱的生发基质毛细血管遭受自由基损伤，因而对早产儿颅内出血有一定预防作用。在早产儿出生后即刻给予口服维生素 E 20mg/kg，每日 1 次，连续 3 次。

3）糖皮质激素和维生素 K_1：产前应用糖皮质激素和维生素 K_1 可明显降低早产儿 PVH-IVH 发病率。有研究报道，二者联合应用效果最好，可使早产儿的 PVH-IVH 发病率下降 50% 以上，重度出血减少 75%。

2. 治疗措施

（1）常规治疗：目前早产儿 PIVH 尚无特异的预防和治疗方法，最根本的治疗在于对症治疗，强调提供适宜的氧和葡萄糖，维持正常血压、血气和血糖，维持酸碱平衡和能量代谢。止血可采用静脉注射维生素 K_1 1mg/kg。适当控制液体入量，维持 60~80ml/（kg·d）。抗惊厥药物首选苯巴比妥，负荷量为 15~20mg/kg，12~24 h 后给维持量 5mg/（kg·d），至惊厥停止后 3~5d。除非有明显颅压增高和脑室扩大，一般不用甘露醇降颅内压，尤其在出生后 3d 内。恢复脑功能的药物可应用胞磷胆碱、脑活素或神经生长素等，出血后 3~5d 或第 2 周开始应用。反复发作的呼吸暂停需用呼吸机做呼吸支持时，尽可能用较低吸气峰压，以免静脉回心血量减少而使颅内压增高，呼吸频率调节以维持 $PaCO_2$ 在 35mmHg 左右为宜，高碳酸血症或低碳酸血症均可加重脑室内出血。

（2）脑积水治疗：脑积水是 PIVH 的主要并发症，对于存在脑积水可能和已经发生脑积水的早产儿，不主张进行早期连续腰穿治疗，以减少不必要的医源性损伤。因乙酰唑胺和呋塞米等药物对脑室出血后脑室扩张既无治疗作用亦不安全，因此，不推荐使用此类药物减少脉络丛产生脑脊液。若有明显颅内压增高症状，可先用甘露醇降低颅内压，然后再行腰穿，释放脑脊液或做脑室外引流。腰穿可降低颅内压，为永久性分流术争取时间。颅脑超声在监测腰穿中起重要作用，可决定腰穿指征，观察腰穿效果，判断预后。

（3）腹腔引流术：连续腰穿效果不满意可做腹腔引流术，该手术目前仍然是脑室出血后脑积水的最后选择，早期不易实施，且存在一系列严重的并发症。新近进展有应用神经内镜经侧脑室、室间孔至第三脑室，在第三脑室底部与脚间池之间造一瘘孔，使脑室内阻塞的脑脊液经瘘孔流入脚间池，形成新的脑脊液通路。

二 早产儿颅内出血的其他类型

（一）硬膜下出血

硬膜下出血（SDH）多因机械性损伤使硬膜下血窦及附近血管破裂而发生严重出血，所涉及的部位包括上矢状窦、下矢状窦、直窦及横窦，严重时伴大脑镰、小脑幕撕裂。此类出血与产伤有直接关系，常发生于巨大儿或头大、胎位异常难产或高位产钳助产的早产儿。随着产科技术的提高，近年来此类出血已很少发生。

1. 临床识别

（1）严重后颅凹出血：由横窦和直窦及附近血管损伤所致，常伴小脑幕撕裂，病情发展快，预后凶险。由于出血压迫脑干，神经系统症状在出生后很快出现，如不安、尖叫、惊厥。由于中脑、脑桥受压，表现出娃娃眼动作、瞳孔不等大、对光反射异常，经数分钟至数小时出现进行性意识障碍加重、昏迷、瞳孔固定、散大，伴心动过缓、中枢性呼吸衰竭，短时内危及生命。

（2）下矢状窦出血：此处出血范围不等，形状不一，少量出血可能与血流动力学改变有关，临床无症状或表现轻微。若因机械性大脑镰损伤撕裂，出血量极多，并可使双侧脑半球受压而出现脑组织水肿，临床神经系统症状明显。当出血扩展至小脑幕附近，可出现前述的类似结局。

（3）上矢状窦出血：多与异常的胎头吸引助产有关。当出血量少时，临床症状轻微，仅表现为易激惹等；出血量逐渐增多，则会在出生后2~3d出现局限性神经系统异常表现，如局限性惊厥、偏瘫、动眼神经受累、眼斜视等。也有些早产儿在新生儿期无异常表现，但由于慢性硬膜下渗出，至6个月左右发展为头围增大，经影像学检查发现异常。

2. 辅助检查识别

结合病史及临床特征，可做出初步诊断，并可通过影像学检查予以定位确诊。CT、MRI可显示出血的部位、范围，对后颅凹出血显示更佳；超声扫描有助于下矢状窦附近中央部位出血的诊断。

（二）原发性蛛网膜下腔出血

原发性蛛网膜下腔出血（SAH）指出血原发部位在蛛网膜下腔，不包括硬膜下、脑室内、小脑等其他部位出血后向蛛网膜下腔的扩展。此种类型出血在新生儿期十分多见，病因与缺氧、酸中毒、低血糖等因素有关，产伤也可致严重SAH。出血可来自脑发育过程中软脑膜动脉间错综复杂的小血管吻合支，也可来自蛛网膜下腔静脉。

1. 临床识别

SAH一般有三种表现类型：①出血量很少，无临床征象，或仅有极轻的神经系统异常表现，如易激惹、肌张力异常等，这些表现往往与原发病难以区分，且多于1周内恢复。此种类型出血最为常见，经常是在因其他原因做影像学检查时发现，预后良好。②间歇性惊厥，由于出血对脑皮质的刺激而诱发惊厥，常始于出生后2d，呈间歇性发作，发作间期表现正常。随访显示，90%预后良好。③大量SAH急剧进展，血液存留于脑间隙及后颅凹，神经系统异常很快出现，表现为嗜睡、反应低下、中枢性反复呼吸暂停、反复惊厥、肌张力低下，危及生命。此类出血极少见，早产儿在母亲分娩时，常伴有严重缺氧窒息或产伤，甚至无抢救时机，在尸体解剖时才明确死因。

2. 辅助检查识别

SAH首选CT检查，表现为：①脑池、脑窦、脑裂部位高密度影；②颅骨内板下方沿脑沟回呈高密度影；③增宽的直窦、窦汇高密度影，呈"Y"形；④沿小脑幕上呈"M"形（"火山口"形）。超声对SAH出血诊断不敏感。早年临床多通过脑脊液检查诊断，表现为红细胞数量及蛋白含量增高，近年由于影像学检查应用广泛，基本可以取代各种有创性检查。

（三）其他部位出血

1. 小脑出血（CEH）

小脑出血可以是原发性小脑出血，包括小脑半球和蚓部，也可以由其他部位出血，如第四脑室周围生发基质出血、脑室内出血、后颅凹部位硬膜下出血、SAH等扩展而来，早产儿较足月儿多见。小脑出血的诊断以CT、MRI为佳，超声次之（因出血灶部位较深）。

（1）病因：为多因素，如产伤、缺氧、早产儿各种疾病病理生理过程中脑血流动力学改变等。值得注意的是，早产儿颅骨的可塑性较强，常成为小脑出血的病因，主要指外力使枕部受压，鳞状部位前移，如同枕骨骨折，由此增加了小脑静脉压，并损伤了枕骨窦及从属静脉而致出血。故在分娩困难、出生后正压通气、面罩吸氧固定带通过枕部等操作时，均须提高警惕，以防引起出血。

（2）临床识别与预后：由于病因及出血量不同，症状出现时间不一。严重者除一般神经系统症状外，主要出现脑干受压表现，出现严重呼吸功能障碍，短时间内早产儿较足月儿预后凶险程度更高，因为部分足月儿患者有充足的手术治疗时间。存活者可有意向性震颤、共济失调、肌张力低下、运动受限等神经系统后遗症，与小脑损伤及发育不良有关。

2. 丘脑、基底核区域出血

在新生儿期偶可见丘脑、基底核区域出血，原因可能与疾病状态下血流动力学改变有关。大脑中动脉在颅底水平段发出的豆纹动脉分支供应此区域的血液，这些小血管很细，与主干血管呈 90° 夹角，故很容易受血流动力学影响而破裂出血，故又有"出血动脉"之称。

三 早产儿颅内出血的管理策略

（一）基础护理

（1）加强护理，保持安静，尽量减少刺激。

（2）保证早产儿液量及热量的供给，静脉输液速度宜慢，以防快速扩容而加重出血。

（3）给予早产儿头高体位，尽量保持头部制动，使头部始终处于正中位，以免压迫颈动脉。

（4）保持呼吸道通畅，及时清理呼吸道分泌物，维持有效呼吸。

（5）随时根据病情给予吸氧，可减轻出血和脑水肿。

（二）病情观察

1. 观察意识和精神状态改变

早期常表现为兴奋过度、不易入睡、易激惹、哭闹不安、脑性尖叫、惊厥发作，若病情继续发展，则出现抑制状态，如嗜睡、反应低下，甚至昏迷。

2. 给予心电监护

特别注意呼吸节律、频率变化。监测体温，注意皮肤有无苍白、发绀、黄染等，若颜面皮肤苍白或发绀，提示颅内出血量较大，病情较严重。皮肤发绀程度与出血量多少、窒息时间长短成正比关系，皮肤黄染则会增加治愈的难度，早期发现有利于治疗。

3. 观察颅内高压的表现

瞳孔是否等大等圆，边缘是否规则，对光反射是否灵敏，前囟是否隆起、紧张。若有异常应及时报告医生应用脱水剂，以免发生脑疝。观察早产儿哺乳情况，如果出现拒食、恶心、吞咽反射消失、呕吐，提示颅内压增高。

（三）脑积水的管理

（1）每日测量头围，必要时进行脑脊液引流。

（2）侧脑室穿刺引流术后护理。

1）严密观察和记录生命体征变化：注意是否有意识障碍、瞳孔异常、头痛、呕吐等颅内压增高症状。密切观察脑脊液的性状，正常为清晰无色透明，若发现脑脊液颜色变浓或引流出大量新鲜血液，提示有脑室内出血的可能。

2）引流管护理：保持引流管通畅，适当限制早产儿头部活动范围，为早产儿翻身或操作时，应注意避免牵拉引流管。若需搬动早产儿，应暂时夹闭引流管，防止脑脊液反流。引流管及引流袋按规范记录置管时间及用途。注意引流速度和引流量。输液泵持续泵出时，应选择用生理盐水排管后的输液器，将过滤器端连接脑室穿刺处引流管，小壶端连接引流袋，将输液器沿输液泵指向方向逆行安装，做好引流方向标志。根据医嘱设定泵出速度，开始持续泵出脑脊液，每周更换引流输液器。

3）预防感染：严格执行消毒隔离制度，遵守无菌操作原则，保持头部敷料清洁，若敷料污染、潮湿，应及时更换。保持头部和引流管活动方向一致，以避免脑组织出血或损伤。

4）拔管护理：拔管前应先夹闭引流管，避免脑脊液逆流入脑室引起感染。拔管后观察头皮切口是否合拢，切口处用无菌敷料加压包扎，保持覆盖的敷料干燥整洁。

（四）用药管理

（1）密切观察药物副作用。

（2）脑水肿者可给予利尿剂，准确记录出入量。

（3）发生惊厥可给予镇静剂，密切观察早产儿精神反应、惊厥发作形式及频次。

（五）早期干预

早期干预包括新生儿抚触，音乐疗法。纠正胎龄至40周时，若早产儿病情稳定，有条件者可进行游泳训练。

（六）出院指导

（1）指导家属在接触早产儿前后要洗手，正确进行奶瓶、奶具消毒，防止发生感染。

（2）指导家属合理喂养早产儿，选择合适的乳制品及乳量，满足早产儿生长发育的需求。

（3）指导家属观察早产儿神经系统症状及体征。

（4）做好用药指导。

（5）指导家属训练早产儿的视听功能，指导家属进行新生儿抚触。

（6）制订早产儿出院后随访计划，强调随访的重要性。

（七）门诊随访

鼓励坚持治疗和随访，定期监测早产儿生长发育指标，评价早产儿智力、运动及视听功能结果，有后遗症时，教会家属对早产儿进行功能训练，增强战胜疾病的信心。

第四节 早产儿脑白质损伤的识别及管理策略

一、概述

早产儿脑白质损伤（WMD）指胎龄在24~35周出生的早产儿由于血

管损伤和炎症反应而导致的大脑白质病变，是早产儿最常见的脑损伤形式，常发生于胎龄<32周且存活1周以上的极不成熟儿。最常被提及且结局最为严重的是脑室周围白质软化（PVL），指在特定部位白质的坏死，即侧脑室外侧角背侧和外侧的白质，包括前角、体部、视辐射区（三角区和枕角）和听辐射区（颞角），胎龄越低，则病情越严重，并可造成神经系统发育障碍，包括永久性伤残，即脑性瘫痪。

二 病因、发病机制和病理特点

近年来，关于早产儿脑白质损伤发病机制的研究有了新的进展，众多研究结果表明，缺氧缺血（主要是缺血再灌注损伤）和宫内外感染是导致早产儿脑白质损伤的主要病因。局部缺血引起的脑组织坏死是早产儿脑白质损伤的病理学基础。

（一）病因

1. 缺氧缺血

Volpe指出，胎龄26~34周发生缺氧缺血可造成PVL，此期是少突胶质细胞的高分化期，对缺氧损伤具有易损性。临床因素主要与可能造成脑血流量减少的疾病有关，如妊高征、贫血、胎-胎输血、胎盘和脐带异常、宫内窘迫、循环异常、低氧血症及难以纠正的低血糖等，均可发生白质供血障碍而致损伤。

2. 宫内感染

宫内感染是引起绒毛膜羊膜炎及胎膜早破的主要原因。宫内感染后引起的细胞因子网络反应可能是发生早产及早产儿脑损伤的机制之一，其中常见的亚临床绒毛膜羊膜炎发病隐匿，对孕妇影响较小，主要对胎儿及早产儿造成危害。

3. 其他

最近有资料表明，过度通气的早产儿发生囊性PVL的危险性明显增高，低碳酸血症能够诱导脑细胞凋亡。

（二）发病机制

（1）脑室周围血管的解剖因素：脑室周围血管供应处于脑动脉供血的交界区和终末区（亦称分水岭区），是脑血流分布最少的部位，致使脑室周围最易遭受缺血性损伤。早产儿脑白质脑血流量 <5ml/（100g·min），仅为皮质的25%，而足月儿 >5ml/（100g·min）。

（2）压力依赖的脑循环：脑循环是一个被动压力循环系统，主要依赖于动脉血压，正常情况下存在自动调节机制。早产儿脑白质血流量少，自身调节能力不足，调节范围很窄，脑穿支动脉及小动脉壁缺乏肌层环绕，脑血管反应性差，血压增高时易致IVH，低血压时易致PVL。

（3）少突胶质细胞处高分化状态：早产儿脑白质的少突胶质细胞由于处高分化状态，具有高度的易损性，能量耗竭时易致其损害；快速分化的少突胶质细胞抗氧化能力差，易受自由基的损伤；快速分化的少突胶质细胞易遭受谷氨酸盐的损害；内毒素、细胞因子过度增加，可直接导致血管内皮细胞受累或诱导细胞凋亡。

（三）病理特点

脑白质损伤的病理特点主要包括少突胶质细胞受损引起的轴突病变（凝固性坏死）和髓鞘合成延迟、囊腔形成后反应性星形胶质化等。急性缺氧缺血发生后6~12h，脑室周围损伤部位首先出现脑白质的凝固性坏死，组织的正常结构破坏，坏死边缘部位的轴突肿胀明显，部分轴突破裂。坏死的细胞主要是少突胶质细胞，特别是处于高分化或进行髓鞘化的细胞。24~48h开始出现小胶质细胞浸润，并伴有星形胶质细胞肥大增生和内皮细胞增生。5d至2周泡沫巨噬细胞增多，少突胶质细胞减少，软化囊腔形成。部分PVL伴有白质坏死区出血。持续的低碳酸血症、反复的低血压、宫内感染等所致的WMD主要是以细胞凋亡为主要病理表现。局灶性PVL为囊腔性PVL，主要发生在长穿支动脉的终末供血部位，与相对严重的缺血有关，病变常在脑室周围邻近前角、体部、后角，病理变化为脑白质的凝固性坏死，2~5周病变区形成多发小囊腔。弥漫性PVL为周围性白质损伤，多见于长期存活的早产儿，与轻度缺血有关，病理特征为少突胶质前体细胞弥漫性损伤，星型胶质细胞增生，一般不出现囊腔，导致髓鞘形成障碍，弥漫性 PVL 占 75%。

三 临床识别

早产儿脑白质损伤缺乏特异性的神经系统症状与体征和明显的神经系统定位表现，加之全身多种严重性疾病，临床表现均是非特异性的。新生儿期可有下肢肌张力降低、颈部伸肌张力增高、呼吸暂停、心动过缓、易激惹和喂养困难等，部分早产儿可出现惊厥。婴儿期可逐渐出现智力发育迟缓和脑瘫，尤以下肢痉挛性瘫痪较多见。侧脑室前角上方局灶性 PVL 可出现痉挛性瘫痪，枕部三角区局灶性 PVL 可出现视神经发育不良、斜视、眼球震颤、视盲，弥漫性 PVL 可出现认知缺陷和行为缺陷。PVL 囊腔小于 0.5cm 者脑瘫发生率较低，囊腔达 0.5~1.0cm 时，脑瘫发生率较高。早产儿 WMD 的预后很差，常见的后遗症是痉挛性双下肢瘫，亦可表现为脑瘫、癫痫、认知障碍和行为异常等，此病是导致早产儿伤残的重要原因。

四 辅助检查识别

PVL 的早期诊断对于避免高危因素、逆转病情的进展具有重要意义。迄今为止，国际上仍依靠影像学检查作为诊断方法，目前主要使用头颅 CT、MRI 和 B 超。

（一）CT

早期水肿阶段，脑室周围呈明显双侧对称性低密度区，以侧脑室前角上外侧最为多见，但 CT 对脑白质病变早期诊断的敏感性和特异性较差，使其在早期诊断中的应用受限。

（二）DWMRI

弥散加权磁共振成像技术（DWMRI）对组织水肿性病变有极高的诊

断敏感性。研究发现，DWMRI 检查定位准确，病变显示早于常规磁共振成像，是早期诊断和评估预后脑室旁白质损伤的良好手段。MRI 对弥漫性 PVL 的诊断较有价值，除可发现囊肿外，还可显示脑白质减少、脑室增大、神经胶质增生和髓鞘形成延迟等。

（三）B 超

颅脑 B 超对早期脑室旁白质损伤有较好的诊断效果，水肿的脑白质在超声影像上以脑室周围不同区域、不同程度的高回声为特征，病变的脑白质回声增强且粗糙，形成明显的边界。早产儿脑室旁白质损伤也有轻重之分，轻者异常的影像学改变在 2 周内消失，重者则原有高回声进一步增强，逐渐形成钙化强回声，或回声强度降低，最终发展为 PVL。通常将局灶性 PVL 分为如下四期。①回声增强期：即水肿期，出生后 1 周内，脑室周围呈对称性强回声反射；②相对正常期：即囊腔形成前期，出生后 1~3 周，超声可无异常表现；③囊腔形成期：出生后 2~4 周出现，在双侧回声增强区出现多个小囊腔；④囊腔消失期：出生数月后，小囊腔可消失或融入侧脑室，侧脑室增大。B 超诊断脑室旁白质软化的最佳时间是脑损伤后 3~4 周。由于 B 超具有廉价、便捷、动态观察的优点，因此，我国将其列为诊断首选。PVL 严重程度分级见表 3-3。

表 3-3　PVL 严重程度分级

分级	表现
Ⅰ	脑室周围局部回声增强持续或大于 7d，其后无囊腔出现
Ⅱ	脑室周围回声增强，其后转变为小囊腔
Ⅲ	脑室周围广泛回声增强，其后转变为广泛囊腔形成
Ⅳ	脑室周围广泛回声增强，涉及皮质下白质，其后转变为脑室周围和皮质下白质弥漫性囊腔形成

（四）其他

由于围生期脑损伤大多与脑缺氧缺血有关，近年来，有学者以影像学检查为基础，对脑内血氧改变进行检测，其中近红外光谱（NIRS）是热点之一，通过光学技术实时反应脑组织内氧代谢状况，及时探测早产儿脑血管自动调节的受损情况。近红外光谱可直接检测出脑组织中的氧合血红蛋白（HbO_2）及还原血红蛋白的变化，了解脑内的氧合情况，间接反映脑血流动力学状况及代谢的变化，对早产儿的脑功能进行评价，预测可能发生的脑白质损伤。

五 治疗原则

本病目前尚无特异的治疗方法，重在预防。在围生期应及时处理围生高危因素，减少发生脑血流波动的各种因素，及时复苏，正确使用机械通气，避免液体输入过多、过快，及时防治围生期感染。对早产儿出生后加强监护，维持生命体征及内环境的稳定，保证适当的脑灌注压。保护少突胶质细胞，可以应用神经营养因子、神经节苷脂、一氧化氮、红细胞生成素、糖皮质激素、谷氨酸受体拮抗剂、IL-10、维生素 E 等。

临床上早期诊断、早期对症治疗、早期干预，后期的正规随访对防治 PVL 十分重要。早期干预可以减少早产儿神经系统后遗症。研究显示，丰富环境（干预）可以诱导内源性神经干细胞的增殖和分化，促进髓鞘的形成。对于随访早产儿，应及时发现智力、运动、视听功能发育过程中存在的问题，及时给予个体化指导与康复治疗。

六 管理策略

（一）基础护理

①保持安静，尽量集中操作，避免不必要的干扰，避免早产儿剧烈哭闹；②避免光线与声音对早产儿的刺激，保持病房的声音在 60dB 以下，在保证早产儿安全的前提下，可在暖箱上覆盖毛巾被，降低监护仪的报警音量；③抬高床头 15°~30°，也可采取俯卧位；④保证早产儿液体及热量的供给。

（二）病情观察

观察早产儿神经系统症状及体征，如早期有无抑制、反应淡漠、肌张力低下，双侧肢体活动有无不对称，晚期有无惊厥表现。对于机械通气早产儿，须按时监测血气，及时发现并纠正低碳酸血症。

（三）保持呼吸道通畅

增强脑细胞氧合量可使脑血管收缩，储氧量增加，耗氧量降低，并降低颅内压，因此，应及时给予呼吸支持。

（四）维持内环境稳定

维持良好的通气功能，保持 $PaO_2>7.98kPa$，PaO_2 和 pH 在正常范围，避免 PaO_2 过高或 $PaCO_2$ 过低。维持血细胞比容在 45.0%~60.0%，保证脑部和全身器官的血液灌注良好。维持血糖于正常偏高水平，保证神经细胞代谢所需能量充足。维持体温在 36.5~37.5℃。

（五）神经行为评估

神经行为评估常用的方法包括新生儿20项行为神经测定（NBNA）、Bayley发育量表、Gesell发育量表、Peabody运动发育量表、CBCL（儿童行为检查表）、CDCC（0~6岁小儿神经心理发育检查表）、WPPSI（韦氏学龄前智力量表）、GMs（全身运动质量评估）。GMs是探究早产儿神经发育功能的实用性工具，其在早期预测脑瘫方面的价值已得到广泛肯定。通过多次系列的纵向录像，并将摄录到的早产儿不同年龄阶段的系列GMs选取数个序列（约3个GMs）后复制到新的评估磁带上，获得GMs的个体发育轨迹并对此进行评估。理想的个体发育轨迹包括：早产阶段记录2~3次；足月期或足月后早期记录1次或各记录1次；足月后第9~15周龄至少记录1次，若发现不安运动缺乏，应再次记录。早产儿录像时，处于仰卧位于治疗垫上，一般在进食后30~60min进行录像。录像时应使早产儿处于最佳行为状态，避免烦躁、持续呃逆及哭闹，通常需要30~60min的录像以保证采集到足够多的GMs。在录像过程中，应清晰记录早产儿脸部，以便评估者确认早产儿的僵直运动是否源于哭闹。出生后最初3d一般不建议录像GMs。分析GMs时采用视觉Gestalt知觉进行运动模式的识别，通常首先区分正常和异常，若属于异常GMs，应进一步区分属于何种亚类，有经验的评估者在评估单次GMs记录时仅需1~3min。

（六）早期干预

采用神经保护策略促进正常发育和阻止功能丧失，例如，个体化发育照顾和评价、神经发育促进技术、多感觉按摩、袋鼠式护理等。纠正胎龄至40周时，若早产儿病情稳定，有条件者可进行游泳训练。适合新生儿期的早期附加刺激和（或）环境变更刺激包括视觉、听觉、触觉、前庭运动等刺激。适合婴儿时期的干预内容为感知觉刺激、语言和动作的刺激。神经发育促进技术是把神经生理、神经发育等的基本法则和原理应用到脑损伤后等运动障碍的康复治疗中的方法，包括Bobath技术、Brunnstrom技术、Rood技术、本体感觉神经肌肉促进法（PBF技术）等。

（七）出院指导

指导早产儿家属接触早产儿前后洗手，正确进行奶瓶、奶具消毒，防止感染的发生。合理喂养早产儿，选择合适的乳制品及乳量，以满足早产儿生长发育的需求。指导早产儿家属观察早产儿神经系统症状及体征。指导家属训练早产儿的视听功能，进行新生儿抚触及婴儿操训练。做好用药指导。制订早产儿出院后随访计划，强调随访的重要性。

（八）门诊随访

建立高危早产儿随访卡，定期监测早产儿生长发育指标，评价早产儿智力运动及视听功能，并给予干预指导，如物理康复、视听功能训练等。

（马惠荣　孙彩霞）

第四章

早产儿消化系统常见病症的识别及管理策略

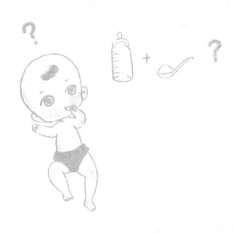

第一节　早产儿消化系统特点

消化系统由消化管和消化腺组成，消化管包括口腔、咽、食管、胃、小肠（十二指肠、空肠、回肠）和大肠（阑尾、结肠、直肠、肛管），通常把口腔至十二指肠的部分称为上消化道，空肠及其以下的部分称为下消化道。大消化腺为独立器官，包括唾液腺、肝脏和胰腺，小消化腺是位于消化管壁内的小腺体，如唇腺、胃腺及肠腺等。

一、口　腔

吸吮和吞咽依赖于消化道器官解剖结构的完整性和高度复杂的口咽部神经肌肉的调控。延髓的吸吮吞咽中枢控制和调节吸吮吞咽反射，通过与吸吮吞咽皮质的密切联系，确保吸吮吞咽的协调完成。

吸吮及吞咽功能的发育具有程序性。胎龄13周的胎儿已有吸吮动作，纠正胎龄27~28周可出现有节律的非营养性吸吮，胎龄33~34周时形成吸吮模式，表现为不规则的快速低压吸吮，速率2~3次/秒。胎龄34周以后建立吸吮吞咽模式，此后吸吮吞咽比率达1∶1，胎龄40周左右吸吮功能达到成熟平台期。吞咽反射出现于胎龄10~14周，胎龄32周时形成较成熟的吞咽模式，此后变化不明显。吞咽活动的发生与吸吮节律相对应，节律性的吸吮运动是吸吮吞咽模式形成的基础。

吸吮运动分为非营养性吸吮（NNS）和营养性吸吮（NS）两种模式。NNS表现为短阵快速吸吮，速率大约为2次/秒，较少引起吞咽动作。NS的生理机制较NNS复杂，其发育晚于NNS，大约形成于胎龄32周，它是新生儿获取营养的主要途径。NS速度慢，约1次/秒，足月儿每次连续吸吮10~30次，这种吸吮速率有利于增强吸吮压力，促进吸吮-吞咽-呼吸的协调。与足月儿相比，早产儿的吸吮压力较低，吸吮脉冲较少，吸吮持续时间较短，吸吮速率较慢。NS的要素是舌的双向运动。早产儿的舌运动呈现多种不成熟模式，如不连续蠕动、随意的非蠕动性运动、扭曲或震颤，易致吸吮吞咽功能障碍。

吸吮-吞咽-呼吸协调功能指为尽量缩短气流阻断时间而有效吸吮、

快速吞咽食物的能力，是实现安全经口喂养的前提条件。足月新生儿在出生时已具备较好的吸吮 – 吞咽 – 呼吸协调功能，每分钟吸吮 40~60 次，吸吮与呼吸比例达到 1∶1。早产儿因延髓吸吮吞咽和呼吸中枢功能发育不成熟，极少出现吸吮 – 吞咽 – 呼吸同步进行，吞咽活动会抑制呼吸，改变呼吸节律，降低血氧饱和度。吸吮 – 吞咽 – 呼吸之间密不可分，彼此相互影响。

二、食管

早产儿的食管呈漏斗状，缺乏腺体，弹力组织和肌层不发达，食管下端贲门括约肌发育不成熟，控制力差，容易发生胃食管反流。

三、胃和十二指肠

早产儿的胃呈水平位，当开始行走后逐渐变为垂直位。贲门和胃底部肌张力低，幽门括约肌发育较好，故容易发生幽门痉挛而出现呕吐、溢乳。新生儿的胃容量为 30~60ml，1~3 个月为 90~150ml，1 岁时为 250~300ml。胃排空的时间因食物种类不同而异，水的排空需要 1.5~2h，母乳的排空需 2~3h，牛乳的排空需 3~4h。早产儿胃排空慢，胃窦和十二指肠动力不成熟，易发生胃潴留。早产儿胃酸 pH 低，蛋白酶活性低，肠黏膜渗透性高，易增加坏死性小肠结肠炎的发生风险。

四、小肠和大肠

早产儿肠道相对较长，血管丰富，小肠绒毛发育较好，易于消化和吸收，但肠肌层发育差；肠系膜柔软而长，固定性差，容易发生肠套叠和肠扭转。肠壁薄、通透性高、屏障功能差易引起腹泻；肠内毒素、消化不全产物及过敏原等容易通过肠系膜吸收进入体内，引起全身性感染和变态反应性疾病。小肠动力随胎龄的增加逐渐成熟，早产儿容易发生腹胀、呕吐和胃潴留。

五、肝

早产儿肝血管丰富，肝细胞再生能力较强，但肝功能尚不成熟，解毒能力差，在感染、缺氧或中毒的情况下，容易发生肝大和变性。

六、胰腺

足月儿出生时胰液分泌较少，3~4个月时增多，但6个月以内胰淀粉酶活性较低。早产儿胰脂肪酶和胰蛋白酶活性均较低，对脂肪和蛋白质的消化吸收不够完善，容易发生消化不良。

七、肠道细菌

正常情况下胎儿肠道内没有细菌，出生后数小时细菌很快从口、鼻、肛门侵入肠道，一般情况下，胃内几乎无菌。肠道菌群受食物成分的影响而种类不同，正常肠道菌群对侵入肠道的致病菌有一定的拮抗作用，而早产儿肠道正常菌群非常脆弱，容易受许多内外因素的影响而导致肠道菌群失调，从而引起消化道功能紊乱。

第二节　早产儿胃食管反流的识别及管理策略

一、概述

胃食管反流（GER）是指胃内容物反流入食管，伴有或不伴有呕吐和溢乳，每小时发生3~5次。可持续几周至几个月，早产儿发病率更高，持续时间更长，甚至可影响其生长发育。对于早产儿而言，GER可能是一个正常的生理现象，原因在于体位及高液体摄入量，是否需要临床处理则视其反流物的性质（如pH）及量而定。根据24h食管pH监测结果，可将GER分为生理性GER和病理性GER。胃食管反流病（GERD）指胃内容物反流引起不良症状和（或）并发症。有研究报道，胎龄<34周的早产儿GERD发病率为22%。在疾病恢复期的新生儿病例研究中发现较多的无症状反流，其中，足月儿占60.9%，早产儿则高达83.9%。

二、病因和发病机制

（一）防止反流屏障功能失常

防止反流屏障功能失常包括食管下括约肌（LES）、横膈右脚肌、膈食管韧带、食管与胃之间的His角（锐利的食管角，相当于防止向上反流的活瓣）及食管末端的纵行黏膜皱襞的瓣膜作用等，其中，LES为防止GER最重要的屏障。早产儿LES发育不良是其GER高发病率的主要原因。胃食管连接附近的高压带区起以下作用：①维持较高压力，近端高于食管腔内压力，远端高于胃内压力；②对其近端食管的膨胀起松弛反应，使其压力接近胃内压水平；③对一些生理刺激（如腹部压力升高）起收缩反应，以维持高于胃内压的压力，阻止胃内容物反流。LES在静息状态时保持一定张力，使食管下端呈关闭状态，吞咽时LES反射性松弛，压力下降使食物进入胃内，然后压力恢复，反应性增高，从而禁止反流。足月儿LES压力较低，出生后6周才能达到成人水平，早产儿所需时间更长，故新生儿可能发生少量逆流，多见于餐后短时间内，正常情况下很快就会被食管排清，超过6周或频繁逆流则提示病理性反流。

（二）食管廓清能力降低

一旦发生反流，食管排空能力将决定食管暴露于酸性反流物的时间。食管炎的严重程度与反流物接触食管黏膜的时间成正比。正常情况下，食管酸清除有两个过程：首先是食管原发蠕动和继发蠕动排空食管腔内绝大部分的酸，还有少量残余酸使食管腔内保持酸性；其次，由吞咽的唾液中和这些酸，使食管pH上升至正常。食管黏膜上皮细胞排列紧密及黏膜下碳酸氢盐的分泌使食管黏膜对胃内容物的侵蚀有一定的抵抗力。当食管蠕动功能障碍，蠕动波减弱，反流的胃内容物就会上溢，使食管长期处于酸性环境中，导致食管炎、食管溃疡，甚至食管狭窄。

（三）胃、十二指肠功能异常

传统观念认为，胃排空延迟是导致 GER 的病因之一。早产儿胃排空功能低下，使胃容量和压力增加，当胃内压超过 LES 压力时可诱发 LES 松弛，胃容量增加导致胃扩张，贲门食管段缩短，抗反流屏障功能降低，而容易出现反流。近年有研究表明，GERD 早产儿的胃排空并未延迟，由此对采用促胃动力药治疗 GERD 提出了质疑。

（四）其他

早产儿仰卧位可加重 GER，摄入乳量过多使胃扩张而诱发 LES 反射。也有研究发现，留置胃管可能损伤 LES 而致 GER。某些激素如促胃液素、乙酰胆碱、胃动素等可增加 LES 张力，促胰液素、前列腺素、高血糖素等可降低 LES 压力，这些因素皆容易诱发 GER。

三 临床识别

GER 分为生理性反流和病理性反流，生理性反流是由于 LES 发育不成熟或神经肌肉协调功能差，主要表现为溢乳，多发生于餐后，睡眠时较少发生，生长发育不受影响，随年龄增长症状减轻，通常不需要治疗。病理性反流是由于 LES 功能障碍和（或）与其功能有关的组织结构异常，导致 LES 压力低下而出现反流并引起一系列临床症状和并发症。反流频发且持续时间长，多发生于卧位、睡眠及空腹时。

GER 常见表现为排除其他临床并发症以外的频繁呕吐和溢乳。呕吐物吸入可致窒息、吸入性肺炎，反复发作，经久不愈，甚至突然窒息而猝死。部分早产儿呕吐不严重，但肺部症状重，GER 治愈后肺部症状也随之消失。频繁的酸性胃内容物反流可致食管炎，早产儿表现为拒乳、哭闹，若发生糜烂或溃疡时，可出现呕血或便血。病情严重的早产儿可表现为痉挛性斜颈及肌张力障碍，称为 Sandife 综合征。

根据生理和化学特征可将 GER 分为酸性反流和非酸性反流，非酸性反流发生于餐后早期，由于胃饱胀使胃内容物进入食管，而酸性反流多发生于餐后晚期胃排空状态，被认为是与反流相关的呼吸暂停的主要原因。

四、辅助检查识别

（一）食管钡餐造影

食管钡餐造影是用于新生儿特发性 GER 研究最早的技术之一。目前，食管钡餐检查为各级医院比较适用的主要诊断检查，但因 GER 为阵发性，检出率为 25%~75% 不等。食管钡餐造影检查时，将泛影葡胺 5~10ml 稀释后喂入，头低位，腹部加压可提高检出阳性率，5min 内有 3 次以上反流即可认为是 GER。采用 Mclauleg 分级法：Ⅰ级为反流至食管下端；Ⅱ级为反流至气管隆凸平面以上，颈部食管以下；Ⅲ级为反流至颈部食管；Ⅳ级有完全松弛的贲门，反流至颈部食管；Ⅴ级为反流合并吸入气管或肺。

（二）食管 24h pH 监测

24h 连续测定食管下端 pH 被认为是 GER 诊断的金标准，能分辨生理性反流和病理性反流，但单纯 pH 监测不能检测出轻度酸性反流或非酸性反流。由于胃液的酸性受到年龄的影响，兼之乳汁缓冲胃内容物 pH，pH 监测可能导致误诊。多通道食管腔内阻抗–pH 监测（MII-pH）是目前检测 GER 的最佳方法，其主要原理是利用阻抗检测反流、利用 pH 区分酸碱度，能够全面监测食管功能及胃食管反流物性质和成分。监测时经鼻插入食管多通道腔内阻抗联合 pH 监测导管，当导管进入胃中时稍微往外拔出，将导管末端移至 LES 上缘 1~2cm 处，pH 监测点在 LES 上方 5cm 处。

（三）其他

Orenstein 等人于 1993 年设计了婴儿胃食管反流问卷（I-GERQ），指导儿科医生进行 GER 诊断和治疗。修订版婴儿胃食管反流问卷（I-GERQ-R）被视为有效、可靠的 GERD 症状测量工具。Birch 和 Newell 基于 I-GERQ 建立了反流评分体系。James 和 Ewer 对口咽部分泌物进行石蕊酸测定，与 pH 监测相比，该方法的特异度和灵敏度分别为 80%、89%，如果酸测定阳性，则应对存在 GERD 提示症状的早产儿实施体位治疗。

上述方法均存在不足，联合应用两种或三种测定方法能提高诊断准确率，目前以 X 线食管钡餐配合食管动力学检查与 pH 监测最常用。

五 治疗原则

（一）药物治疗

1. 促胃肠动力药

已有研究显示，红霉素及多潘立酮治疗 GER 无效，西沙必利由于可引起严重心血管不良反应而不再用于 GERD 治疗。目前临床有采用多潘立酮治疗 GER，每次 0.3mg/kg，每 8h 1 次。

2. H_2 受体阻滞剂

雷尼替丁是 NICU 中常用的 H_2 受体阻滞剂，但其安全性和疗效尚缺乏证据支持。有研究发现，雷尼替丁可增加极低出生体重儿坏死性小肠结肠炎及感染的发生风险。

3. 质子泵抑制剂

目前的证据表明，质子泵抑制剂可能导致诸多不良反应，不推荐在 GERD 早产儿中常规使用。

4. 海藻酸盐配方

在胃酸存在的情况下，海藻酸钠形成低密度黏性凝胶，而配方中所含的碳酸氢钠则转化为二氧化碳，形成泡沫覆盖于胃内容物表面，从而保护胃及食管黏膜。

国外有研究认为，海藻酸盐配方作为物理性保护剂，被视为具有良好前景的早产儿 GERD 治疗药物。

关于治疗早产儿 GER 的药物疗效和安全性尚存诸多争议，为了避免有害的过度治疗，GER 药物治疗仅用于有 GER 并发症或非药物治疗无效的情况。如果药物治疗 1 周症状仍然无明显改善，则应予以停药。

（二）手术治疗

对于病情顽固、内科治疗无效、严重食管炎或缩窄形成以及有严重并发症者（消化道出血、营养不良、生长迟缓），可考虑手术治疗，常用胃底折叠术，它能增加 LES 的屏障作用，防止反流，有效率为 60%~90%。有食管狭窄者先扩张再行胃底折叠术。行胃底折叠术前应仔细评估早产儿的胃排空能力，预防术后并发胃膨胀和呕吐。

六 管理策略

（一）体位疗法

体位疗法被公认为酸性反流和非酸性反流 GER 的安全治疗方法。哺乳后竖抱早产儿半小时有助于排出胃内空气，从而减少 GER 的发生，促进早产儿舒适入睡。也有研究认为，进食后将早产儿置于左侧卧位和俯卧位半小时，随后根据其行为调整卧位，此方法比右侧卧位和仰卧位更能减少 GER 发生。

（二）饮食疗法

减慢喂养速度、延长每次喂养时间可以减少 GER 的发生，尤其适用于非酸性反流早产儿。调整喂养频次或改变喂养方法，如从推注法改为持续输注法，反之亦然。对于有症状的 GER 早产儿，不宜采用推注法喂养，可选择持续喂养，必要时进行管饲喂养。酸性反流宜采用多次、少量喂养，缩短喂养间隔时间。水解配方乳有利于减少 GER 发生，加稠配方乳及强化母乳可能诱发不良反应。也有人建议对母乳喂养的早产儿采用淀粉或角豆粉混合配方乳喂养，开始喂养时浓度为 1%，根据临床表现逐渐增加至 3%，但应避免在喂养耐受之前不恰当地使用加稠喂养。尽管以母乳喂养最佳，若体重 >2000g 的早产儿持续存在 GER 症状，可考虑喂养含有大米、淀粉成分的抗反流配方乳。

（三）观察病情

监测早产儿心率、呼吸及血氧饱和度，尤其对输液泵泵注牛乳的早产儿必须进行心电监护，常备负压吸引器、氧气、简易呼吸器等抢救设备及抢救药品。观察呕吐物和胃残余的量及性状，呕吐物和潴留物中若含有咖啡色样液体，应警惕有无应激性溃疡发生，黄绿色或草绿色含有胆汁样液体提示存在碱性胃食管反流，可造成更严重的组织损伤。

(四)抚触

抚触是一种经过科学指导的、有技巧的触摸，是通过抚触者的双手对早产儿的皮肤和机体进行有序的抚摸，使大量温和良性刺激通过皮肤感受器上传至中枢神经系统，产生一系列生理效应而促进早产儿身心健康发育。有研究证实，每日1~2次，每次20min抚触能改善早产儿消化系统功能，使促胃液素等激素释放增多，促进胃肠蠕动，增加食欲及小肠吸收功能，减少早产儿哭闹及呕吐次数，使其体重增加。

(五)出院指导

出院指导的主要内容：①告知家属体位治疗及饮食治疗的重要性和长期性。②治疗好转出院的早产儿仍需每日坚持体位治疗。随月龄增长，可取右侧卧位，将上半身抬高。③早产儿少量多餐进食，喂养耐受者，及早添加稠厚米粉和适合月龄的辅食，如蛋类、肝末、鱼粉等。营养不良的早产儿，鼓励按需母乳喂养，开始调整时以早产儿食欲为准，另需补充维生素和矿物质，勿服用降低食管下括约肌压力的碳酸饮料。④教会家属辨别早产儿有无发绀，评估反应状况和喂养耐受，正确处理溢乳情况，每日监测体重。⑤指导家属掌握用药剂量、服用方法、药物副作用及注意事项，告知门诊随访时间，定期复诊。

第三节 早产儿喂养不耐受的识别

一、概述

早产儿喂养不耐受缺乏统一的定义。一般认为无法通过肠道途径消化吸收营养，表现为胃残余量超过上一次喂养量的50%，呕吐或腹胀，或两者皆有，肠内喂养延迟或者停止皆为早产儿喂养不耐受。胎龄越小，出生体重越轻，早产儿喂养不耐受的发病率越高。胎儿宫内窘迫、产时缺氧、开始喂养的日龄、加乳量速度、喂养方式、是否应用氨茶碱、是否存在感染等因素均可影响早产儿喂养不耐受的发病率。

二 临床识别

早产儿喂养不耐受具有非特异性，胃潴留、腹胀出现频率最高。胃肠道临床表现为胃潴留、呕吐、腹胀、大便潜血、胃管内抽出胆汁。全身性临床表现为体温波动、经皮血氧饱和度降低、反复呼吸暂停、心动过缓、精神萎靡。其中，胃潴留是重要的评估指标，但并不能特异性预示有无早产儿喂养不耐受。

胃潴留量的定量判断：根据体重定量，>2ml/kg 属于异常；根据喂养容量定量，喂养 3h 后超过喂养容量的 50% 属于异常。胃潴留量的定性判断：绿色或胆汁样胃残留，提示肠梗阻或胃过度膨胀引起胆汁反流至胃；血性胃残留，提示肠道炎症或胃黏膜受刺激。

三 辅助检查识别

早产儿喂养不耐受作为一种功能性疾病，在排除器质性疾病的前提下出现以下情况考虑早产儿喂养不耐受：呕吐次数每日 >3 次；胃残留量超过上次喂养量的 1/2；乳量不增加或减少，持续 3d 以上；24h 腹围增加 >1.5cm，同时伴或不伴有肠型；胃内咖啡色样物并排除咽下母血；大便潜血阳性；第 2 周末喂养量 <8ml/kg。

四 治疗原则

（1）治疗宗旨：在不增加坏死性小肠结肠炎风险的情况下，优先肠内营养，采取适当的喂养策略，如早期微量喂养、NNS 等。

（2）药物治疗：可使用红霉素。关于红霉素预防及治疗早产儿喂养不耐受的给药对象、方式、剂量、疗程始终存在争议。一般认为，对于胎龄 >32 周早产儿有更积极的影响。通过口服、静脉、口服联合静脉三种方式给药。关于疗程仍存在争议，多数学者主张从小剂量 3~15mg/（kg·d）开始，静脉滴注或口服，根据临床效果每 2~3d 增加 10~20mg/kg 起效，最大剂量为 50mg/（kg·d），疗程 10~20d。

第四节 新生儿黄疸的识别及管理策略

一、概述

新生儿黄疸是由于胆红素（大部分为结合胆红素）在体内积聚而引起，其原因很多，有生理性和病理性之分；重者可导致中枢神经系统受损，产生胆红素脑病，引起严重后遗症或死亡，故应加强对新生儿黄疸的临床观察，尽早找出原因，及时治疗，加强护理。

二、病因和发病机制

1. 胆红素产生相对过多

胎儿在子宫内的低氧环境中生活，红细胞数相对较多。胎儿红细胞寿命较短（70~100d，正常人为100~150d），出生后开始用肺呼吸，血氧分压升高，过多的红细胞迅速破坏，红细胞死亡、破裂后，释放出胆红素约为65.0mol/L，新生儿每日生成胆红素约为145.4mol/L，因此，新生儿肝脏代谢胆红素的负荷大于成人。

2. 胆红素与白蛋白联合运送的能力不足

新生儿在出生后的短暂阶段，有程度不同的酸中毒，影响胆红素与白蛋白联结的数量。早产儿血液中白蛋白偏低，使得胆红素的联结运送更延缓。

3. 肝细胞摄取非结合胆红素的能力差

新生儿肝细胞内Y蛋白及Z蛋白含量低（只占成人的5%~20%），在出生后的第5天才逐渐合成。这两种蛋白具有摄取非结合胆红素（即转运至滑面内质网进行代谢）的功能，由于Y蛋白、Z蛋白的合成不足，影响了肝细胞对非结合胆红素的摄取。

4. 肝脏系统发育不成熟

新生儿肝脏的葡萄糖醛酸转移酶和尿苷二磷酸葡萄糖脱氢酶（UDPG

脱氢酶）不足或受抑制，不能将非结合胆红素（不能从身体中排泄出去）转变为结合胆红素（可从身体排泄出去），以至非结合胆红素潴留于血液中而发生黄疸。此类酶在出生后1周左右才开始增多，早产儿则更晚。

5. 肠-肝循环增加

新生儿出生后前几天，肠道内正常菌群尚未建立，因此，随胆汁进入肠道的结合胆红素不能被还原为粪胆原；此外，新生儿肠道中有较多的β葡萄糖醛酸苷酶，能将结合胆红素水解为非结合胆红素，后者被肠黏膜吸收，经门静脉返回肝脏，这是新生儿肠-肝循环的特点。其结果是使肝脏代谢胆红素的负担增加，导致非结合胆红素潴留于血液中。

由于上述原因，新生儿摄取、结合、排泄胆红素的能力仅为成人的1%~2%，因此，极易出现黄疸，尤其当新生儿处于饥饿、缺氧、胎粪排除延迟、脱水、酸中毒、头颅血肿或颅内出血等情况时，黄疸更加严重。

三 临床识别

1. 生理性黄疸

生理性黄疸多在出生后的2~3d出现，4~5d达高峰。足月儿在2周内可消退；早产儿由于血浆白蛋白偏低，肝功能更不成熟，黄疸程度较重，消退时间也较长，可延长到3~4周。

（1）黄疸色泽：轻者呈浅花色，重者颜色较深，但皮肤红润，黄里透红。

（2）黄疸部位：多见于躯干、巩膜及四肢近端，一般不超过肘膝。

（3）其他：新生儿一般情况好，无贫血，肝脾不肿大，肝功能正常，不发生胆红素脑病。

2. 病理性黄疸

病理性黄疸的特点：①出现早，出生后24h内出现；②程度重，足月儿>220.6μmol/L，早产儿>255μmol/L；③进展快，血清胆红素每日上升量超过85.5μmol/L；④持续时间长（足月儿>2周、早产儿>4周），退而复现或出生后1周至数周内才开始出现黄疸。

（1）黄疸程度：除面部、躯干外，还可累及四肢及手、足心。

（2）黄疸颜色：非结合胆红素升高为主者，皮肤、黏膜呈橘黄色或金黄色；结合胆红素升高为主者，皮肤、黏膜呈暗绿色或阴黄色。

（3）伴随表现：溶血性黄疸多伴有贫血、肝脾大、出血点、水肿、心力衰竭。感染性黄疸多伴发热、感染中毒症状及体征。梗阻性黄疸多伴肝大，大便色发白，尿色黄。

（4）全身症状：重症黄疸时可表现为全身症状，包括反应差、精神萎靡、厌食、肌张力低，继而易激惹、高声尖叫、呼吸困难、惊厥或角弓反张、肌张力增高等。

四 辅助检查识别

1. 经皮胆红素监测

经皮测胆红素监测为无创的检测方法，操作便捷，可动态观察胆红素水平的变化，以减少有创穿刺的次数。理论上，经皮胆红素值与血清胆红素值应该一致，但受新生儿接受光疗及皮肤色素等影响时，其结果不一定与血清胆红素水平完全一致。另外，值得注意的是，在胆红素水平较高时测得的经皮胆红素值可能低于实际血清胆红素水平，因此，在经皮胆红素值超过新生儿小时胆红素列线图（图4-1）的第75百分位时，建议测定血清胆红素。在临床使用中应定期对仪器进行质控，当胆红素水平超过第95百分位时，定义为高胆红素血症，应予以干预。

2. 胆红素检测

胆红素浓度是新生儿黄疸诊断的重要指标，可采取静脉血或微量血方法测定血清胆红素浓度。目前在新生儿黄疸的风险评估及处理中均按照血清胆红素作为计算值。

3. 其他辅助检查识别

（1）红细胞、血红蛋白、网织红细胞、有核红细胞：在新生儿黄疸时必须常规检查，有助于新生儿溶血病的筛查。有溶血病时，红细胞计数和血红蛋白减少，网织红细胞增多。

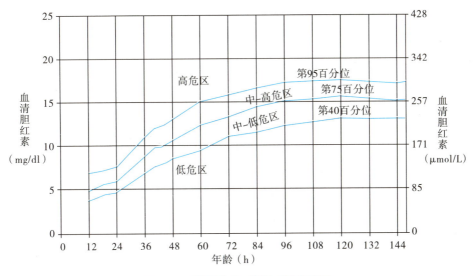

图 4-1　新生儿小时胆红素列线图

（2）血型：包括父母及新生儿的血型（ABO 和 Rh 系统），特别是可疑新生儿溶血病时非常重要。必要时进一步做血清特异性抗体检查辅助确诊。

（3）红细胞脆性试验：怀疑黄疸由溶血引起，但又排除血型不合溶血病，可做本试验。若红细胞脆性增高，考虑遗传性球形红细胞增多症、自身免疫性溶血症等。若脆性降低，可见于地中海贫血等血红蛋白病。

（4）高铁血红蛋白还原率：正常 >75%，G-6PD（6-磷酸葡萄糖脱氢酶）缺陷者此值降低，须进一步查 G-6PD 活性测定，以明确诊断。

（5）肝功能检查：血清总胆红素和结合胆红素、谷丙转氨酶是反映肝细胞损害的指标，碱性磷酸酶在肝内胆道梗阻或有炎症时亦可升高。

（6）腹部 B 超：为无创性诊断技术，特别适用于新生儿。患有胆道系统疾病如胆管囊肿、胆管扩张、胆结石、胆道闭锁、胆囊缺如等时，B超均能显示病变情况。

（7）听、视功能电生理检查：脑干听觉诱发电位（BAEP），可用于评价听觉传导神经通道功能状态，能早期预测胆红素毒性所致的脑损伤，有助于暂时性或亚临床胆红素神经性中毒症的诊断。

五 治疗原则

（1）找出引起病理性黄疸的原因，采取相应的措施，治疗基础疾病。

（2）降低血清胆红素，给予蓝光疗法；提早喂养，诱导正常菌群的建立，减少肠-肝循环；保持大便通畅，减少肠壁对胆红素的再吸收。

（3）保护肝脏，不使用对肝脏有损害及可能引起溶血、黄疸的药物。

（4）控制感染，注意保暖，供给营养，及时纠正酸中毒和缺氧。

（5）适当用肝酶诱导剂、输血浆和白蛋白，降低非结合胆红素。

六 管理策略

1. 密切观察病情

（1）观察黄疸出现的时间、颜色、部位及范围等，每日使用经皮胆红素仪监测新生儿胆红素的变化。

（2）准确记录每日大小便次数、第1次排胎粪和胎粪变黄时间，若24h未排胎粪或超过72h胎粪未变黄，及时通知医生。

（3）观察神经系统表现，若出现拒乳、嗜睡及肌张力减低等变化，及时报告医生。

2. 积极保暖、合理喂养

（1）将早产儿置于暖箱中，根据出生体重和日龄调节暖箱温度、湿度，使体表温度维持在36~37℃。

（2）根据病情选择口饲或鼻饲及哺乳次数，若早产儿吸吮力弱，护士应耐心喂养，保证乳量摄入，准确记录出入量，若入量不足，遵医嘱补液。

3. 光照或换血疗法

若采取光照疗法和换血疗法，做好相应护理。

4. 做好健康指导

做好家属的健康指导，使家属了解病情，取得家属合作，指导母乳喂养。

5. 预防

围生因素所致的高胆红素血症，绝大多数是可以预防的，加强围生保健，降低早产儿发病率，对高危儿娩出后进行血胆红素监测，可及早诊断和防治高胆红素血症。

附 母乳性黄疸

1. 概念和病因

母乳性黄疸是指新生儿母乳喂养不久即出现的黄疸。多数学者认为，其主要原因是母乳中含有较高的 β 葡萄糖醛酰苷酶，母乳喂养后，新生儿大便中 β 葡萄糖醛酰苷酶含量升高或活性增加，在肠道 pH 偏碱性的情况下可快速使结合胆红素被肠道重吸收，从而增加肠－肝循环，产生母乳性黄疸。此外，大便排出延迟使胆红素肠－肝循环量增高，加重母乳性黄疸的程度。

2. 母乳性黄疸的类型

（1）早发型黄疸：在出生后 2~3d 出现，高峰期在出生后 4~5d，与生理性黄疸相似但较重，消退时间晚。原因是母亲不会哺乳，虽然乳汁很多，但由于吸吮无效，使新生儿处于饥饿状态，导致胎粪排出延迟，使肠道内胆红素重吸收增加，造成黄疸加重。干预方法是少量多次喂母乳，新生儿吸吮时使其脸面朝向乳房，胸部贴住母亲的胸部，小嘴含住母亲大部分乳晕，保证吸入足够的乳量。如果母乳不足，必要时用小匙加喂配方乳，同时进行光疗。

（2）晚发型黄疸：发生在出生后 7~14d，黄疸在出生后 2~3 周最严重或可延长到 2~3 个月。干预方法是暂停母乳 2~3d 以观察黄疸轻重，若黄疸减轻，继续母乳喂养，黄疸可有轻度反弹，随后继续下降而消退。停哺母乳期间喂配方乳，挤出母乳，保证母乳持续分泌。

3. 母乳性黄疸的预防

成功的母乳喂养是预防高胆红素血症的关键。新生儿出生后应尽早开始良好吸吮和初乳的摄入，尽快排出胎粪。早期应尽可能增加哺乳的频率，每 24h 至少 8~12 次。避免添加不必要的水，摄入水分也会增加肠－肝循环,增加胆红素重吸收。早期新生儿胆红素水平与摄入母乳量呈负相关。即使足够频繁的吸吮母乳仍不足时,生理性体重下降超过出生体重70%时,应补充配方乳。体重偏低,吸吮力较差,可将母乳吸出奶瓶喂养。

第五节 早产儿胆汁淤积的识别及管理策略

一、概述

肠外营养伴发的肝胆并发症主要有胆汁淤积、肝脏脂肪变性、胆泥及胆石形成,其中以早产儿胃肠外营养相关性胆汁淤积(PNAC)最常见。胆汁淤积是指各种原因引起的胆汁生成或流动障碍,导致胆汁不能正常进入十二指肠,从而引起肝损伤及严重病症。早产儿PNAC是指持续接受肠外营养超过14d的早产儿,临床出现黄疸、肝脾肿大和(或)大便颜色变浅等症状,肝功能显示门冬氨酸氨基转移酶、丙氨酸氨基转移酶、碱性磷酸酶升高,血清结合胆红素>34.2μmol/L,以及总胆红素升高等,并排除其他已知原因如病毒感染、代谢异常、消化道畸形等导致的胆汁淤积。据报道,早产儿特别是极低出生体重儿的PNAC发病率高达50%,胎龄<32周者PNAC发病率为13.7%,胎龄32~36周者为5.3%,胎龄>36周者为1.4%。出生体重>1500g者PNAC发病率不足10%,极低出生体重儿PNAC发病率为18%,超低出生体重儿PNAC发病率约为50%。由胆汁淤积引起的肝功能衰竭仍是导致部分早产儿死亡的常见原因。

二、病因和发病机制

关于PNAC的确切病因和发病机制迄今尚未明确,多数学者认为,PNAC是在早产儿本身肝脏功能不成熟的基础上,加上感染、缺乏肠内营养、肠外营养使用时间及比例不当等多种因素导致胆汁酸分泌抑制、胆管内胆汁流速降低和胆汁成分改变所引起。

（一）早产

胆汁的形成、分泌及排泄与许多肝细胞膜转运器的功能相关。在胎儿发育过程中，膜转运器功能随着胎龄增加而发育完善，而其在早产儿中尚未发育成熟。由于早产儿的肝酶系统发育不成熟，肝脏对胆盐的摄取及处理能力较弱，又因其胃肠道黏膜屏障功能弱，免疫系统发育不成熟，易发生肠道菌群移位，导致细菌过度生长，刺激肝脏库普弗细胞释放细胞因子，使肝细胞及肝、胆管细胞受损。

（二）缺乏胃肠道刺激

长时间不经口喂养，缺乏胃肠道刺激，可引起各种肠道和肝脏代谢及内分泌问题。早产儿胃肠道激素水平降低，促胃液素（胃泌素）、胃动素、胰泌素、缩胆囊素分泌减少，胆囊收缩力下降，胆囊扩张，胆汁流动性降低，导致胆汁淤积。此外，胃肠饥饿、胃肠激素减少也可引起胃肠动力低下，延长细菌在肠道的停留时间，加重菌群失调。有研究表明，早期肠内喂养的平均摄入量与PNAC的发病率呈负相关。

（三）脂质过氧化损害

由于早产儿体内抗氧化酶和抗氧化物的活性及含量不足，更易受到氧自由基的损害，产生脂质过氧化，脂质过氧化物的增加可引起肝脏组织损害。Sokol等人认为，肠外营养液中的复合维生素受到光照影响是导致过氧化物产生的主要原因。早产儿肠外营养液含有较高比例的复合维生素，静脉滴注时速度较慢，更易产生过氧化物。

（四）胆汁酸再循环障碍

由于早产儿的肝脏转运和胆酸代谢功能均不完善，肝脏摄取、合成胆盐的能力及胆红素的肠-肝循环障碍，胆汁在肠道停留时间延长，使肠道细菌作用下的石胆酸形成（毒性胆盐）增多，并重吸收至肝脏，对肝细胞产生毒性作用。有研究发现，对于胆酸转运至关重要的基因调节在早产儿比成人具有更重要的作用。

（五）感染

PNAC在合并感染的早产儿中更为常见，可能与革兰阴性菌感染有关。感染可致肝酶异常、胆汁分泌减少，内毒素可抑制肝细胞膜 Na^+-K^+-ATP

酶活性，肝细胞对胆汁酸摄取及电解质排泄障碍而发生肝内胆汁淤积。内毒素还可诱导肿瘤坏死因子（TNF）释放，使肝细胞分泌胆汁减少。感染还可加速红细胞破坏和胆红素的产生，使早产儿感染后易发生胆汁淤积。

（六）肠外营养的应用时间

肠外营养的应用时间是 PNAC 发生、发展的重要相关因素。肠外营养的应用时间越长，胆汁淤积发病率越高。有文献报道，早产儿接受 2 个月以上肠外营养时 PNAC 发病率达 50%，肠外营养时间超过 3 个月其终末肝病的发病率可高达 90%。

（七）不恰当的肠外营养及营养成分失衡

1. 高热量

肠外营养热量过高使肝脏内水分、糖原和脂肪沉积增加，从而引起肝细胞肿胀、胆管堵塞，导致胆汁淤积。有研究显示，随着摄入热量的降低，PNAC 的发病率明显下降。

2. 氨基酸

输入氨基酸的量和成分与 PNAC 的发生有关。长期大量静脉输入的某些氨基酸具有肝毒性，可作用于肝细胞，影响胆汁分泌，直接引起胆汁淤积。肠外营养液的肝毒性可能与酪氨酸、半胱氨酸、牛磺酸等非必需氨基酸缺乏有关。牛磺酸与多种肝酶的活性有关，是体内主要的胆汁酸结合物，促进胆汁流动和防止石胆酸毒性，缺乏牛磺酸可引起 PNAC。

3. 脂肪乳剂

全胃肠外营养中加入脂肪乳剂可降低肝脏摄取三酰甘油（甘油三酯），促进脂肪酸氧化，增加周围组织三酰甘油分解，但摄入过多脂肪可引起肝脏脂肪变性、肝功能损害。此外，过多脂肪提供大量参与机体炎症反应的底物，增加对肝脏的损害。早产儿接受静脉营养后的肝脏组织病理学改变不同，但具有某些共同特征：①肝细胞内或胆管内胆汁淤积，可早在肠外营养开始后 5d 即出现，最早表现为小管内胆汁淤积，随肠外营养时间延长，则出现肝细胞内胆汁淤积；②脂肪变性（多见于成年人）；③肝门周围纤维化；④部分早产儿可有肝细胞损伤（如空泡变性）、多核巨细胞形成、肝门炎症、急性胆管炎、髓外造血、胆管增生和严重的纤维化；⑤晚期表现为胆汁淤积性肝硬化,早产儿通常于发病后 6 个月内死亡。上述病理学改变随着肠外营养时间延长而不断进展。

三 临床识别

PNAC 的主要临床表现为黄疸、肝脾大,可有白陶土样大便,多于肠外营养开始 1~2 周后发生,严重 PNAC 可引起胆汁淤积性肝硬化,甚至肝衰竭。肝功能生化检查显示,门冬氨酸氨基转移酶、丙氨酸氨基转移酶、碱性磷酸酶、γ-谷氨酸转肽酶均升高,血清结合胆红素和总胆红素升高。一般认为,PNAC 可在停用 PN 或加用肠内营养后缓解,但部分早产儿可发展为肝衰竭而死亡。

四 辅助检查识别

PNAC 的诊断迄今并无统一标准。综合相关文献认为 PNAC 的诊断标准为:①肠外营养持续时间 >14d;②临床出现黄疸或黄疸消退延迟,尿胆红素升高,浅色或无胆红素粪便而不能用原发病解释;③血清结合胆红素 >26μmol/L,结合胆红素占总胆红素的 50% 以上;④除其他原因引起的胆汁淤积。在对 PNAC 早产儿做出诊断前,所有早产儿均需行腹部超声检查,排除胆道畸形及胆管阻塞,血清学检查排除病毒性肝炎及巨细胞性肝炎,代谢性疾病筛查排除甲状腺功能低下及半乳糖血症等。应用十二指肠引流管收集十二指肠液,动态观察胆汁颜色,定量检测胆红素、胆汁酸浓度及 C-谷氨酰转肽酶的活性等,有助于 PNAC 的鉴别诊断。

五 治疗原则

目前 PNAC 尚无十分确切的治疗方法,以预防为主,着重早期肠道喂养,防治感染,采用改良的肠外营养制剂和配方。

1. 熊去氧胆酸(UDCA)

UDCA 主要通过钙途径和蛋白激酶 C 途径促进胆汁排出,改善胆汁酸的肠-肝循环，调整脂质代谢，从而降低血清胆红素水平。每日 UDCA 10~30mg/kg，分 2~3 次口服。

2. 微生态制剂

微生态制剂可改善肝功能，降低血清胆红素水平，增加胆汁排泄量，使炎症细胞因子产生减少。有研究认为，对于肠外营养早产儿，应常规给予益生菌、双歧三联活菌片对胆汁淤积治疗效果明显。

3. 抗氧化剂

正常机体有多种抗氧化防御机制，长期肠外营养可改变机体抗氧化能力，从而导致氧自由基增加和谷胱甘肽减少。补充外源性谷胱甘肽能提高谷胱甘肽水平，抵抗氧自由基对生物膜的氧化损害。阿拓莫兰 0.2g/d 加入到 5% 葡萄糖液中静脉滴注 2h，连用 7d。

4. S- 腺苷蛋氨酸

S- 腺苷蛋氨酸 30~60mg/（kg·d）具有促转甲基作用，使肝细胞膜磷脂生物合成能力提高，肝细胞膜流动性增加，同时使细胞膜表面 Na^+-K^+-ATP 酶活性增加，促进肝细胞对细胞间胆小管分泌胆汁酸的转运能力。

5. 肝移植

对于有严重肝功能损害、病情不断发展造成不可逆终末肝病的早产儿，以上方法均不能起效时可考虑肝移植。

6. 调整静脉营养成分和时间

制订合理的个体化给药方案，准确计算早产儿每日所需能量和摄入时间，尽量采用循环静脉营养法（非持续）。改善静脉营养液配制，氨基酸、脂肪乳剂量不超过 3g/（kg·d），优选适合的中长链脂肪乳剂。若有严重感染、严重出血倾向、出凝血指标异常者和（或）血浆总胆红素 >170μmol/L 时，慎用脂肪乳，血浆三酰甘油 >2.26mmol/L 时，暂停使用脂肪乳。

六 管理策略

1. 病情观察

观察早产儿皮肤黄染、神经行为及大便改变。动态监测肝功能、生长发育、胆红素、电解质、血气、三酰甘油、肾功能、血红蛋白等。临床监测时间：开始全肠外营养时；使用全肠外营养期间每隔7~10d；停全肠外营养后每隔2周或根据胆汁淤积情况而定。

2. 营养支持

缩短静脉营养时间，尽早建立经口营养。实施积极的肠内喂养策略：尽早哺乳、微量喂养、适量加乳量、非营养性吸吮、不轻易禁食。一旦进食，即应从小量开始，促进胆囊收缩素和胃肠正常分泌。口服热量达到74.8kcal/（kg·d）即可停用肠外营养。积极寻找喂养不耐受的原因，必要时遵医嘱给予多潘立酮、小剂量红霉素等药物治疗。

3. 基础护理

保持皮肤清洁，皮肤瘙痒可予以局部涂剂。保持大便通畅，必要时予以灌肠。

4. 预防感染

严格执行消毒隔离制度，遵守无菌操作原则，做好保护隔离，减少侵袭性操作。每次接触早产儿或操作前应认真洗手。各种监护治疗仪器须严格消毒。

5. 健康教育

指导家属观察早产儿的生长发育、皮肤颜色及大便性状，合理喂养，定期门诊随访，判断预后。

第六节　早产儿坏死性小肠结肠炎的识别及管理策略

一、概述

坏死性小肠结肠炎（NEC）是早产儿、低出生体重儿常见的急腹症之一，起病症状不典型，病情进展快，死亡率高。临床以腹胀、呕吐、便血、休克为主要表现，腹部X线检查以肠壁囊样积气为特征。目前国内NEC的病死率为10%~50%；国外报道早产儿或极低出生体重儿NEC发病率为5%左右，超低出生体重儿NEC发病率为10%，病死率为10%~40%。

NEC 多发生在出生后 2 周内，发病日龄与出生体重、胎龄相反，胎龄越小、出生体重越轻，则发病日龄越晚。早发型 NEC（发生于出生 14d 内）多见于较成熟的早产儿，发病率约为 40%，晚发型 NEC（≥出生 14d 后）多见于胎龄较小、出生体重较轻的早产儿，发病率约为 28%，平均日龄 32d。发生 NEC 的早产儿中，90% 有肠道喂养史。

二、病因和发病机制

Person 1964 年首次报道 NEC，但至今对其确切的病因和发病机制仍未阐明。目前多认为是由早产、感染及其炎症反应、缺氧缺血、喂养不当等多种因素综合作用，所有因素都是通过影响肠黏膜血液供应、黏膜局部缺血，致使肠道蠕动减弱，食物在肠腔内积聚，影响肠道功能并导致细菌繁殖。NEC 发病与下列因素有关。

（一）肠壁缺氧缺血

肠壁缺氧缺血是 NEC 发病的直接因素，机体处于缺氧状态的各种原因，如新生儿窒息、新生儿呼吸窘迫综合征、新生儿休克、新生儿酸中毒时，均可引起 NEC。缺氧可引起机体的保护性反射（即潜水反射），体内血液重新分布，为了保证心、脑等重要器官的血液供应，胃肠道的血液供应急剧下降，肠系膜血管强烈收缩，引起肠黏膜微循环障碍，肠壁因此缺血受损。患有先天性心脏病或出生后有心力衰竭者，可因心排血量减少而影响体循环量，导致肠道缺血。血液黏度过高可使心排血量减少，肠黏膜微循环血流减慢、淤滞，导致肠壁组织缺氧缺血，肠黏膜坏死。

（二）感染及其炎症反应

感染及其炎症反应是 NEC 发病的重要因素，败血症、肺炎、腹泻等病原体以大肠埃希氏菌、肺炎克雷白杆菌等革兰阴性杆菌（G⁻）为主，也可见于柯萨奇病毒及真菌感染。细菌毒素可直接损伤肠黏膜，炎症介质如血小板活化因子、肿瘤坏死因子也参与 NEC 发病过程。

（三）早产

早产儿易发生 NEC 是由于肠道功能不成熟，胃酸低，肠蠕动弱，食物易滞留，肠道对各种分子和细菌的通透性高，肠道内 SIgA 低下，利于细菌侵入肠壁繁殖而造成的。早产儿的一系列并发症如肺透明膜病、窒息、呼吸衰竭、动脉导管开放、感染和喂养不当均可引发 NEC。与成人的肠道细胞相比，在细菌脂多糖、IL-1 的刺激下，未成熟肠道细胞产生更多的 IL-8，IL-8 的 mRNA 表达比足月儿的肠道细胞的表达旺盛，说明早产儿肠道在炎症因子刺激下更易产生炎症反应。一氧化氮产生不足也是早产儿易发生 NEC 的原因。有研究证明，呼吸暂停、增加乳量过快和合并感染是 NICU 早产儿发生 NEC 的三个最危险的因素。

（四）喂养不当

不合理喂养如乳汁或营养液浓度太高、增量太快，被认为是 NEC 发生的重要原因。另外，新生儿的各种消化酶活性较低，喂养量增加过多、过快，可导致蛋白和乳糖消化吸收不全，食物及其不完全消化产物积滞于肠道内，有利于细菌的生长。

（五）其他

NEC 危险因素包括产前应用糖皮质激素、机械通气、出生后 5min 低 Apgar 评分、长期脐动脉插管等。延长辅助通气可增加重症 NEC 的发病率。限制液体摄入有利于降低 NEC 的发病率。

病理改变呈局限性或广泛性肠道病变，升结肠近端和回肠末端最易受累。肠壁缺血、抵抗力下降，易受产气菌感染，产生毒素侵犯肠黏膜，进一步可发展为：①黏膜水肿、坏死脱落、溃疡出血；②炎症渗出，形成肠粘连或肠梗阻；③炎症向浆膜层发展至肠壁局灶性坏死或呈节段性、广泛性坏死，并可致肠穿孔及渗出性腹膜炎。

三 临床识别

早产儿与足月儿 NEC 相比，皮肤灰白、肌张力低等全身表现更明显；肠鸣音减弱或消失更常见；代谢性酸中毒和血清尿素氮增高的比例高。目前临床多采用 NEC 修正 Bell's 分期标准（表 4-1）。

表4-1 新生儿NEC修正Bell's分期标准

分期	全身症状	胃肠道症状	影像学检查	治疗
ⅠA疑似NEC	体温不稳定、呼吸暂停、心动过缓、嗜睡	胃潴留、轻度腹胀、大便潜血阳性	正常或肠管扩张，轻度肠梗阻	绝对禁食，胃肠减压，抗生素治疗3d，等候病原培养结果
ⅠB疑似NEC	同ⅠA	直肠内鲜血	同ⅠA	同ⅠA
ⅡA确诊NEC（轻度）	同ⅠA	同ⅠA和ⅠB；肠鸣音消失，腹部触痛（±）	肠管扩张，梗阻，肠壁积气征	绝对禁食，若培养24~48h时培养物异常，应用抗生素7~10d
ⅡB确诊NEC（中度）	同ⅡA，轻度代谢性酸中毒，轻度血小板减少	ⅡA，肠鸣音消失，腹部触痛（±），腹壁蜂窝织炎或右下腹包块	同ⅡA，门静脉积气，腹腔积液（±）	绝对禁食，补充血容量，治疗酸中毒，应用抗生素14d
ⅢA NEC进展（重度，肠壁完整）	同ⅡB，低血压，心动过缓，严重呼吸暂停，混合型酸中毒，DIC，中性粒细胞减少，无尿	同ⅡB，弥漫性腹膜炎，腹胀和触痛明显，腹壁红肿	同ⅡB，腹腔积液（±）	同ⅡB，补液200ml/kg，应用血管活性药物、机械通气、腹壁穿刺，若保守治疗24~48h无效，采取手术治疗
ⅢB NEC进展（重度，肠壁穿孔）	同ⅢA，病情突然恶化	同ⅢA，腹胀突然加重	同ⅡB，腹腔积气	同ⅢA，手术治疗

四 辅助检查识别

（一）X 线检查

X 线检查是目前诊断 NEC 最主要的方法。连续动态观察 X 线腹部平片，每 6~12h 做腹部 X 线检查具有诊断价值。

1. 早期

出现肠壁增厚、模糊，肠道轻中度充气，形态不规则，部分肠曲扩张，部分充气的肠管可演变为外形僵硬、分节、管腔不规则或狭窄变细等。

2. 进展期

典型 NEC 的 X 线征，早期表现为腹腔渗液，肠壁有泡沫状小气囊影，细环状或细条状透亮的壁间积气影等。

3. 晚期

表现为伴门静脉积气或气腹影。门静脉积气自肝门向肝内呈树枝状透亮影，可在 4h 内消失。有的可见合并腹膜外积气或胃壁积气影。气腹常见于肠穿孔，若穿孔处被肠系膜封闭，气体量少，不易观察到，可取左侧位片，若见前腹壁与肠曲间出现小三角形透亮区，有诊断价值。

（二）粪便检查

粪便培养细菌多阳性，以肺炎克雷白杆菌、大肠埃希菌多见。粪便镜检可见大量的红细胞、白细胞。隐血试验多呈阳性。

（三）血液检查

血象检查可见白细胞增高，有核左移现象；血小板多降低。血液培养阳性率高，以大肠埃希菌、肺炎克雷白杆菌等革兰阴性菌为主。

（四）腹腔穿刺

穿刺液涂片及培养与血液培养可得一致细菌，大多为杆菌。

（五）腹部 B 超检查

腹部 B 超检查可见肝实质及门静脉内间隙出现气体栓塞，有时见腹水和炎性团块。

（六）动脉血气分析

动脉血气分析可见代谢性酸中毒或混合性酸中毒、低氧血症。

五 治疗原则

（一）禁食与胃肠减压

可疑病例禁食2~3d，轻症禁食5~6d，重症禁食14~20d，待腹胀消失、肠鸣音恢复、大便潜血阴转、临床一般症状好转时，方可恢复饮食。

（二）静脉补液

20%脂肪乳剂1~2g/（kg·d）（输注时间应大于12~16h），复方结晶氨基酸2~2.5g/（kg·d），葡萄糖10~13g/（kg·d）（浓度勿超过13%），适量补充电解质及多种维生素。液量为120~150ml/（kg·d），24h均匀滴入，热量50~80kcal/（kg·d），可从小剂量开始，逐渐增加。晚期因发生休克、肠壁水肿、腹膜炎、腹水等致失水，补液量可增至200~300ml/（kg·d）以维持血容量。体液恢复的标志是心率、血压、尿量恢复正常，酸中毒得以纠正。也可做经皮氧分压监测，当组织灌注改善后，氧分压亦得以改善。

（三）抗生素应用

由缺氧缺血所致的NEC，抗生素作用不大。由感染所致的NEC，抗生素虽有一定疗效，但因致病菌尚不肯定，故选择药物无统一标准。通常对肠道杆菌可联合应用氨苄西林及第1代头孢菌素，对厌氧菌可用甲硝唑，也可根据药敏试验选用。

（四）对症治疗

酸中毒者用碳酸氢钠，心功能不全或低血压者用增强心脏收缩药或血管活性药，如多巴胺、多巴酚丁胺等。

（五）外科手术指征

①气腹：占NEC的17%，80%见于发病30h内，20%见于发病30~96h；②广泛肠壁积气：肠壁积气范围与肠坏死部位相符；③门静脉积

气：气体与细菌可同时进入血液内发生败血症，此类早产儿常伴有全肠坏死；④腹腔渗液增多：表示受累肠管已全层坏死，已有小穿孔或即将穿孔，渗液多为血性；⑤肠管僵直固定，肠间隙增厚达3mm以上，肠管边沿模糊，表明该段肠管已坏死；⑥肠梗阻加重；⑦腹壁红肿，可触及固定炎症性肿块；⑧内科保守治疗12~48h无效，临床进一步恶化，出现休克，顽固酸中毒经4h矫治无效，大量血便或血小板进行性下降。

六 管理策略

（一）减轻疼痛和腹胀

保持环境安静、舒适，遵医嘱给予止痛药。减轻腹胀的措施：①禁食，通常需禁食7~14d，待腹胀消失、大便潜血阴性、临床症状好转后逐渐恢复进食。从流质开始，逐渐过渡到正常饮食。在禁食及调整饮食期间应继续观察腹部及大便情况，发现异常立即通知医生及时处理。②腹胀明显时，立即给予胃肠减压并做好胃肠减压护理。

（二）营养支持

禁食期间给予静脉营养，待病情好转可经口进食时先用5%葡萄糖液3~5ml试喂，如无呕吐、腹胀，可喂母乳或稀释牛乳，每次3~5ml，以后渐增量（每次增加2ml），忌哺乳过早、增乳过快，否则易复发或致病情恶化。加足热量需7~14d。

（三）观察病情

密切观察生命体征变化并做好记录。若早产儿精神萎靡、哭闹不安、少哭少吃、面色发灰、血压下降，应立即报告医生，积极配合抢救。

（四）并发症防治

①便血严重者，遵医嘱给予止血药，给予抗生素控制感染。②观察腹痛的部位及性质，及早发现有无肠穿孔及腹膜炎的表现，并及时与医生取得联系。如需手术，则要做好术前准备及术前教育。③注意呕吐情况，将早产儿置于右侧卧位，头偏向一侧，以防呕吐物误吸，引起窒息。记录呕吐时间以及呕吐物的量及性状。④观察并记录大便次数、量及性状，及时、

准确地留取大便标本送检。每次便后用温水清洗臀部并涂上护臀霜，预防臀部皮肤发生破溃。

（五）健康教育

医护人员依据 Bell's NEC 分期标准的管理方法（表4-2），向家属讲解有关该病的基本知识，使其了解病情，取得理解和配合。指导家属掌握有关饮食、皮肤和口腔护理等知识。

表4-2　Bell's NEC 分期标准的管理方法

分期	全身症状	胃肠道症状	影像学检查	护理措施	预后
Ⅰ期（疑似NEC）	低体温、呼吸暂停、心动过缓、嗜睡	喂养不良、呕吐、胃残余增加、轻度腹胀，大便潜血阳性	肠管扩张，轻度肠梗阻	通知医生；禁食；胃肠减压；静脉输液；密切观察病情；获取实验室检查（血液培养、全血细胞）及影像检查；外科会诊；对早产儿父母进行健康教育及支持	预后良好可能进展到Ⅱ期或Ⅲ期
Ⅱ期（确诊NEC）	同Ⅰ期	腹胀明显，大便潜血阳性，消化道出血	肠管扩张，肠型固定，肠壁间积气，门静脉积气	同Ⅰ期；外科会诊，转到外科病房；拍摄X线片；密切观察病情；每4h补充胃肠减压丧失的液体；做好手术准备	较好与是否需要手术和及时治疗有关
Ⅲ期（重度NEC）	同Ⅰ期，此外，还可出现感染性休克、代谢紊乱等严重情况	同Ⅱ期，可能出现严重消化道出血	同Ⅱ期，可能出现消化道穿孔、气腹	监护：必要时转运，准备急诊手术；术后护理；败血症监护	预后不良；肠管活性；疾病严重程度；病死率高

第七节 早产儿消化道畸形的识别及管理策略

一、唇裂和腭裂

（一）概述

唇裂与腭裂是颌面部常见的先天性畸形，发病率为1%左右。唇裂以男性多见，腭裂则以女性较多，男女之比为1.6：1。亚洲人发病率较高，我国专家调查显示，青海省唇、腭裂发病率居全国首位，为3.07%，常见于染色体异常者，可伴有其他先天畸形。

（二）病因和发病机制

病因并不十分清楚，在胚胎发育的前3个月，由于多种因素影响，致胎儿唇腭部组织发育暂停而发生先天性唇、腭裂。遗传因素的影响似乎比环境因素重要。近年来，国外报道的唇、腭裂遗传率为20%，且多为基因遗传。另外，母亲孕早期用药或接触毒物对胚胎的发育有很大影响，特别是在胚胎发育的第3~8周，正是器官高度分化发育、形成阶段，对有害物质的致畸作用敏感性最强，极易导致先天性唇、腭裂的发生。胚胎在第4周时，出现原始口腔，口腔周围有5个突起，即额鼻突、双侧上颌突和双侧下颌突。胚胎第5周时，下颌突在中线处完全融合，形成下唇和下颌骨。额鼻突发育成中鼻突和两个侧鼻突，中鼻突向下伸展，下端又分成两个球状突。到胚胎第7周时，上颌突在上方与侧鼻突融合，形成侧鼻部和面颊，在下方与球状突融合，形成鼻孔的底和上唇。胚胎第8周以后面部已发育完成。在发育过程中，若上颌突与球状突未能融合，则形成唇裂。在胚胎第6周时，两侧上颌突各有一个侧腭突，自两侧向原始腔伸展，向下并向水平方向生长，同时额鼻突伸出一个中鼻突。胚胎第7周时，两个侧腭突开始在中央与中鼻突融合，由颌骨前向后方融合。至胎龄第9周时腭发育完成，若未完全融合，则形成腭裂。

产前超声检查胎儿唇、腭裂的最佳时间为胎龄18~28周，此时胎儿口唇发育较完善，羊水相对多，图像最清晰，可检出85%以上的胎儿唇、腭裂畸形，也是行胎儿全身畸形筛查的最佳时间。

（三）临床识别

1. 分型

畸形分为单纯唇裂、唇腭裂和单纯腭裂，可为单侧或双侧。唇裂通常为上唇裂，分为单侧、双侧和正中裂三型。正中裂罕见，常伴有面部长轴缩短、小眼球，易早期夭折。根据唇裂的程度分为三度：Ⅰ度唇裂仅限于唇红部；Ⅱ度唇裂超过唇红，但未进入鼻孔；Ⅲ度唇裂为整个上唇裂开，并通向鼻腔，有时还伴牙槽突裂及腭裂。其中以Ⅲ度唇裂较多见。可伴有其他畸形，如额外牙或缺牙、唇鼻翼软骨裂、切牙骨前突。

腭裂分单侧和双侧两型。按腭裂程度也分为三度：Ⅰ度腭裂为软腭及悬雍垂裂开；Ⅱ度腭裂为软腭和部分硬腭裂开；Ⅲ度腭裂自软腭、悬雍垂至牙槽突整个裂开。唇裂同时伴有腭裂者称唇腭裂。

2. 表现

唇腭裂主要表现为面部畸形。单纯唇裂以左侧多见，除造成面部畸形外，对吸吮和发音功能影响较小。Ⅲ度唇裂者上唇自鼻孔的基底至唇红缘整个裂开，鼻及唇的中轴线常偏向健侧，鼻中隔及牙槽突露于裂隙之间，患侧鼻翼外展、扁平，鼻孔增大。由于上颌发育不全，鼻翼根部常下陷。

腭裂时由于鼻腔和口腔相通，吸吮时不能在口腔内形成负压，致使早产儿吸吮困难，易疲劳，吞咽乳汁时易从鼻腔溢出，需用小匙喂养，因长期进乳量不足可致营养不良。由于鼻腔开放，冷空气不能经鼻腔加温，直接进入咽部，鼻咽黏膜经常受寒冷刺激，咽鼓管功能受损，易引起上呼吸道感染和慢性、反复性中耳炎及渗出。Ⅲ度腭裂影响吸吮、吞咽、呼吸及语言功能。腭裂程度越大，造成的畸形和功能障碍越重，双侧较单侧重。

正常语音构成需要依靠口腔腭部与鼻腔的完整分隔，包括软腭的长度适宜、柔软和肌肉张力。腭裂患者发音不清，以鼻音为主，若不治疗，成年后发音呈"腭裂音"，将造成人际交流障碍。

（四）治疗原则

唇裂和腭裂均需手术治疗。但对于手术的最佳时机，目前还存在争议。

常规唇裂修复手术安排在早产儿出生后 3~6 个月，新生儿期多不需立即行手术修补。需迅速解决的问题是喂养问题，塑料填塞器适用于出生不久的早产儿，可帮助进食，提供吸吮的保护平面，有助于牙弓稳定。牙弓生长迅速，需数周更换 1 次填塞器。近年来，国内一直在探讨新生儿唇、腭裂一期修复术（出生后 48h）的安全性、可行性，得到较好效果。接受唇裂修复手术的早产儿还处于不断的生长发育过程，无论采取哪种手术方法，大部分唇裂的修复不能一次完成，还需二次修复。对唇裂修复效果的评价，不仅要看外观是否正常、瘢痕是否明显，也要观察在以后的发育中，继发畸形是否严重等。

二、食管闭锁和食管-气管瘘

（一）概述

食管闭锁（EA）是新生儿期较严重的消化道发育畸形，以早产儿多见，是胚胎时期在食管发育过程中空泡期发生障碍引起的一种先天性食管畸形。食管与气管之间出现异常通道形成瘘管，称为食管-气管瘘（TEF）。EA 与 TEF 是严重的发育畸形，两者可同时存在，也可单独存在，死亡率较高。我国新生儿食管闭锁发病率占活产儿的 1/3000~1/4000，与国外发病率近似（1/3000），占消化道畸形的第 3 位，临床以 Cross Ⅲ 型为主，其中 50% 合并其他畸形，若不及时处理可致死亡。食管闭锁与食管-气管瘘联合畸形约占食管和气管畸形的 85%。

（二）病因和发病机制

病因不明，可能与食管、气管的共同起源有关。胚胎初期，食管与气管均由原始前肠产生。胚胎第 3 周时，原始前肠由其两侧壁各出现一条纵沟，管腔面相应出现两条纵嵴。至胚胎第 5~6 周时，纵沟加深，纵嵴越来越靠近，最终融合成膜，将前肠分为两个管道，腹侧形成气管，背侧形成食管。食管经过一个实质变阶段，由管内上皮细胞繁殖增生，使食管闭锁，以后管内空泡出现，互相融合，将食管再行贯通，形成空心管。在胚胎前 8 周内，若分隔成空泡不全，可引起不同类型畸形。

已有家族性染色体显性遗传发病的报道,北京大学第三医院曾经收治的双胞胎同患此病;另外,EA 和 TEF 常合并其他畸形,提示在胎儿发育过程中存在致畸因素。有学者认为,多种畸形同时存在反映了胚胎第 4 周间叶组织受损。

病理分型可分为五种类型:

1. Ⅰ型

食管上下两段不连接,各成盲端,两段间距离长短不等,同气管不相通连,无食管-气管瘘。可发生于食管的任何部位,一般食管上段常位于第 3~4 胸椎水平,下段盲端多在膈上。此型较少见,占 4%~8%。

2. Ⅱ型

食管上段与气管相通,形成食管-气管瘘,下段呈盲端,两段距离较远。此型更少见,占 0.5%~1%。

3. Ⅲ型

食管上段为盲管,下段与气管相通,其相通点一般多在气管分叉处或其稍上处。两段间距离 >2cm 者称 A 型,<2cm 者称 B 型。此型最多见,占 85%~90% 或以上。

4. Ⅳ型

食管上下两段分别与气管相通连。此型也是极少见的一种类型,占 1%。

5. Ⅴ型

无食管闭锁,但有瘘与气管相通,又称 H 型,为单纯食管-气管瘘,占 2%~5%。瘘管一般位于食管和气管上端,高于第 2 胸椎水平,早产儿发病常晚于新生儿期,以哺乳后呼吸困难和反复发作的肺炎为特点。瘘管较大时,可沿气管长径交通,称为喉气管食管裂。

(三)临床识别

1. 唾液过多

由于胎儿不能吞咽羊水,出生后口腔及鼻腔分泌物很多,由口腔、鼻腔溢出,吸痰后很快又出现。

2. 咳嗽

典型症状是初次喂水或哺乳一两口后即发生呛咳、气促、窒息、发绀,由于咽部充满黏稠分泌物,呼吸时咽部可有呼噜声、呼吸不畅。

3. 腹胀

无气管瘘者腹部呈舟状，有气管瘘者因大量空气进入胃内，腹胀较明显。

4. 其他畸形

食管闭锁常合并其他畸形，约占50%，Ⅰ型最易发生。以先天性心脏病（19%~35%）、肠闭锁、肛门闭锁（20%~40%）最常见，其次为生殖泌尿系统（10%~15%）、肌肉骨骼系统、颜面（兔唇，腭裂）、中枢神经系统等畸形。

（四）辅助检查识别

凡新生儿有口吐白沫、出生后每次哺乳后均发生呕吐或呛咳、发绀等现象，兼之孕妇有羊水过多史或其他先天畸形，应考虑有先天性食管闭锁的可能。腹部平软表示无瘘管存在；食管上段有瘘管多出现哺乳后呛咳、呼吸困难等症状；食管下段有瘘管则可出现腹胀。进一步明确诊断可行以下检查：

1. 诊断性安置胃管

胃管无法插入胃内。

2. X线检查

X线检查简便、准确，对该病有决定性的诊断意义。应先行胸腹部常规透视或摄片，若腹部无气体，则为食管闭锁的特征，若有食管气管瘘，则胃肠内均可有气体积聚。因此，腹腔内有气体尚不能完全排除食管闭锁。如果新生儿发生肺炎合并肺不张，特别是右上叶肺不张，多为亚型食管闭锁，此时胃肠道内可有大量气体。胸部正位片显示闭锁近端充气，插入胃管则见其通过受阻并折回。侧位片显示充气的盲端向前对气管形成浅弧形压迹。碘油造影有引起吸入性肺炎的可能，必要时可对Ⅳ、Ⅴ型食管闭锁进行此项检查。钡餐检查应属禁忌。

3. 内镜检查

为便于发现瘘管，先从气管滴入少量亚甲蓝，再从食管镜中观察蓝色出现的部位；或先吞服少许亚甲蓝，再用纤维支气管镜从气管、支气管中寻找蓝色出现的部位以确定瘘管及其位置。Cudmore于1990年报道，用高压消毒的微粒化硫酸钡的甲基纤维素混悬液（0.5ml）造影是相当安全的。此外，还可用活动荧光摄影法诊断原发性或复发性气管-食管瘘，脐动脉造影以确诊合并右位主动脉弓和CT等检查法。值得注意的是，检查前应吸尽盲端内黏液，并随时准备给氧、吸"痰"和保暖。

（五）治疗原则

依据闭锁的类型实行手术，术前必须充分准备以提高早产儿耐受力，准备工作应在12~24h内完成。

1. 补液

根据不同类型的食管闭锁、不同的手术类型进行相应补液。

2. 药物治疗

给予维生素K、维生素C；给予抗生素治疗肺部感染。

3. 手术治疗

闭锁盲端相距<2cm可行一期食管吻合术。盲端距离>2cm则行瘘管结扎及胃造口术，2~3个月后延期行食管吻合术。

（六）管理策略

1. 术前管理

（1）病情观察：食管闭锁常同时合并其他畸形，入院后须对各系统进行全面详细地检查和评估，以便及早发现并处理其他畸形。密切监测生命体征，观察有无呛咳、呕吐、腹胀、气促及发绀，评估唾液量和肺部体征，有条件者给予持续心肺和（或）血氧饱和度监测，重点关注面色、呼吸和血氧饱和度情况，及时发现窒息并迅速给予急救。同时要做好血糖、血胆红素、血气分析和电解质监测。

（2）体位管理：取头高脚低位，头偏向一侧，上半身抬高15°~30°，避免口腔内分泌物流入气管导致误吸。定时变换体位，予以翻身、拍背、吸痰，防止发生吸入性肺炎、肺不张。

（3）禁食护理：疑有或确诊食管闭锁者应严格禁食以免反流引起呛咳、误吸，静脉供给足够的热量、水分，维持正常血糖，防止水电解质和酸碱失衡。输液时注意输液速度，避免输入过快，引起肺水肿、心力衰竭等并发症。做好口腔护理，每日采用生理盐水擦洗。留置胃管，因食管近端留置胃管能够有效吸引唾液，每隔15min采取空针抽吸，保证口腔、咽喉部、气管内的分泌物及时抽出。

（4）气道管理：食管闭锁早产儿出生后口腔和鼻腔分泌物多，应予以及时清理，避免吸入呼吸道阻塞气道而引起或加重呼吸窘迫和吸入性肺炎。每1~2h吸痰1次，必要时可食管上端盲端持续负压吸引并间歇抽吸鼻咽部。为防止分泌物黏稠，可使用超声雾化吸入；给予持续低流量吸氧，一般1~2L/min，血氧饱和度维持在90%~95%。注意观察早产儿神志、面色、心率、血氧饱和度等情况，备好急救用品，一旦有异常情况，应及时通知医生进行处理。

（5）腹胀护理：食管闭锁常合并食管-气管瘘，由于呼吸运动使大量气体经瘘管进入胃肠道，导致胃肠胀气而增加反流风险。在避免哭闹的同时，可用肛管排气法减轻早产儿腹胀。尽量避免加压给氧或正压辅助呼吸，以免腹胀加重。

（6）食管碘油造影护理：对疑有食管闭锁者常规插胃管受阻后即留置胃管，在行减压引流的同时做食管碘油造影用，经碘过敏试验确认阴性后，即可送至放射科进行造影检查。由医护人员和早产儿家属共同陪护，外出途中保持早产儿头高侧卧位，注意观察早产儿面色和呼吸，随时带针筒、简易吸引器（洗耳器）、复苏皮囊等物品以备急救。造影检查时将碘油（2~5ml）缓慢注入食管，检查结束后立即将全部碘油用针筒抽出，防止碘油被吸入肺内。

2. 术中管理

（1）早产儿手术常难以配合，多采用气管插管静脉全身麻醉方式。

（2）术中做好体位固定，既保证早产儿静脉输液通畅，又防止其躁动而影响手术顺利进行。注意观察早产儿肢端血运及输液情况。

（3）早产儿糖贮备少，食管闭锁早产儿禁食时间长易发生低血糖，应严密监测血糖，术中适量补充含糖液体。

（4）手术时早产儿大面积皮肤裸露，皮肤消毒、静脉输液均可造成热量散失，应注意加强保温和体温监测。

3. 术后管理

（1）观察病情：术后将早产儿置于新生儿重症监护病房，持续监测心率、呼吸、血压、血氧饱和度。密切观察生命体征变化，每2h记录1次。观察腹胀、排气及肠蠕动恢复情况。

（2）胃肠减压：术后均应留置胃管，以引流胃液和作为吻合口的支撑，妥善固定胃管，防止脱落以及再插管时损伤吻合口导致吻合口瘘。连接一次性负压吸引器，定时用10ml针筒抽吸胃管以保持通畅。详细记录每日引流量及性状。

（3）营养支持：术后禁食期间给予肠外营养支持。术后1周可行食管造影，观察有无吻合口瘘。无吻合口瘘者即拔除胃管并尝试经口喂养，有吻合口瘘时可继续留置胃管行鼻饲喂养。根据胎龄和出生体重决定喂养量，喂养时速度宜缓慢，使早产儿有充足的时间吞咽，以免引起呛咳、呕吐，进而影响吻合口愈合。

（4）胸腔引流：妥善固定胸腔闭式引流，保持引流通畅。观察水封瓶内水柱的波动情况，每日观察并记录引流液的性质和量。若引流量<5ml/d、体温正常且无并发症者，应尽早拔除引流管。

（5）气道管理：由于早产儿对麻醉、手术耐受力差，术后不能很快拔除气管插管者应常规呼吸机辅助呼吸1~3d，及时吸除口咽部分泌物，吸除分泌物前后给予高浓度氧吸入2min，每次吸除分泌物时间不超过15s。吸引管应有醒目标记，插入不能超过7~8cm，以免损伤吻合口致使吻合口瘘形成。

（6）抗感染：遵医嘱使用广谱抗生素，纠正水电解质紊乱，确保早产儿安全渡过手术期。

（7）出院指导：告知早产儿家属术后远期并发症的表现及处理，有异常情况及时返院就医。指导早产儿家属保暖、喂养、营养和护理等注意事项，出院后定期电话随访。

三、肠闭锁与肠狭窄

（一）概述

肠闭锁在消化道畸形中不少见，是新生儿肠梗阻中最常见的原因之一，约占新生儿肠梗阻的1/3。发病率为1/（2500~4000），闭锁多于狭窄，男性略多于女性，其中低出生体重儿约占1/3。肠狭窄的发病率较肠闭锁为低，为肠闭锁的1/19~1/20，一般多位于十二指肠，约占50%；其次为回肠，约占25%；再次为空肠，结肠罕见。近年来，由于诊治水平的提高，消化道畸形的手术成功率也在不断提高，其存活率有明显改善。

（二）病因和发病机制

肠闭锁的确切病因不清楚。有以下学说：①胚胎发育阶段实心期中肠空化不全而产生肠闭锁或狭窄；②目前多认为是妊娠后期胎儿多发肠扭转、肠套叠、索带粘连及脐环收缩过速等情况，从而影响某段小肠血液循环障碍，使肠管发生坏死或萎缩，形成肠闭锁与狭窄。有人观察到肠闭锁继发于肠系膜血管阻塞、缺如或血管畸形。还有人认为，胎儿期炎症如胎粪性腹膜炎、坏死性小肠结肠炎等致肠坏死、穿孔为闭锁的原因。肠狭窄与肠闭锁相同，只是程度略轻。

（三）临床识别

1. 肠闭锁

肠闭锁有两种类型：一种为膜式闭锁型，占85%~90%。肠管内有隔膜将肠腔阻断形成闭锁，肠管外观仍保持连续性，多见于十二指肠及空肠；另一种为盲端闭锁型，占10%~15%，多见于回肠，偶见于结肠。闭锁两端呈盲袋，外观失去连续性，肠段间仅为一索状纤维带相连；有的两盲袋完全分离，无纤维索带相连，因此，相邻的肠系膜有"V"形缺损。有时缺损广泛，致使远端小肠呈苹果皮样，肠系膜不固定，易发生肠扭转。因是完全性肠梗阻，肠闭锁以呕吐、腹胀、无胎粪排出为主要症状。

（1）呕吐：闭锁部位越高，呕吐出现时间越早且频繁。高位肠闭锁（十二指肠闭锁）早产儿出生后第1次哺乳即发生呕吐，呕吐物为胃及十二指肠分泌液，含有胆汁。开始哺乳后反复小量呕吐，以后每次哺乳后呕吐量增多，逐渐加重和频繁，呈持续性反复呕吐，少数病例梗阻在壶腹部近端，呕吐物可不含胆汁。低位肠闭锁（空肠、回肠和结肠闭锁）常在出生后第1天末或第2天才呕吐，呕吐量多，呕吐物呈粪便样，带臭味。呕吐的次数及程度呈进行性加重。

（2）腹部情况：高位肠闭锁腹胀限于上腹部，下腹部凹陷，并可见由左向右的胃蠕动波，无肿物可触及，呕吐后腹胀减轻。低位肠闭锁全腹均发胀，呕吐后腹胀也不减轻，可见肠型，肠鸣音亢进，叩诊为鼓音，肝浊音界上升。若伴发肠穿孔时，腹胀加重，可见腹壁静脉怒张。

（3）排便情况：出生后多无正常胎粪排出，仅排出少量或青灰色胶冻样便，由肠黏膜的分泌物和脱落细胞组成。有少数早产儿，在妊娠后期胎粪已形成，因血液循环障碍而造成的肠闭锁，可排出少量绿色胎粪，以后无移行便排出。

（4）一般情况：早期一般症状良好，晚期由于呕吐频繁，很快出现消瘦、脱水和电解质紊乱，常继发吸入性肺炎。

2. 肠狭窄

临床表现因狭窄部位及程度而不同，一般狭窄越明显，症状就越严重。多数在出生后即有不完全性肠梗阻表现，如反复呕吐，狭窄在胆总管开口以下者占 70%，呕吐物多含胆汁，出生后有胎粪排出，量较足月儿少，以后排便量也少。高位肠狭窄上腹部膨胀，并可见胃蠕动波。低位肠狭窄则全腹胀，可见肠型和蠕动波，肠鸣音亢进。轻型症状一般发生较晚，于出生后 4~10d 才出现呕吐，每日呕吐 1~2 次，大便可正常。常有慢性脱水和消瘦。

（四）辅助检查识别

1. 肠闭锁

出生后即有持续性呕吐，24~36h 内尚无正常胎粪排出，并有进行性腹胀，即应考虑肠闭锁。若孕妇有羊水过多史或同时并发其他畸形，则可能性更大。可先做肛门指诊，或用温盐水（1% 过氧化氢液）灌肠，仍无正常胎粪排出，可排除胎粪性便秘及巨结肠。过去用 Farber 试验检查胎粪中无毳毛及角化上皮诊断肠闭锁，对 3 个月以内形成肠闭锁者有诊断价值，但对中、晚期由于机械性或血管性所致的肠闭锁则无诊断意义。

腹部 X 线平片在诊断上有很大价值。高位肠闭锁立位 X 线片上腹部可见 2~3 个扩大的液平面，称双泡或三泡征（双泡由胃和十二指肠第一段内的液平面形成，若梗阻在十二指肠远端，出现 3 个液平面），其余肠段不充气；低位肠闭锁则可见多个扩大肠段与液平面，其余肠段及结肠不充气。可疑患儿可做稀钡灌肠，见细小结肠。直径仅 0.5cm，结肠袋状皱襞不明显，结肠较直而短,并可排除肠旋转不良或巨结肠等常见畸形,伴有肠穿孔者膈下有游离气体存在。

对羊水过多的孕妇应做 B 超断层扫描,对胎儿肠闭锁诊断很有价值。高位空肠闭锁从胃延伸至空肠近端有长形液性暗区,有时在胎儿腹腔上部探及数个扩张的液性暗区。

2. 肠狭窄

腹部 X 线立位平片可见狭窄上端扩大的肠段,下端仅有少量气体充盈。钡餐检查可明确狭窄部位。十二指肠狭窄较多见,需与环状胰腺、肠重复畸形、肠旋转不良、腹膜带、异位的肠系膜上动脉等肠外压迫所致的肠狭窄鉴别,主要根据钡餐造影或钡灌肠、超声等检查来确诊。但鉴别上述病因常较困难,须经手术才能证实。

(五)治疗原则

1. 肠闭锁

(1)手术治疗:手术是唯一有效的治疗方法。手术治疗的早晚、术前准备及术后护理直接影响其预后。诊断一经确立,应立即胃肠减压,高位闭锁腹胀即可消失,并可防止吸入性肺炎;同时进行补液、纠正电解质失衡和酸中毒,补充维生素 K 和维生素 C;预防性应用抗生素;配血,必要时输全血和血浆。用留置静脉针保持输液通畅。

根据肠闭锁的不同类型可选择以下手术方式。①肠切除吻合术:闭锁肠管远近端各切除 10~15cm 行端端吻合;②端侧吻合并造瘘:有时近端肠管过度肥厚扩张,远端肠管细小,可行端侧吻合和远端造瘘术(Bishop-Koop 法),或行端侧吻合和近端造瘘术(Santulli 法);③低位肠闭锁、全身情况差,不能一期肠切除吻合者,可将远近端肠管造瘘,并扩张远端肠管,择期再行肠吻合。

隔膜型闭锁应尽量切除隔膜与扩张肠管,再行端端吻合术或端侧吻合术,空回肠闭锁由于部分扩张肠段切除后近侧端仍较粗大,远端肠段特别细小,术后吻合肠段功能恢复也相应延迟,因此,做肠造瘘术非常重要,既可以使近侧端肠管充分减压,又能使吻合口在无张力的情况下易愈合。造瘘常用方法有近端肠管与远端肠管行端侧吻合与造瘘(Bishop-Koop 法);

近侧端肠管与远侧端肠管做侧端吻合术（Santulli法），还可做闭锁肠管双腔造瘘术。但早产儿多不能耐受肠液的丢失及水电解质紊乱，尽量争取一期吻合而不做肠瘘，早产儿小肠较短，应保留小肠不能少于75cm，避免产生短肠综合征。

（2）术后处理：保持充分胃肠减压，一般减压3~4d，必要时可适当延长。补充适量液体、输血或血浆、维持水电解质平衡和能量需求。一般需入NICU，进行心电监护，待病情稳定后转入普通病房。术后不能进食者应行静脉营养。术后3~4d肛门排气后，可进流食，可给予配置肠内营养液。

（3）预后：闭锁位置越高，预后越好。早诊断早治疗，才能提高治愈率，否则多数在1周内死亡，死于继发性穿孔、腹膜炎、肠坏死、吸入性肺炎。病死率约为40%，因常为低出生体重儿，并伴有其他较严重畸形。近年来，由于呼吸管理加强，并开展肠外营养，有报道病死率降低至27.3%。

2. 肠狭窄

确诊后积极改善早产儿一般状况，输液输血，然后进行手术。可采用肠切除吻合术、空肠十二指肠吻合术、单纯隔膜切除术等。预后良好。

（崔慧敏　李胜玲）

第五章

早产儿血液系统常见病症的识别及管理策略

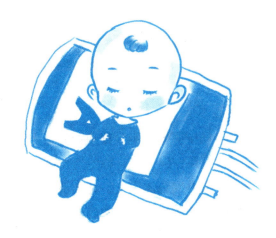

第一节 早产儿血液系统的特点

一、血液系统的胚胎发育

早产儿的血液系统发育分为胚胎期造血和出生后造血,且是一个连续性过程。

1. 胎儿造血分期

(1)中胚层造血期:在胚胎发育的第 10~14 天,卵黄囊上的中胚层间质细胞分化聚集后形成血岛,血岛外周细胞进而分化形成血管内皮细胞,而聚集在血岛中间的细胞分化形成原始血细胞。在胚胎第 8 周,这种血管内中胚层期造血的活力逐渐开始下降,直至胎儿第 12~15 周完全消失。

(2)肝脾造血期:造血细胞在胚胎发育第 5 周开始可在肝脏形成,并可见少量粒细胞及巨核细胞。在胎儿 4~5 个月时,肝造血达到高峰,主要产生有核红细胞。在胎儿 6 个月后,肝造血逐渐减少,并于出生后 1 周停止。脾脏造血开始于胚胎第 8 周,以红细胞生成占主要优势,随后粒细胞造血开始活跃。胎儿 5 个月后,脾脏造血中红细胞和粒细胞功能逐渐减弱,直至消失。

(3)骨髓造血期:胚胎发育第 6 周时出现骨髓,从胎儿第 4 个月开始,骨髓成为主要造血器官,胎儿第 7 个月时,骨髓内各系列血细胞数量最多,骨髓内造血组织则继续增加,直至出生。

2. 胎儿期各类血细胞的发育特点

(1)红细胞中胚层造血期:由血岛中间的细胞分化成原始造血细胞,即最初的造血干细胞,其继续向红细胞系方向分化,原始造血细胞分化成原始血细胞,再分化为原始红细胞,该类细胞体积大,有丰富的嗜多色性胞浆,有核,其核染色质纤细而分散。肝造血期产生的红细胞体积较小,称为定型原红细胞。

红细胞生成有以下特点:①红细胞初期或爆式红系集落形成单位(BFU-E)从骨髓干细胞发展而来,它同样可以分化生成巨核细胞的初期。②红细胞生成和血红蛋白的合成可能通过激素、红细胞生成素调节,也可以被缺氧反向调节。③出生后红细胞生成素（EPO）由肾脏生成，但在胚胎时期肾外系统（如肝脏、颌下腺）占主要地位。④当出现贫血或组织可利用的氧降低等反应时，EPO水平增加，在高输血状态时减少。⑤21-三体综合征的早产儿、宫内生长受限、糖尿病或妊高征孕妇分娩的早产儿，与成人相比，胚胎早期的红细胞计数、血红蛋白浓度和血细胞比容与足月儿较低，但EPO水平同样会增加。细胞体积较大，大部分有核，且含血红蛋白量较高。随着胎儿发育，红细胞数、血红蛋白浓度及血细胞比容增加，而红细胞平均体积、红细胞平均血红蛋白与循环中未成熟红细胞的比率则下降。各胎龄平均红细胞值见表5-1。

表5-1 各胎龄平均红细胞值

胎龄（周）	红细胞（$\times 10^{12}$/L）	血红蛋白（g/dl）	血细胞比容（%）	红细胞平均体积（fL）
18~21	2.85 ± 0.36	11.7 ± 1.3	37.7 ± 4.3	131.11 ± 10.97
22~25	3.09 ± 0.34	12.2 ± 1.6	38.6 ± 3.9	125.1 ± 7.84
26~29	3.46 ± 0.41	12.9 ± 1.4	40.9 ± 4.4	118.5 ± 7.96
>36	4.7 ± 0.4	16.5 ± 1.5	51.0 ± 4.5	108.0 ± 5.00

血红蛋白的合成开始于胚胎时期的第14天。在中胚层造血期主要为Hbgowerl（e2）、hbd-ower2（a2e2），还有少量Hhporland（2y2）。胎儿3个月时上述血红蛋白消失，代之以血红蛋白F（a2y2）。胎儿6个月时，血红蛋白F占血红蛋白总量的90%~95%。其余5%~10%为成人血红蛋白A1（a2B2），随后前者下降，后者上升，出生时前者为70%~90%，后者为10%~30%。

EPO是一种不能通过胎盘的糖蛋白，故孕妇的EPO浓度不影响胎儿的EPO水平。红细胞生成受EPO影响，即当红细胞数量减少时，红细胞生成素增加，后者促进红细胞生成而使红细胞数量上升，同时又降低EPO的产生。对红细胞反应的不同是胎儿和成人红细胞生成的主要区别。有研究发现，胎龄在27~31周时，对EPO反应最低。整个新生儿期对EPO反应是低水平，这是导致早产儿对红细胞生成刺激低下及血红蛋白低水平的重要原因。

（2）白细胞：分为粒细胞、淋巴细胞、单核细胞。胚胎第5~7周时，在肝实质和各种结缔组织基质中可以见到少量白细胞产生。直至骨髓造血期，白细胞产生明显增加。锁骨和骨髓是最初生成白细胞的部位，当胎龄在第10~20周时，粒细胞及粒细胞前体已占骨髓中细胞成分的30%~40%。在妊娠早期，血液循环中粒细胞数极少，在妊娠最后3个月，粒细胞数迅速增加，出生时计数高于成人。淋巴细胞于胎龄第7周在胎儿肝及淋巴丛可见，并可以辨认出T淋巴细胞；带有G标志的B淋巴细胞在胎龄第8周可见。至胎龄第16周时，在胸腺和血液的淋巴细胞，90%以上具有T淋巴细胞或B淋巴细胞特征。单核细胞出现时间不一，最早在胎龄第4周出现。

（3）血小板：来源于骨髓中的巨核细胞，胎龄第5~6周时，在卵黄囊上可见巨核细胞，从此时起直至分娩，可在肝脏见到巨核细胞。胎儿3个月后，在骨髓内可见巨核细胞。胎龄第10周时，周围血液循环中可见到血小板。胎龄第30周时，巨核细胞活性及血小板计数与成人相似。

二 新生儿期周围血象和骨髓象特点

新生儿期周围血象数值取决于胎龄、胎盘灌注的容积（断脐的时机、早产儿的位置）和血样采集的时间。由于外周血管收缩和血液淤滞，血红蛋白值在毛细血管的样本可能会明显高于静脉血样本，早产儿的血红蛋白水平较高，出生后第1周下降至脐血水平。

1. 影响因素

（1）采集部位、时间：出生后1周内的早产儿由于周围静脉血淤滞，血红蛋白值与红细胞比容值在毛细血管的样本可能会明显高于静脉血样本。有文献报道，此差异可持续至出生后12周。若将足跟先温暖后再采血，则两者差距从3.9%降至1.9%，推测这是由于足跟温暖后外周血液循环及淤滞状态的改善所致。出生后最初数小时内采集血液标本，血细胞比容升高至10%~20%。

（2）结扎脐带的方法：研究发现，早产儿出生后血红蛋白值与结扎脐带的时间有关。若正常分娩，早产儿位置不要高于母亲子宫水平，有助于血液从胎盘流向早产儿，出生后30s内结扎脐带，血红蛋白值增加。若有胎儿窘迫，出生后应立即结扎脐带，避免高容量血症。分娩前或分娩过程中发现胎儿-胎盘出血、新生儿苍白及处于休克状态，脐带应延迟结扎，同时行新生儿复苏术。

2. 新生儿期血象正常值

（1）血红蛋白、血细胞比容、红细胞计数及红细胞指数：出生后数小时因代偿胎盘输血和分娩时循环中红细胞容量增加，血浆移出血管外，故血红蛋白、红细胞平均体积及红细胞数下降的幅度均大而迅速。新生儿红细胞平均体积相对较大，早产儿更高，早产儿和足月儿正常血液数值见表5-2。

表5-2 早产儿和足月儿正常血液数值

数值	孕龄（周）		足月脐带血	第1天	第3天	第7天	第14天
	28	34					
血红蛋白（g/dl）	14.5	15.0	16.8	18.4	17.8	17.0	16.8
血细胞比容（%）	45.0	47.0	53.0	58.0	55.0	54.0	52.0
红细胞（mm³）	4.0	4.4	5.25	5.8	5.6	5.2	5.1
红细胞平均体积	120.0	118.0	107.0	108.0	99.0	98.0	96.0
红细胞平均血红蛋白量（pg）	40.0	38.0	34.0	35.0	33.0	32.5	31.5
红细胞平均血红蛋白浓度（%）	31.0	32.0	31.7	32.5	33.0	33.0	33.0
网织红细胞（%）	5.0~10.0	3.0~10.0	3.0~7.0	3.0~7.0	1.0~3.0	0~1.0	0.0~1.0
血小板（×10⁹/L）	290.0	192.0	213.0	248.0	252.0		

1）血细胞比容：即单位血量的红细胞百分比。数值在出生后立刻升高，然后在第1周降至脐血水平。正常出生数值取决于胎龄、胎盘灌注的容积（断脐的时机、早产儿的位置）。由于外周血管收缩和血液瘀滞，因此，从毛细血管采集的样本数值偏高。

2）红细胞：红细胞暴增性集落形成单位分化，在激素控制下，形成群体集落形成单位（CFUE），当形成红细胞时核消失。网织红细胞计数在出生时与胎龄成反比，但是截至出生后第7天下降至少2%。持续的网织红细胞增多可能表明慢性失血或溶血。

红细胞功能：①氧气运输通过氧合血红蛋白；②二氧化碳运输通过碳氧血红蛋白；③二氧化碳与水反应形成碳酸，在红细胞的细胞质中通过碳酸酐酶催化反应，碳酸解离形成碳酸氢盐离子；缓冲质子通过结合血红蛋白形成血红蛋白酸，并与碳酸氢盐离子发生反应。红细胞计数即每立方毫米中成熟红细胞的数量。产生红细胞的数目与丢失或损毁的数目相等。红细胞的寿命与胎龄有关（足月儿：60~70d；早产儿：35~50d）。

3）红细胞指数：测量红细胞大小和血红蛋白含量，用于特定贫血的诊断。①红细胞平均体积（MCV）：单个红细胞的平均大小和体积。随着妊娠进展，MCV 逐渐下降，并且在出生后继续下降，至 4~5 岁达成人水平。MCV 增多，红细胞相关大红细胞；MCV 减少，红细胞相关小红细胞。②红细胞平均血红蛋白量（MCH）：每个红细胞中血红蛋白的平均重量。MCH 减少并行者 MCV 减少。MCH 增多，红细胞出现高色素；MCH 减少，红细胞出现低色素。③红细胞平均血红蛋白浓度（MCHC）：每个红细胞中血红蛋白的平均浓度，用血红蛋白数除以红细胞的总和计算得出，MCHC 于出生后 6 个月达成人水平。MCHC 增多，红细胞呈高色素性；MCHC 减少，红细胞呈低色素性。④红细胞质量：即红细胞总量，是贫血的最好测定指标。红细胞质量与血红蛋白浓度直接相关。

（2）白细胞计数及分类：早产儿白细胞计数亦与采血部位有关。毛细血管血白细胞数高于静脉血。白细胞可以离开循环至血管外组织，当异种蛋白反应时，它们的功能作为免疫系统的重要一部分发挥作用。白细胞计数是指每立方毫米血液中白细胞的数量，白细胞计数与胎龄有关，早产儿总数比足月儿少 30%~50%。白细胞分为粒细胞、淋巴细胞、单核细胞。

1）粒细胞：包括嗜碱性粒细胞、嗜酸性粒细胞和中性粒细胞。①嗜碱性粒细胞在过敏和炎症反应中很重要，是数量最少的粒细胞，占白细胞总数的 0.5%~1%。②嗜酸性粒细胞的作用与中性粒细胞相似，但吞噬作用较弱。早产儿嗜酸性粒细胞计数增加较常见，与孕龄呈负相关。有报道，早产儿嗜酸性粒细胞增多症的发病率达 75.5%，早产儿在气管插管、肠外营养、败血症恢复期常有嗜酸性粒细胞增多，推测与呼吸道、消化道屏障的免疫有关，在胃肠道和呼吸道通常占白细胞总数的 1%~3%。③中性粒细胞的功能像吞噬细胞一样，能吸收、消灭像细菌、原虫细胞、细胞碎片和胶体等小粒子；生理应激可以使其数量增加，骨髓释放出未成熟的形态。

2）淋巴细胞：胸腺 T 淋巴细胞对移植物抗宿主病和迟发型反应有重要作用；骨髓 B 淋巴细胞对免疫球蛋白和抗体的生成及分泌有重要作用。

3）单核细胞：①在血液循环中未成熟的巨噬细胞。②在组织中转化为巨噬细胞（如肺脏的肺泡巨噬细胞、肝脏的库普弗细胞）。③负责清除循环血液中衰老的血细胞、细胞碎片、受调理素作用的细菌、抗原抗体复合物和活化的凝血因子。

（3）血小板：胎龄 30 周时的胎儿血小板计数已与成人相似。其特点为小的、无核的、圆盘状的细胞，用于止血、凝结和血栓形成。血小板来源于骨髓中的巨核细胞，破坏内皮可刺激血小板栓子形成，开始止血；释放到血液后，血小板在被脾脏清除前将循环 7~10d。早产儿和足月儿血小板的正常值范围是（150~400）× 10^9/L，对于小于胎龄的计数会少 20%~25%。新生的血小板在出生后的最初几天活动过少，这种特性可防止血栓形成，但同时也可能增加出血或凝血的风险。

（4）血容量：是指每千克体重的血液毫升数。足月儿为 80~100ml/kg，早产儿为 90~105ml/kg。影响血容量的因素有月龄胎盘灌注、母体－胎儿之间的传输、医源性损失等。

3. 新生儿期正常骨髓象特点

新生儿期骨髓细胞增殖活跃，正常体内大多数骨髓腔都有血细胞生成，因此缺乏骨髓贮备，若有溶血，为了达到红细胞增生的需求，骨髓腔将向外扩大，同时出现骨髓外肝、脾造血。

第二节　早产儿贫血的识别及管理策略

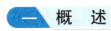

1. 贫血的定义

贫血是指外周血中单位容积内的红细胞数、血红蛋白量或血细胞比容低于正常。我国小儿血液会议（1989 年）暂定：血红蛋白在新生儿期

<145g/L，1~4个月时 <90g/L，4~6个月时 <100g/L 者为贫血。早产儿贫血据血红蛋白量分为：轻度 120~144g/L，中度 90~120g/L，重度 60~90g/L，极重度 <60g/L。

早产儿脐血平均血红蛋白量为 175g/L±16g/L，与足月儿近似。早产儿贫血（AOP）的程度与胎龄及出生体重有直接关系，亦与营养情况有关，即体重越低，贫血出现越早，贫血程度也越严重。

2. 贫血的分类

（1）生理性贫血：不存在病理变化，无法预防，补充铁剂只能补充贮存铁，不能防止生理性血红蛋白下降。足月儿生理性贫血一般发生于出生后 8~12 周，发生原因包括红细胞寿命短（80d 左右）；体重增加时血容量增加，血液稀释；红细胞生成素减少。早产儿生理性贫血发生于出生后 4~10 周，血红蛋白量较足月儿低 20~30g/L。发生原因有：红细胞寿命较足月儿更短（60d 左右）；红细胞生成素减少；体重增加时血容量增加，血液稀释；铁、维生素等营养物质缺乏；医源性失血，抽血量为 7.5~15ml，即失血量达 5%~10% 总血容量。

（2）溶血性贫血：可由红细胞内在异常或外在因素导致红细胞破坏过多。①内在因素，如 G-6-PD 缺陷症、海洋性贫血、遗传性球形红细胞增多症等。②外在因素，如新生儿溶血病，自身免疫性溶血性贫血，物理、化学、药物、中毒或感染等。

（3）失血性贫血：包括急性失血性贫血和慢性失血性贫血。

二 病因和发病机制

1. 病因

（1）早期发生的贫血：多与失血（母-胎输血、胎-胎输血、胎-胎盘输血、医源性留取血标本导致的失血等）、溶血等有关。部分贫血与红细胞生成障碍有关，如宫内病毒感染、先天性再生障碍性贫血。

（2）晚期发生的贫血：EPO 减少、红细胞寿命较短（胎儿红细胞相对较多）、营养性因素（铁、叶酸、维生素 E）缺乏；部分由红细胞生成障碍或医源性丢失过多引起。

2. 发病机制

（1）EPO生成障碍：早产儿、极低出生体重儿血红蛋白下降与EPO上升的相关性很低，导致EPO产生明显不足。早产儿生成EPO的部位在肝脏，出生数周后才过渡到肾脏，胎龄越小，其肝脏所产生的EPO比例越大，而肝脏对于缺氧的敏感性比肾脏弱，致使早产儿EPO生成低于足月儿。早产儿骨髓对EPO的反应亦相对迟钝。胎龄27~31周的胎儿对EPO的反应最低，但是其EPO的清除率却是成人的3~4倍，进而导致早产儿红细胞生成减少。

（2）静脉抽血所致失血：早产儿经常发生早期贫血，主要原因是为了血液检查而静脉抽血所致的医源性失血。疾病越严重，胎龄越小，失血量越大。医疗机构需要制订新生儿重症监护室制度，以确保仅抽取检查所需的最小血量，避免不必要的检查。

（3）红细胞寿命缩短：足月新生儿的红细胞寿命为60~80d，但会随胎龄减小而缩短，ELBW的红细胞寿命缩短至45~50d。红细胞寿命缩短会加重贫血的严重程度。早产儿对氧化剂损伤的易感性增加，可能导致其红细胞寿命缩短。

（4）铁减少：虽然AOP的发病机制不涉及铁消耗，但铁消耗可能影响AOP的康复。由于早产儿生长速度较快，所以其体内贮存铁的利用和消耗增加，且静脉采血所致失血量也更多。

（5）其他营养素缺乏：早产儿维生素B_{12}或叶酸水平较低，可导致早产儿贫血。

三 临床识别

贫血的临床表现与其病因、失血量及贫血的速度有关。皮肤黏膜苍白是最常见的症状，需与新生儿重度窒息鉴别。早产儿急性失血时，皮肤黏膜苍白伴心率增快、气促、低血压和休克，一般无发绀，给氧及辅助呼吸后症状仍无改善。而新生儿窒息则表现为心率及呼吸频率减慢，常有三凹征，皮肤黏膜除苍白外，还有青紫，给氧及辅助呼吸后，症状能明显改善。

贫血发生速度与临床表现有密切关系，在妊娠期有长期反复出血史者，贫血发展慢，胎儿有机会产生血流动力学代偿。早产儿出生时仅有苍白，但在分娩时急性失血，则出现一系列窘迫症状。严重贫血可能的表现：液量和热量足够的情况下体重增长不满意、经口喂养困难、喂养不耐受。呼吸循环表现：心动过速、呼吸急促、呼吸暂停、吸入氧浓度增加、脉压增加、低血压、心脏杂音。一般情况：活动少、反应差、嗜睡，皮肤黏膜苍白，肝脾大、黄疸、代谢性酸中毒。

四 辅助检查识别

1. 血常规

毛细血管血标本的血细胞比容较静脉血高 2.7%~3.7%。加热足跟可使差异下降 1.9%~3.9%。血常规检查表现为正细胞正色素性贫血。Hb 可降低至 70~80g/L。血细胞比容降低，可达 21%~25%。外周血涂片可见未成熟的红细胞。

2. 网织红细胞计数

慢性失血、溶血时，网织红细胞计数升高，在感染、生成障碍时网织红细胞计数下降。

3. 血涂片

血涂片可以发现异常红细胞、幼稚红细胞等，并能观察红细胞形态。

4. Coomb's 试验

Coomb's 试验又称抗人球蛋白试验，主要检测红细胞不完全抗体。

5. 异常凝血酶原检查

不明原因的胃肠道出血。

6. 母血 Klehouer-Betke 检查

胎血 50ml 进入母体内可见 1% 的胎儿细胞。

7. B 超

B 超检查可出现肝脾增大。

五 治疗原则

1. 输血治疗

早产儿输血指征：①出生时贫血，并且血容量正常或增高（胸部X线示心脏扩大，中心静脉压正常或增高），在仔细监测中心静脉压的情况下，用浓缩红细胞部分换血。②严重呼吸窘迫综合征的早产儿，当血细胞比容<45%时。③出生后第1周溶血，血红蛋白<100g/L，血细胞比容<30%。④医源性贫血，当取血量>10%的血容量（即8~9ml/kg）时，也可在临床症状出现前预防性输血。

早产儿体重<1500g者，出现如下情况，亦可考虑输血。①持续心率>160次/分。②持续呼吸急促>50次/分。③淡漠，无神经系统异常及代谢异常。④进食易疲劳，体重不增，每日体重增长<25g。⑤中心静脉氧分压<333kP（25mmHg）是最重要的实验室检查项目。每次输血量为10~15ml/kg。

2. 重组人类红细胞生成素（rHuEPO）

研究发现，每次给予rHuEPO 200IU/kg，皮下注射，每周3次应用后，网织红细胞较基础值增加5倍。但rHuEPO治疗后，血清铁、铁蛋白及运铁蛋白饱和度均下降，与rHuEPO的剂量相关，因此，在治疗时应补充较大量铁，每日7~8mg/kg，同时加用维生素E。

3. 铁剂治疗

急、慢性失血均要补充铁剂，吸收贮存于体内。剂量为2~3mg/(kg·d)，连服3个月，有时甚至1年。早产儿根据出生体重，从出生后6~8周开始补铁。出生体重>1500g，给予2mg/(kg·d)；出生体重1000~1500g，则给予3mg/(kg·d)；出生体重<1000g，给予4mg/(kg·d)，最大剂量5mg/(kg·d)；总疗程共6个月。早产儿需反复输血者，补铁可后延。

六 管理策略

1. 药物治疗

（1）铁剂治疗：铁缺乏与早产儿早期贫血不呈比例，除有围生期失血或反复抽取血标本者外，早期补铁不能防止血红蛋白下降。当早产儿体重增加1倍时，其体内铁贮存空虚，因此，应补加铁剂。元素铁用量≤2mg/（kg·d），相当于2.5%硫酸亚铁0.4ml/（kg·d），疗程6~8周，同时加用维生素C。

（2）rHuEPO：每次200IU/kg，每周3次，网织红细胞较基础值增加5倍。皮下注射虽然吸收不稳定，但其生物药效达42%，高于成人，因给药途径方便，不失为最佳选择。

2. 其他营养物质

（1）叶酸：预防量每日25~50mg，共3~4周。

（2）维生素B_6：需求量每日0.3~0.5mg，治疗量每日2mg。

（3）维生素C：出生后第2周起每日给予100mg。

3. 输血疗法

输血不仅要根据血红蛋白值，同时应考虑早产儿的胎龄、出生后日龄、临床表现、出生时血红蛋白值、采血标本量等因素。对有以下几种情况输血有效：

（1）早产儿血乳酸水平增加（>1.8mmol/L），输血后呼吸暂停减少，体重增加。

（2）贫血早产儿伴有支气管肺发育不良、耗氧增加者，输血后氧耗减少。

（3）体重不增（每日体重增加<25g）、进食易疲劳的贫血早产儿，输血后生长率增加。

（4）呼吸暂停发作较多的贫血早产儿，纠正贫血后呼吸暂停减少。

（5）胎龄极小早产儿（<30周），出生后最初几日换血后（经常采血做实验室检查，且小量多次输血），虽血细胞比容不增加，但HbA置换了HbF，改善氧的转运。

4. 日常护理

（1）安抚早产儿，减少哭闹，尽量让其休息，保证充足睡眠。

（2）室内环境应整洁、干净，温湿度适宜，避免着凉或感染。

（3）遵医嘱，定期复查。

5. 饮食调理

母乳喂养，尽量避免早产儿进食山羊乳。

第三节　早产儿出血性疾病的识别及管理策略

早产儿凝血功能不成熟，易发生出血性疾病。最常见原因是维生素K缺乏和弥散性血管内凝血（DIC），由于DIC多由其他原因引起，故此节主要描述新生儿维生素K缺乏性出血症。

一、概　述

新生儿维生素K缺乏性出血症（VKDB），又称新生儿出血病、新生儿自然出血等，它是指由于维生素K缺乏，体内维生素K依赖因子（凝血因子Ⅱ、Ⅶ、Ⅸ、Ⅹ）凝血活性低下所致的出血性疾病。出血可发生在任何部位，最严重的是颅内出血。

二、病因和发病机制

研究发现，VKDB与下列因素有关：

（1）维生素K不易通过胎盘，出生时新生儿（尤其早产儿）血中维生素K的水平较低，所以出生后有发生出血的倾向。

（2）人乳中维生素K含量只有15μg/L，远低于牛乳的60μg/L。母乳喂养儿肠道中的细菌主要是双歧杆菌，它合成维生素K的能力极差。

（3）肠道合成维生素K有赖正常菌群的建立。早产儿出生时肠道无细菌存在，若得了慢性腹泻，一方面会干扰肠道正常菌群的建立，使维生素K合成减少；另一方面，会使维生素K吸收减少。

（4）当患有肝胆疾病时，可影响肠黏膜对维生素K的吸收或合成。

（5）孕妇服用某些药物时，可诱导肝线粒体酶增加，从而加速维生素K的降解氧化或阻断维生素循环，导致维生素K缺乏。

三、临床识别

发病前多完全健康，发育正常、无外伤史，常为突然发生。该病多见于母乳喂养早产儿，年龄以 3 个月以内为主，国内调查 97.4% 出现在 3 个月以内。母亲孕期患病、服药，早产儿患有肝胆疾病、黄疸、腹泻、肺炎者，易发生维生素 K 缺乏而导致出血。颅内出血者表现为突然出现的面色苍白、拒乳、尖叫、呕吐、嗜睡或昏迷，前囟饱满或隆起，颅缝开裂，四肢抽搐，双眼上翻或凝视，瞳孔散大或不等大。维生素 K 缺乏出现的颅内出血可以单独出现，也可以同时伴有其他部位的出血。肌内注射部位出血不止，是维生素 K 缺乏的特异性表现。

VKDB 多见于健康早产儿突然发生出血，在排除其他相关性疾病后，可注射维生素 K_1，1h 左右出血就会停止。目前国际上多分为三型。

（1）早发型：是指发生在出生后 24h 内（包括分娩时）的 VKDB。比较罕见，这种情况多与孕妇产前服用了影响维生素 K 代谢的药物有关。

（2）经典型：是指发生在出生后 1~7d 的 VKDB。较常见，病情轻者具有自限性，多预后良好，多数于出生后 2~3d 发病，出血部位以脐带残端、胃肠道（呕血或便血）、皮肤受压处（足跟、骶等）及穿刺处最常见。

（3）迟发型：指发生在出生 8d 后的 VKDB。这种情况常见，多发生在出生后 2 周至 2 个月，死亡率和致残率较高。此型发生隐蔽，出血之前常无任何先兆，65% 以上以突发性颅内出血为首发临床表现，表现为惊厥和急性颅内压增高。临床上可单独出现，也可与广泛皮肤、注射部位、胃肠道和黏膜下出血等同时存在。治疗后部分早产儿可成活，但大多留有神经系统后遗症（如发育迟缓、运动功能障碍、脑瘫或癫痫等）。

迟发型 VKDB 常有以下症状：

1）维生素 K 缺乏时会引起自发性出血症，主要表现为全身多部位出血。

2）最常见的出血部位为胃肠道，呕吐咖啡样物，呕吐物中带血，大便发黑如柏油样，腹胀。

3）皮肤或皮下出血，表现为皮肤出血点、瘀斑，注射部位或采血部位出血不止或肚脐渗血。

4）鼻腔出血。

5）突然面色发黄、呕吐、前囟紧张，可能发生了脑出血，严重者可致残或致死。

四 辅助检查识别

辅助检查主要是凝血功能检测，包括凝血酶原时间（PT）、活化部分凝血活酶时间（APTT）、白陶土部分凝血活酶时间（KPTT）、凝血酶时间（TT）等，还可以测定纤维蛋白原、血小板。如果存在维生素 K 缺乏，则维生素 K 依赖因子（凝血因子Ⅱ、Ⅶ、Ⅸ、Ⅹ）活性下降，PT、APTT、KPTT 延长，但是 TT、纤维蛋白原、血小板计数正常。此外有条件的医院还可以通过测定维生素 K 缺乏诱导蛋白、维生素 K 水平来明确诊断。

五 治疗原则

（1）如果出现出血症状，应立即送医院诊治，同时不要惊动早产儿，让其保持安静，以减少出血。

（2）肌内注射维生素 K_1 2mg，能使出血迅速停止，通常 2h 内凝血因子水平和功能上升，24h 完全纠正。严重者可输新鲜冰冻血浆 10~20ml/kg，以提高血浆中有活性的凝血因子水平。

六 管理策略

（1）产妇分娩前 1 周，给以维生素 K 肌内注射或口服，有预防作用。专家提醒，维生素 K 在绿色蔬菜中含量较高，建议孕妇多吃绿色蔬菜。

（2）对初生的早产儿或母体缺乏维生素 K 的早产儿，在出生后 1 周内要特别注意观察其精神、神志、面色、呕吐物和大便情况（主要观察其性质、次数、颜色和量），以及身体的其他部位有无出血倾向。

（3）建议纯母乳喂养的早产儿，可以常规服用维生素 K_1 2mg，或肌内注射维生素 K_1，能有效预防迟发型 VKDB。

第四节 早产儿先天性白血病的识别及管理策略

一、概述

在出生后至第4周内诊断的白血病称为先天性白血病。早产儿出生时皮肤表现最为常见，约50%的患儿除紫癜外，常有0.2~0.3cm的白血病结节。肝脾大，呼吸困难较为多见，细胞类型以非淋巴细胞型多于淋巴细胞型。多数早产儿在诊断后数日至数月内死于呼吸衰竭。

二、病因和发病机制

先天性白血病的病因尚不清楚。一般认为与早产儿的体质、遗传因素及宫内环境因素有关。遗传因素：①在单合子双生"同卵双生"中，一个患白血病，另一个患白血病的概率为20%~25%，比双合子双生（双卵双生）者高12倍，其白血病类型主要是急性淋巴细胞白血病和急性粒细胞白血病。②在白血病早产儿的兄弟姐妹中，白血病的发病率比自然人群高2~4倍，其类型也主要为急性淋巴细胞白血病和急性粒细胞白血病。

三、临床识别

1. 一般症状

发热、嗜睡、食欲不振、体重不增、呼吸急促等。

2. 皮肤损害

50%病例有各种各样的皮肤浸润表现，从刚出生至出生后几周可发生皮肤结节，直径0.2~0.3cm，青灰色或紫红色，与皮下组织无粘连，分布在面颊、躯干和四肢，由软变硬；还可呈丘疹、湿疹或疱疹样损害。早产儿急性单核细胞性白血病（Amol）的皮肤结节可自行缓解，但几周或数月后又会复发，眼部受累和绿色瘤。

3. 出血倾向

多数可见皮肤的瘀点、瘀斑，有时可见呕血、黑便，严重时颅内出血，危及生命。

4. 肝脾大

肝脾可重度肿大，进入盆腔。但极少有淋巴结肿大。

5. 中枢神经系统

白血病发生早，出生后一经确诊，在脑脊液中即可找到白血病细胞。

6. 其他

除上述症状外，可有肺、心、肾、腹膜及其他器官受累引起的相应症状。

四、辅助检查识别

1. 外周血

出生时血红蛋白在 70~200g/L；白细胞明显增高达 15×10^9/L 或以上；以原始细胞占优势；血小板 $<70 \times 10^9$/L；外周血涂片可见泪滴状和有核红细胞。

2. 骨髓象

增生极度活跃，清一色未分化细胞，以急性髓系白血病（AML）多见，占 70%~80%，急性淋巴细胞白血病（ALL）较少，二者比例为 2∶1~4∶1。在急性髓系白血病中以急性单核细胞性白血病（Amol）较多，占 20%，亦可见到一些少见类型的白血病，如嗜碱性粒细胞性白血病，也可见双系或双表型白血病。髓系表面抗原单克隆抗体间接免疫荧光及电镜超微结构有助于免疫分型。脂化荧光素水解酶、精胺细胞等化学染色也有助于分型。

3. 皮疹活检

皮疹活检对诊断有一定价值，多为髓细胞系，少数为淋巴细胞系和单核细胞系。

4. 心电图、X线、B超检查

根据病情及临床表现选择做心电图、X线、B超等检查。

五 治疗原则

1. 药物治疗

可采用长春新碱（VCR）、阿糖胞苷（Ara-C）、环磷酰胺（CTX）、泼尼松（强的松）、氨甲蝶呤（MTX）、柔红霉素（DNR）、门冬酰胺酶（L-ASP）、巯嘌呤（6-MP）、硫鸟嘌呤（6-TG）等药物治疗。

2. 强烈联合化疗

强烈联合化疗可明显改善疗效。

3. 加强支持治疗

支持治疗是改善预后的重要手段，通过输血、抗感染治疗可减少并发症及降低死亡率。

六 管理策略

1. 一般管理

保持室温达22~24℃，相对湿度达55%~65%。予温箱保暖，箱内铺设"鸟巢"，根据出生体重和天数设置适中温度。每日常规进行口腔护理、脐部护理、臀部护理等。

2. 皮肤管理

早产儿面部皮肤的皮疹极易破溃，引起继发感染，护理时应动作轻柔，清洁皮肤时用质地柔软的全棉小毛巾，以温水浸湿拧成半干后轻轻擦拭。皮疹破溃处先用无菌注射用水擦去血痂，而后用75%乙醇消毒。双手、双足穿戴全棉舒适的早产儿手套、袜子，防止抓伤或蹭伤皮肤。静脉输液时选择无皮疹的皮肤。

3. 呼吸管理

病程中，氧分压有38mmHg，呼吸达68~75次/分，及时遵医嘱予以头罩吸氧，氧浓度为40%，纠正低氧血症，改善通气。氧疗后复查血气，调整吸氧浓度。

4. 预防出血的管理

所有治疗护理操作动作应轻柔，保持安静，减少刺激，检测血小板计数。24h 密切观察病情，多功能监护仪监测经皮血氧饱和度、心率、呼吸、血压，每小时记录一次。观察粪便、尿液的颜色、性状；喂养后有无呕吐，呕吐物的颜色、性状；不要随意搬动头部。若发现异常，及时向医生汇报。做到住院期间，早产儿不发生消化道、肾脏、颅内等器官出血。

5. 预防感染的管理

早产儿置入暖箱内进行保护性隔离，所有医护人员接触早产儿前后用流动水洗净双手或用速干型消毒剂擦拭双手。在行动、静脉穿刺时，注意避开皮肤损伤的部位及破溃处，穿刺前后均以聚维酮碘消毒，穿刺点覆以无菌棉球按压至不出血，避免发生感染。做到住院期间不发生交叉感染。

6. 营养支持的管理

早产儿出生 6h 后进行喂养，若吸吮力尚好，逐渐增加乳量至早产儿配方乳每次 20ml，3h 一次。病程第 4 天，随着病情进展，吸吮力可能变弱，腹胀明显，遂减少喂养乳量。经口喂养期间，肠外静脉营养持续 24h 输入，密切观察输液部位有无红肿、渗出等现象。

7. 人文关怀的管理

向早产儿家属详细说明病情及各项检查结果，并尊重家属的知情权与选择权。从可能导致该病发生的相关病因对父母进行指导。

第五节　早产儿弥散性血管内凝血的识别及管理策略

一　概　述

弥散性血管内凝血（DIC）不是一种独立的疾病，而是许多疾病在进展过程中产生凝血功能障碍的最终共同途径，是一种临床病理综合征。由于血液内凝血机制被弥散性激活，促发小血管内广泛纤维蛋白沉着，导致组织和器官损伤；另一方面，由于凝血因子的消耗引起全身性出血倾向。两种矛盾的表现在 DIC 疾病发展过程中同时存在，并构成特有的临床表现。在 DIC 已被启动的早产儿中，引起多器官功能障碍综合征将是死亡的主要原因。国内尚无发病率的报道，DIC 病死率高达 31%~80%。

二、病因和发病机制

DIC 的病因来自基础疾病。感染性疾病和恶性疾病约占 2/3，产科灾难和外伤也是 DIC 的主要病因。诱发 DIC 的基础疾病包括：

（1）全身感染/严重感染：包括细菌、病毒、寄生虫、立克次体等引起的感染。

（2）器官损害：见于重症胰腺炎等。

（3）恶性肿瘤：包括各种实体瘤、白血病、骨髓增生性疾病等。

（4）产科灾难：包括羊水栓塞、胎盘早剥、死胎综合征等。

（5）外伤：包括多发性创伤、大面积的灼伤、脂肪栓塞等。

（6）其他：如严重肝衰竭、中毒、蛇咬伤、输血反应、器官移植排异反应等。

三、临床识别

1. 出血

多部位出血常预示急性 DIC。以皮肤紫癜、瘀斑及穿刺部位或注射部位渗血多见。在手术中或术后，伤口部位不断渗血及血液不凝固。

2. 血栓栓塞

由于小动脉、毛细血管或小静脉内血栓，引起各种器官微血栓形成，导致器官灌注不足、缺血或坏死。表现皮肤末端出血性死斑，手指或足趾坏疽。

3. 休克

DIC 的基础疾病和 DIC 疾病本身都可诱发休克。

4. 各器官功能受损

（1）肾脏受损率为 25%~67%，表现为血尿、少尿甚至无尿。

（2）中枢神经功能障碍表现为意识改变、抽搐或昏迷。

（3）呼吸功能受影响表现为肺出血、不同程度的低氧血症。

（4）消化系统受影响表现为消化道出血等。

（5）22%~57% 的患者有肝功能障碍，表现为黄疸、肝衰竭。

四、辅助检查识别

（1）常用的快速简易的实验室筛选检查：包括血小板计数、凝血酶原时间、激活的部分凝血活酶时间、凝血酶时间、纤维蛋白原水平、D-二聚体。

（2）DIC的特殊检查：适用于筛选检查后仍不能确诊者。

五、治疗原则

1. 基础疾病治疗

加强基础疾病治疗是消减DIC促发因素、增加早产儿存活率的首要措施。

2. 血液制品的应用

应用血液制品实际是一种替代性治疗，包括浓缩血小板悬液、新鲜冰冻血浆、冷沉淀、新鲜全血、凝血酶原复合物等。

3. 肝素应用

肝素治疗可使某些慢性DIC早产儿受益。也用于急性DIC早产儿，应用时需慎重。

4. 纤溶抑制剂

纤溶抑制剂在应用时需慎重。

六、管理策略

1. 防治原发病

预防和去除引起DIC的病因是防治DIC的根本措施。例如，控制感染，去除死胎或滞留胎盘等。部分轻度DIC，只要及时去除病因，病情即可迅速恢复。

2. 替代治疗

早产儿若有明显出血或消耗性低凝期和继发纤溶期，血小板数、纤维蛋白原及凝血因子水平均降低，应适当补充凝血因子，输注新鲜冰冻血浆、浓缩血小板悬液、冷沉淀物、新鲜全血或凝血酶原复合物。推荐剂量：8U 浓缩血小板悬液、8U 冷沉淀物、2U 新鲜冰冻血浆，每 8h 根据血小板数、纤维蛋白原、APTT、PT、输入的容量而调整替代治疗剂量。

3. 肝素治疗

尽管在 DIC 治疗上使用肝素已有较长历史，但对肝素的使用仍有较大争议。目前一般认为肝素使用指征如下：

（1）持续出血，经替代治疗血小板和凝血因子不上升。

（2）证实有纤维蛋白沉积，如皮肤坏死、暴发性紫癜、肢端缺血或静脉血栓栓塞。

（3）对下列疾病一般认为肝素治疗有效：死胎滞留伴低纤维蛋白原血症诱导分娩前，流产、血型不合输血诱发 DIC 等。目前推荐的普通肝素剂量为 5~10U/（kg·h）。出血倾向明显者可采用低分子量肝素 30~50U/kg 每 12h 一次皮下注射。

第六节　早产儿输注血液制品的管理策略

早产儿由于铁贮存较少，促红细胞生成素量少，以及因病情需要而较多采集血液标本，常会出现贫血；另外，早产儿凝血功能和抗凝血功能发育不成熟，易合并多种并发症。经常需要输注全血、血浆、凝血酶原复合物、冷沉淀物等血液制品来改善贫血或凝血功能。丙种球蛋白（IVIG）也常用来作为严重感染和溶血性高胆红素血症的治疗。因此，血液制品应用于早产儿相当常见。但早产儿在输注血液制品过程中易发生多种不良反应，特别是可能发生移植物抗宿主病，因此，早产儿血液制品的输注应该掌握严格指征。

一、基本原则

血液制品包括红细胞、血小板、血浆、白蛋白、粒细胞和全血等。治疗某些特殊病例通常应用再构成的全血，但更多早产儿适合成分输血，因为每种成分有特定的合适的贮存条件，而且成分输血能够充分利用血液供体。

输注血液制品除治疗作用外，也可带来很多不良反应，特别是感染性疾病。

输注血液制品可传播各种感染性疾病，应进行详细的医疗调查和实验室筛查人类免疫缺陷病毒（HIV）、甲型肝炎病毒（HAV）、乙型肝炎病毒（HBV）、丙型肝炎病毒（HCV）、细小病毒、T淋巴细胞病毒（HTLV）和西尼罗河病毒（WNV）等，但新的病原体可进入供者血液。通过输注血液制品传播感染性疾病的危险性太低而很难进行精确判断，表5-3列出了输注血液制品传染的感染性疾病的风险估算值。

巨细胞病毒（CMV）、疟疾、巴贝虫病和恰加斯病也可通过血液传播。

1. 降低输注血液制品传染的感染性疾病

对全血、血小板和红细胞进行过滤或照射，去除白细胞，以降低特殊并发症的发生率。

（1）去除白细胞：白细胞过滤能从红细胞和血小板中除去大约99.9%的白细胞。另外，通过单采血液成分技术收集的血小板去除了大多数白细胞，不需要另外过滤。

（2）照射：可阻止输注输血相关性移植物抗宿主病（TA-GVHD），特别是对于早产儿和先天性免疫缺陷的高危儿。因此，在输注红细胞、血小板和粒细胞前均应进行照射，除非紧急输血。

表5-3 感染性疾病风险估算值

病原	HIV	HAV	HBV	HCV	细小病毒	HTLV	WNV
风险	1/180 000	1/10 000	1/220 000	1/1 600 000	1/10 000	1/3 000 000	1/350 000

2. 输血前应完善相应的准备工作

（1）签署书面输血知情同意书；

（2）血型检查和交叉配血。

输血后1~4h检查血红蛋白或凝血功能、血小板等，观察输血治疗效果。

二、输注红细胞

1. 输注目的

（1）保证组织足够的氧合。

（2）治疗具有临床症状的贫血。

2. 输注指征

对于体重 <1500g 的早产儿，当外周组织氧摄分数 >0.47 时可作为输注红细胞的指征。但是，红细胞输注指征目前仍存在争议，有专家认为，考虑到输血的不良风险，应采取严格的输血指征。中国实用新生儿学给出的早产儿输血指征见表 5-4。

3. 输注的剂量和速度

（1）输注红细胞的常规剂量为 5~15ml/kg，速度约为 5ml/（kg·h），依据贫血的严重程度和早产儿对血管内容量增加的耐受性进行调节。一般贫血越重，剂量越小，速度越慢。

（2）对早产儿的研究提示，20ml/kg 的红细胞输注可以使血红蛋白增加更多。大多数早产儿均能耐受这一剂量。

表 5-4 早产儿输血指征

红细胞比容/血红蛋白	机械通气和贫血症状	输血量
Hct ≤ 35% 或 Hb ≤ 110g/L	早产儿需要中度机械通气（MAP>8cmH$_2$O，FiO$_2$>40%）	15ml/kg 红细胞 2~4h
Hct ≤ 30% 或 Hb ≤ 100g/L	早产儿需要轻度机械通气（任何种类机械通气或 CPAP>6cmH$_2$O，FiO$_2$<40%）	15ml/kg 红细胞 2~4h
Hct ≤ 25% 或 Hb ≤ 80g/L	早产儿需供氧，但不要机械通气有以下表现： （1）心动过速（>180 次/分），气促（>80 次/分）超过 24h （2）需氧量较前 48h 增加鼻管流量从 1/（4L·min~1L·min）（增加 4 倍）鼻塞 CPAP 从 10~20cmH$_2$O（增加 ≥ 20%） （3）乳酸浓度增多（≥ 2.5mEq/L） （4）体重增加 <10g/（kg·d），热量 ≥ 100kcal/（kg·d） （5）呼吸暂停及心动过缓发作增加（24h 内 ≥ 2 次，需面罩呼吸），并接受甲基黄嘌呤治疗量 （6）手术	20ml/kg 红细胞 2h（可分 2 次，每次 10ml/kg）

续表

红细胞比容/血红蛋白	机械通气和贫血症状	输血量
Hct ≤ 20% 或 Hb ≤ 70g/L	早产儿无症状，网织红细胞绝对值 <100 000/μl	20ml/kg 红细胞 2~4h（可分 2 次，每次 10ml/kg）

注意：①对晶体液输注无反应的低血压，败血症休克，NEC 等大型外科手术期间或恢复期可适当放宽指征；②需要多次输血的早产儿，最好输注同一供者的血液。

4. 不良反应

（1）急性不良反应

1）溶血反应：通常由于献血者红细胞与早产儿血浆抗体不相容所致，反应的抗体为同种血细胞凝集素（抗 A 或抗 B）。这种反应在早产儿很少见，一般表现为低血压、发热、心动过速、血尿等。治疗上可采用输注液体和呋塞米保护肾脏。如果存在低血压，可应用血管活性药物纠正。

2）过敏性输血反应：早产儿不常见。多由于早产儿血浆抗体与献血者血浆抗原反应所致。症状多表现为荨麻疹和气促。可以给予抗组胺药物、支气管扩张药和糖皮质激素治疗。

3）容量负荷：血液成分渗透压高，快速输注可导致血容量急剧增加，引起心力衰竭或颅内出血等。

4）低血钙：快速输注尤其是 FFP，可导致暂时性低钙血症，也常表现为低血压。

5）低体温：冷的血液制品可导致低体温，输注时加温可避免输血相关的急性肺损伤。多表现为呼吸抑制，常发生于输注含有一定血浆的血液成分，如血小板、FFP 等。

6）高钾血症：一般输血 5~20ml/kg，血钾不会明显增加。但在大量输血如换血或外科手术输血时，高钾血症很明显。新鲜的浓缩红细胞（PRBC）可以减少高钾血症的发生，因此，换血或外科手术时，输血最好输注 <14d 的 PRBC。

7）非溶血性输血反应性发热：常由输注红细胞悬液中白细胞脱细胞素释放引起，输注去除白细胞的 PRBC 可以避免。

8）细菌污染：少见。

（2）慢性不良反应

1）输血相关性移植物抗宿主病（TA-GVHD）：输注的血液中的淋巴细胞可引起对抗原的免疫反应，如果不能抑制对输入淋巴细胞的免疫反应，早产儿就很危险。这种情况包括早产儿、先天性免疫缺陷儿及共用HLA型的早产儿。可通过输注照射过的红细胞避免。或在早产儿第一次输血时对供血者PRBC分多份单位贮存，在随后的输血中输另外部分，以减少供血者暴露，因为早产儿贫血有时需多次。

2）输血相关的感染性疾病：病毒感染、原虫感染等。

三 输注血小板

1. 基本原则

通过单采血液成分收集的血小板可用于早产儿输注。通过全血分离获得的血小板因含有较多的白细胞和部分红细胞，可能产生较多的不良反应，一般不应给予早产儿输注。

血小板含量：每单位全血分离血小板，贮存在含有蛋白质和电解质的抗凝血浆中，每50ml全血含有血小板50×10^9，由于血小板在室温下贮存超过5d，不稳定的凝血因子Ⅴ和Ⅷ水平很低。

血小板的输注占新生儿重症监护病房中输血的2%~9.4%；多数为预防性输注，如血小板$<50 \times 10^9$/L、无出血症状的早产儿，特别是血小板$<50 \times 10^9$/L者预防性输注更多。50%以上的早产儿有一次以上的血小板输注。

目前的研究没有发现对血小板减少的早产儿输注血小板可以减少IVH的发生和改善神经发育结局。血小板减少的早产儿输注血小板的死亡危险性反而较没有输注血小板者增加10倍，但导致血小板减少的疾病的严重程度是引起死亡的主要原因。血小板输注的不确定性使得人们探索其他的血小板减少的治疗方法，特别是血源性的生长因子。

表5-5给出了血小板输注指征。

2. 剂量

输注血小板剂量20ml/kg比10ml/kg可以更多地提高血小板数，早产儿也可以耐受。

表 5-5 血小板输注指征

血小板数量（×10⁹/L）	出血者	非出血者	自身免疫性 ITP	非自身免疫性 ITP
<30	输注	输注	出血或没有 IgG 时输注	出血输注（HPA 一致）
30~49	输注	临床稳定时不输注，稳定没有出血者不输注		出血输注（HPA 一致）
		下列情况考虑输注		
		出生后 1 周内 <1000g		
		临床不稳定（如血压波动）		
		既往有严重的出血倾向		
		3~4 级的 IVH		
		目前有少量的出血（瘀点、穿刺部位渗血）		
50~99	不输注	输注	不输注	严重出血输注（HPA 一致）
>99	不输注	不输注	不输注	不输注

3. 不良反应

（1）输注血浆发生的不良反应均可发生在血小板输注中。

（2）血小板可能含有细菌，室温下贮存的血小板输注后有可能导致败血症反应，因此输注前应检验血小板单位的细菌污染物。

（3）ABO 血型不相容血浆的血小板很少导致溶血性输血反应，因此，可将 O 型或 B 型血浆的血小板输给 A 型早产儿。

（4）通过离心使血小板浓缩，导致 15~20ml 容量浓缩，但可能破坏血小板。

四、输注血浆

目前有两种冷冻血浆：新鲜冰冻血浆（FFP）和解冻血浆。两种成分均可提供凝血因子。成分包括：① 1U/ml 各种凝血因子，解冻血浆约有 2/3 水平的不稳定因子（凝血因子Ⅴ和Ⅷ）。②钠 160~170mEq/L 和钾 3.5~5.5mEq/L。③所有的血浆蛋白和抗体。

1. 适应证

（1）纠正凝血因子缺乏所致的凝血功能异常。

（2）已经证实或怀疑存在 DIC。

尽管血浆包括各种抗体和蛋白，但这些成分不能扩容或取代抗体，而其他成分可能效果更好和更安全。

2. 注意事项

（1）预防 IVH：目前没有证据表明输注 FFP 可以预防 IVH 或改善预后。

（2）扩容：作为扩容，FFP 并不优于其他的晶体和胶体液。

（3）败血症：尽管 FFP 经常作为新生儿败血症的辅助治疗方法，但很少有研究证实其有效性。

（4）早产儿血小板减少：早产儿 DIC 仅有 10% 表现为血小板减少，因此，对血小板减少的早产儿盲目应用 FFP 没有指征，除非证明确实存在 DIC（临床或实验室检查）。

（5）凝血时间延长：许多早产儿表现为暂时的凝血指标异常，但没有临床出血的证据，而且在出生后数天自动改善。没有证据表明纠正这些凝血指标可以减少出血的发生或改善预后。这种情况下，是否应用 FFP 应进行综合的临床评估。

3. 剂量和应用

输注血浆剂量为 10~20ml/kg，根据临床症状每 8~10h 重复。

4. 不良反应

PRBC 的不良反应同样也会发生在血浆输注中，与输入 PRBC 比较，不良反应如下：

（1）不会发生高钾血症。

（2）更有可能发生输血相关急性肺损伤，因为输入的大多数血浆含有较多的抗体。

（3）急性溶血反应不常见。

五 输注白蛋白

白蛋白常作为扩容剂使用,但其扩容作用并不优于其他晶体液和胶体液。多用于治疗存在水肿的低蛋白血症早产儿,希望纠正低蛋白血症,缓解水肿,改善临床症状,但目前没有令人信服的证据支持这一做法。低蛋白血症的病因多为营养不良,合适的营养是最好的治疗方法。重症监护病房白蛋白的应用与增加的死亡率有关。因此,在标准的早产儿临床实践中没有指征应用白蛋白。

1. 正常人免疫球蛋白(NHI)

NHI 是免疫球蛋白和稳定剂(蔗糖)的浓缩提纯液。大部分产品含有超过 90% 的 IgG 及少量的 IgM 和 IgA。静脉注射免疫球蛋白英文简写为 IVIG。

(1)常用来治疗早产儿同型免疫性和自身免疫性血小板减少。一般在血小板 $<30\times10^9$/L 时应用。1g/kg 连续 2d,血小板通常很快上升。

(2)也有很多的研究观察了 IVIG 治疗或预防新生儿败血症的效果,分析没有证明预防性应用 IVIG 可以预防新生儿败血症的发生,但在常规治疗的基础上联合应用具有一定的益处。应用剂量为 500mg/kg。

(3)应用 IVIG 治疗早产儿同型免疫性溶血病可以减少换血率。

(4)对同型免疫性溶血导致的高胆红素血症早产儿可以应用 IVIG。

(5)严重的体液免疫缺陷或联合免疫缺陷病。

(6)高效价的特殊免疫球蛋白可用来预防和治疗特殊的疾病如乙肝免疫球蛋白、抗 RsV 免疫球蛋白等。

2. IVIG 用量

输注白蛋白剂量为 500~1000mg/kg。

3. 副作用

并发症少见,包括暂时性心动过速和高血压,IVIG 很少传播感染性疾病。

六 输注粒细胞

1. 适应证

粒细胞输注治疗仍存在较大争议,可能对严重中性粒细胞减少症、中性粒细胞功能不良或对抗微生物治疗无反应的细胞内细菌或真菌感染早产儿有益。

2. 剂量

输注粒细胞剂量为 10~15ml/kg，可以每 12~24h 重复使用。

3. 不良反应

除了潜在的伴随 PRBC 输注的不良反应外，输注粒细胞可以引起肺部症状，必须减慢输注速率，减少不良反应发生率。

另外，输注粒细胞可传播 CMV，如果早产儿有 CMV 感染的危险，应输注 CMV 阴性的粒细胞，粒细胞收集后必须在 24h 内应用。

七、输注全血

全血含 RBC 和血浆凝血因子，目前医院很少贮备全血，如果需要多用 RBC 和 FFP 重组。

1. 适应证

（1）可用于 ECMO 和血浆替代治疗，但可能导致液体潴留，延长术后恢复时间，早产儿心脏手术也需要全血。

（2）新生儿高胆红素血症换血治疗。

2. 不良反应

（1）任何血液成分的不良反应在全血输注中均可能发生。

（2）全血在 1~6℃贮存时相对新鲜，在此温度下，凝血因子衰变，应该输全血。当旁路开通后，应用不超过 2~3d 的血。但在其他情况应用时，不超过 5~7d。

（3）全血中的血小板可通过输血快速清除，且重组全血缺乏高质量的血小板。

（段小凤　王　帆）

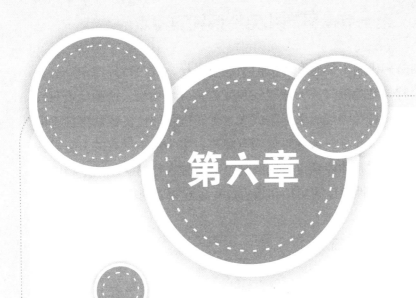

第六章

早产儿常见感染性病症的识别及管理策略

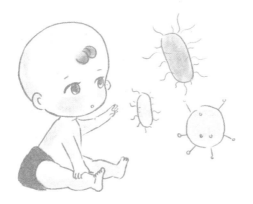

第一节　早产儿免疫系统的特点

早产儿的防御机制由细胞和体液两类成分介导，分为特异性免疫和非特异性免疫。特异性免疫又称为获得性免疫或适应性免疫，这种免疫只针对一种病原，是获得免疫经后天感染或人工预防接种而使机体获得抗感染能力；非特异性免疫又称先天免疫或固有免疫，它是生来具有的，特异性免疫需要经历一个过程才能获得，固有免疫对各种入侵的病原微生物能快速反应，同时在特异性免疫的启动和效应过程也起重要的作用。

一、机体的免疫系统

免疫系统是机体执行免疫应答及免疫功能的重要系统，具有识别和排除抗原性异物、与机体其他系统相互协调、共同维持机体内环境稳定和生理平衡的功能。人体的免疫系统由免疫组织和免疫活性细胞组成。免疫组织由中枢性免疫器官和周围免疫器官组成，中枢性免疫器官包括胸腺和骨髓，周围免疫器官包括脾和淋巴结等。

胸腺不仅是免疫器官，也是内分泌器官，它在子宫胎儿期和儿童早期发挥了重要的免疫作用，是淋巴细胞的源泉。

骨髓是人体主要的造血器官，具有造血、免疫和防御功能。骨髓产生的干细胞为免疫细胞的前体，一部分干细胞可输送至胸腺，并分化成具有免疫活性的 T 淋巴细胞，还有部分干细胞分化为人类的 B 淋巴细胞和单核细胞。自骨髓移入的干细胞，在胸腺中分化和发育成 T 淋巴细胞，其中一部分细胞离开胸腺，迁移至周围免疫器官和组织中去；胸腺的上皮细胞制造和分泌胸腺素，促使胸腺淋巴细胞进一步分化成熟，成为具有免疫活性的 T 淋巴细胞。

脾脏是机体最大的免疫器官，占全身淋巴组织的 25%，在脾脏内含有大量的淋巴细胞和巨噬细胞，是机体细胞免疫和体液免疫的中心。一方面，巨噬细胞直接吞噬外来异物，另一方面，加工传递信息至淋巴细胞，使之产生抗体。

淋巴结的主要功能是滤过淋巴液、产生淋巴细胞和浆细胞，参与机体的免疫反应。当局部感染时，细菌、病毒或癌细胞等可沿淋巴管侵入，引起局部淋巴结肿大。如果该淋巴结不能阻止和消灭它们，则病变可沿淋巴管的流动方向扩散和转移。

二、免疫系统的发育

人类免疫系统的发育始于胚胎早期，到出生时尚有一些免疫细胞和分子处于逐步完善变化的阶段。

1. T淋巴细胞系统发育

在胎龄8周时，造血干细胞进入胸腺，并在胸腺上皮细胞和体液因子的作用下发育成T淋巴细胞，然后从胸腺释放，分布于全身周围淋巴组织。成熟的T淋巴细胞有两个主要亚群，即辅助T淋巴细胞（Th）和抑制T淋巴细胞（Ts）。在它们的表面分别存在特殊蛋白抗原CD4和CD8。于胎龄15~20周时，在循环中可出现多量T淋巴细胞。

2. B淋巴细胞系统发育

胎儿和胚胎动物在早期可出现许多含有细胞内免疫球蛋白的B淋巴细胞，但在血液中检测不出免疫球蛋白，说明这时期B淋巴细胞分化主要还停留在前阶段，即抗原与胸腺非依赖阶段。胎龄3个月左右开始先后具有产生IgM、IgG、IgA的能力，但在胎儿期始终维持在低微水平，若有宫内感染，则可产生较多量的IgM类抗体（见表6-1）。

表6-1 胎儿免疫系统的发育

胎龄（周）	免疫系统发育
4	卵黄囊作为一个造血器官
8	胸腺出现淋巴细胞，开始合成补体
9	肝脏出现含有IgM的B淋巴细胞前体
10	肝脏细胞悬液内有IgM和IgG合成
11	胸腺出现T淋巴细胞
12	肝脾出现具有表面膜IgA、IgG、IgM和IgD的B淋巴细胞，混合淋巴细胞培养有增殖反应，对同种异体移植产生排斥现象
13	出现IgM浆细胞
14	胸腺T淋巴细胞开始对PHA起反应

续表

胎龄（周）	免疫系统发育
15	胸腺淋巴细胞可以溶解靶细胞
18	血清中已具有全部补体成分
20	出现 IgG 浆细胞和极少量 IgA 浆细胞
26	来自母体的 IgG 水平迅速升高，出生时可能超过母体水平

三 胎儿和早产儿免疫状态

免疫系统在胎儿到早产儿的过渡中起着重要的保护作用。出生时，免疫机制的功能与胎龄有关。早产儿作为一个特殊群体，机体免疫功能暂时缺陷是其易受病原微生物侵害的主要原因。

1. 吞噬细胞系统

胸腺产生 T 淋巴细胞：造血干细胞经血流迁入胸腺后，先在皮质增殖分化成淋巴细胞，其中大部分淋巴细胞死亡，小部分继续发育进入髓质，成为近于成熟的 T 淋巴细胞。这些细胞穿过毛细血管后微静脉的管壁，循血流再迁移至周围淋巴结的弥散淋巴组织中，此处称为胸腺依赖区，整个淋巴器官的发育和机体免疫力都必须有 T 淋巴细胞，胸腺在周围淋巴器官的正常发育和机体免疫中起着必不可少的作用。

吞噬细胞最早可见于卵黄囊发育期，是产生抵抗细菌和真菌感染的炎症反应所必需的。粒细胞和单核细胞分别在妊娠第 2 个月和第 4 个月即能分辨，它们的功能随胎龄增大而增强，但直到足月时仍然很低。

循环中的单核细胞是固定的组织巨噬细胞的前体，巨噬细胞在宫内就有吞噬能力，至足月时，其吞噬生物的能力还是低于正常。在出生和接近出生时，肺泡吞噬细胞移行到位，帮助清除肺泡中的羊水碎屑及微生物。这些吞噬细胞和其他组织的吞噬细胞，包括脾脏中的吞噬细胞，吞噬能力都较低。

出生时中性粒细胞的超微结构正常，但膜的变形和黏附能力低下，可能影响细胞的功能，如趋化和吞噬功能。健康早产儿在出生 12h 以后，中性粒细胞和单核细胞的吞噬功能及其对微生物的杀伤能力可达正常，但在早产儿中较低。在大多数早产儿中，中性粒细胞和单核细胞的趋化性低，这是因为细胞本身的移动能力和黏附于表面的能力异常，黏附能力的异常则是由于黏附糖蛋白表面因子表达上调缺陷和纤维结合蛋白减低。早产儿血清产生趋化因子的能力也很低，所谓趋化因子，是指吸引吞噬细胞到微生物侵入部位的物质。早产儿单核细胞趋化性低可造成皮肤反应性降低，出生几年后，细胞的趋化性仍达不到成人水平。

血清调理因子包括 IgM、IgG 抗体和补体。与 IgG 不同，IgM 和补体成分不能通过胎盘。IgM 对革兰阴性细菌的调理作用比 IgG 更有效，但要达到最佳的血清调理活性，还需补体参与。补体成分的合成早在胎龄第 5 周即开始，当足月时，大多数经典和旁路途径的补体成分浓度仅达到成人的 50%~75%。早产儿白细胞对两组调理素有正常的 Fe 和 C3 受体，但 C3 受体受刺激后在细胞表面的表达增加缓慢。血清调理素活性随胎龄不同而不同，早产低出生体重儿对所有的微生物调理作用都低，出生时单核-吞噬细胞系统功能低下，部分是由于血清调理素活性低所致。

2. 细胞免疫（T 淋巴细胞）

约在胎龄 6 周时，在第 3 和第 4 咽囊上皮开始衍生出胸腺，在胎龄 8 周时，胸腺发育迅速，至胎龄 12 周时，已经形成髓质和皮质层。胎龄 14 周时胸腺中出现主要的胸腺细胞亚群（三阴性胸腺细胞：CD3、CD4、CD8；双阳性胸腺细胞：$CD4^+$、$CD8^+$；单阳性胸腺细胞：$CD4^+$ 或 $CD8^+$）。胎龄 14 周时，$CD4^+$ 和 $CD8^+$ 的 T 淋巴细胞也出现于胎儿肝脏和脾脏中，提示在这一阶段，外周淋巴器官成熟的 T 淋巴细胞已经形成。

在胎儿期和出生后早期胸腺发育最活跃，在宫内胸腺生长迅速，所以，在早产儿的胸部 X 线片上很容易发现胸腺，10 岁时胸腺的大小达到顶峰，之后在数年中逐渐退化。在胎儿期和围生期，胸腺被认为是耐受自身抗原的介质，并且对外周淋巴组织的发育和成熟也必不可少。胸腺的上皮成分所产生的体液物质如细胞因子对 T 淋巴细胞的分化和成熟是很重要的。

在妊娠中期 3 个月中，胎儿血液循环中的 T 淋巴细胞数逐渐增加，并且在胎龄 30~32 周时接近正常水平。出生时，早产儿相对于成人淋巴细胞增多，伴有 $CD4^+/CD8^+$ 比例增高，这反映出 $CD8^+$ 细胞所占比例较低。与成年人相比，早产儿的 T 淋巴细胞主要由幼稚的 $CD4^+$ T 淋巴细胞组成。相反，成年人外周血中的淋巴细胞主要为 $CD4^+$ 记忆 T 淋巴细胞，这种 T

淋巴细胞细胞膜表面标记的显著差异可能与T淋巴细胞亚群对抗体反应以及细胞因子产生能力的不同有关。例如，早产儿的T淋巴细胞对B淋巴细胞免疫球蛋白的合成不能提供有效的帮助。

早产儿出生时，细胞活性包括自然杀伤细胞，抗体依赖和细胞毒性T淋巴细胞的杀伤作用明显低于成人淋巴细胞。同时早产儿的抑制T淋巴细胞活性也明显增高，这依赖于所受的刺激，可能与$CD4^+$T淋巴细胞的新核型有关。其最终使部分T淋巴细胞免疫功能缺陷，导致对感染的易感性增加，在极少数情况下，引起输血和母体的淋巴细胞移入。病毒感染、高胆红素血症、妊娠后期母亲用药等因素可能抑制早产儿的T淋巴细胞功能。迟发型皮肤超敏试验反应直到1岁后才消失。

3. 抗体免疫（B淋巴细胞）

胎龄12周时，胎儿的骨髓、肝脏、血液和脾脏中已发现有B淋巴细胞存在；胎龄20周时，合成微量的IgM和IgG；胎龄30周时，合成微量IgA。然而，在正常条件下，胎儿处于无抗原的环境中，在宫内仅含有少量免疫球蛋白，因此，脐血中IgM值升高提示宫内存在抗原，通常由于先天性感染。几乎所有的IgG都是通过胎盘从母体获得的。胎龄22周后，胎盘转运IgG增加，足月儿IgG水平相当于或高于母体水平，早产儿出生时其IgG水平随胎龄而相应减低。

出生后，从胎盘转运来的IgG以半衰期约25d的速度分解，结果到出生后2~6个月时出现生理性低丙种球蛋白血症，这种情况在出生6个月后随早产儿IgG合成率逐渐超过来自母体抗体的分解率而缓解，但早产儿在出生后6个月可能有较明显的低丙种球蛋白血症。1岁时IgG水平达到成人平均水平的70%左右；IgA、IgD、IgM、IgE都不能通过胎盘，至1岁时，其水平缓慢从最低值上升至成人的30%。早产儿唾液和胃肠道中分泌型IgA很低或缺失，出生1个月后才开始有分泌型IgA。

四 胎儿与母体的免疫学关系

1. 母体抗体的转移

各类免疫球蛋白中只有IgG能通过胎盘，胎龄38d时即可测得来自母体的 IgG，并且其含量随胎龄的增长而增加，尤其是最后 3 个月，这种转移迅速增加，故早产儿脐血中的 IgG 水平低于足月儿。IgG 经胎盘转运是一种主动过程，母体 IgG 转移起到类似于被动免疫的作用，是早产儿抗感染免疫的重要组成部分。其转运量与母血中相应 IgG 的浓度和 IgG 的分子量有关。脐血中 IgM、IgA 增高提示胎儿已经在宫内接触过外来抗原，开始自己合成抗体。

2. 母体自身免疫性疾病的影响

母亲传送的抗体对胎儿及早产儿有明显不良的影响。患重症肌无力和甲状腺功能亢进的母亲，其所生的早产儿于出生后 3~4 个月内可有相似的临床症状，可能是母亲的自身抗体通过胎盘作用于胎儿。

3. 母体的同种免疫作用

胎儿的红细胞和血小板等血液成分可以进入母体循环，以致母体发生同种免疫反应，产生抗胎儿红细胞或血小板抗原的 IgG 抗体，并经胎盘进入胎儿循环，破坏胎儿红细胞或血小板而发生早产儿溶血病或同种免疫性血小板减少症。

五、早产儿免疫水平与特点

早产儿的免疫系统不成熟，因此更容易受到各种病原微生物的侵袭，国外一项研究显示，超过 70% 的早产儿死亡是由感染引起。

1. 免疫球蛋白

免疫球蛋白是指具有抗体活性或化学结构与抗体分子相似的球蛋白，其主要功能是特异性地结合抗原。早产儿的血清免疫球蛋白中绝大部分为通过胎盘的母体 IgG，自身合成的各类免疫球蛋白很少。

（1）IgG：血清的主要抗体成分，脐血中 IgG 的水平等于或稍高于母体水平。早产儿的 IgG 水平低于母体，IgG 分为 IgG1、IgG2、IgG3、IgG4 四个亚类，都能通过胎盘。

（2）IgM：不能通过胎盘。一般来说，早产儿出生时血清水平超过 200~300mg/L，提示早产儿在子宫内已受非己抗原的刺激。

（3）IgA：生理状态下，胎儿很少合成 IgA，若含量增高，提示宫内感染的可能性。IgA 的生物学作用主要表现为分泌型 IgA 在黏膜局部的防御作用，出生后数天内可在肠道黏膜固有层出现浆细胞。

（4）IgE：难以通过胎盘，在脐血中难测出。

2. 淋巴细胞

淋巴细胞是白细胞的一种，由淋巴器官产生，是机体免疫应答功能的重要细胞成分，可分为三类，即 T 淋巴细胞、B 淋巴细胞和自然杀伤（NK）细胞。T 淋巴细胞和 B 淋巴细胞都是抗原特异性淋巴细胞，它们最初都来自造血组织，T 淋巴细胞随血液循环到胸腺，在胸腺激素等的作用下成熟，而 B 淋巴细胞在骨髓中分化成熟。

（1）T 淋巴细胞：足月儿出生时绝对计数高于成人，早产儿的 T 淋巴细胞绝对计数会低于成人。T 淋巴细胞亚群是机体免疫系统内功能最重要的一群细胞，辅助 T 淋巴细胞和抑制 T 淋巴细胞的比值决定机体免疫水平的中心环节。早产儿 $CD3^+$、$CD4^+$ 及 $CD4^+/CD8^+$ 比值与胎龄及出生体重呈正相关，相对于胎龄 32 周以上的早产儿，胎龄在 32 周以下的早产儿 $CD3^+$、$CD4^+$ 细胞减少，$CD4^+/CD8^+$ 比值下降；相对于体重在 1.5kg 以上的早产儿，出生体重在 1.5kg 以下的早产儿 $CD3^+$、$CD4^+$ 细胞减少，$CD4^+/CD8^+$ 比值下降，提示胎龄越小，出生体重越低，免疫功能越低。

（2）B 淋巴细胞：B 淋巴细胞的计数和百分率在出生时都高于成人水平，小于胎龄儿外周血中细胞膜免疫球蛋白阳性的 B 淋巴细胞数量也减少。B 淋巴细胞不足比血清免疫球蛋白水平较低具有更严重的后果，更容易发生低丙种球蛋白血症，也不利于抗感染的特异性抗体的生成。早产儿体内特异性抗体水平较低，且 B 淋巴细胞合成抗体能力不足，故母亲的特异性抗体对其抗感染和免疫极其重要。此外，T 淋巴细胞对 B 淋巴细胞产生和分泌 Ig 有重要的调节作用，早产儿 T 淋巴细胞数量不足且功能低下，调节 B 淋巴细胞产生和增加 Ig 分泌的能力均低下。

（3）补体系统：早产儿血清中 C3、C4、C5、C1q、C3 激活前体、B 因子的含量都低。缺乏参与传统激活途径的补体成分 C3 或 C5 可导致对传染因子的易感性。

（4）吞噬功能：早产儿的多形核白细胞的生成及贮备都比较少，在感染时往往被迅速耗竭。

(5)细胞因子:一些细胞因子合成或细胞因子受体表达不足,是造成早产儿对病毒和细菌高度易感的因素之一。与足月儿相比,早产儿单核细胞在刺激培养后 TNF-α 和 IL-12 的产生减少,当细胞未受刺激但在受细菌攻击后,早产儿单核细胞产生较低的 IL-6 和 TNF-α,早产儿单核细胞中 IL-8 产生较低。

六 影响早产儿免疫状态的因素

1. 宫内感染

宫内感染是早产的主要原因。宫内感染可以由细菌感染引起,子宫内炎症与胎龄呈负相关,出生体重 <1000g 的早产儿的宫内感染发病率为 83%。如果母亲妊娠期间患有感染性疾病,尤其是妊娠前 3 个月发生病毒感染,均可通过胎盘引起胎儿先天性病毒感染,常见有疱疹病毒、风疹病毒、巨细胞病毒感染等。同时发生宫内感染会明显增加早产儿患早发型败血症的风险,早产儿中早发性脓毒血症的死亡率增加。

2. 营养状态

早产儿营养不良时,淋巴细胞萎缩,T 淋巴细胞减少,细胞免疫功能下降,抗体产生减少,补体降低。

3. 喂养种类

母乳喂养不仅给早产儿提供充足的营养,更为重要的是在生命早期能调节早产儿的免疫系统发育,增强早产儿的免疫功能,特别是抵抗感染的能力。母乳对早产儿有保护作用。母乳中含有大量免疫活性细胞和球蛋白,含有血清免疫球蛋白、补体、溶菌体和乳铁蛋白。在出生后 24h 内,早产儿能将母乳内的 IgA 由肠道吸收进入血液中,提高循环抗体水平,但仅为一过性,24h 后大多不能再吸收入血,而早产儿常由于吸吮力弱而错过了这种机会。其中分泌型 IgA 在初乳中含量较高,尤其于出生后 3~4d 内可达到成人血清中的 5~13 倍量。母乳中含有大量的细胞因子,这些细胞因子对早产儿免疫系统的发育成熟有一定的影响,例如 TGF-β、IL-6 和 IL-10 可促进 IgA 细胞的生长分化,能够促进肠道免疫系统的发育成熟。IL-4、IL-5 和 IL-13 可以促进树突状细胞向 II 型辅助 T 淋巴细胞(Th2)分化;

TGF-β 和 IL-10 促进树突状细胞向调节性 T 淋巴细胞（Treg）分化。母乳喂养可促进早产儿淋巴系统的数量和各类细胞的比例稳定增长，母乳含有的核苷酸可以促进 T 淋巴细胞成熟，改善早产儿的免疫反应。母乳喂养的早产儿的肠道微生物群的种类比配方乳喂养的早产儿少，但含更多的双歧杆菌，母乳喂养早产儿可通过存在更多双歧杆菌的环境作用促进肠道和免疫系统发育。

4. 产前糖皮质激素

产前使用糖皮质激素被临床用于预防早产儿的呼吸道疾病已有 30 多年历史。有研究发现，早产儿败血症和母亲接受倍他米松治疗之间的关联性。目前研究发现，产前使用糖皮质激素对早产儿免疫功能似乎有调节作用，但这些影响是短暂的还是会持续到童年或更长时间，还需要进行大量的研究才能定论。

5. 其他

与女婴相比，男婴感染的易感性更高。有研究发现，抚触有助于提高早产儿的免疫功能。一旦早产儿身体状况允许即可尽早开展抚触，这可改善早产儿的健康状况，提高其生存质量。

第二节　消毒隔离

胎儿在母体内生活，在恒温无菌的环境中，得到母体的保护。出生后生活环境骤然发生变化，从无菌环境进入外界环境，无论空气中或周围物体上都存在大量微生物，包括致病的和非致病的。早产儿许多器官的功能发育未完全成熟，免疫力低，抵抗力差，容易感染。如果消毒隔离不严格，势必会增加感染的机会，甚至造成病房内感染流行。因此，特别需要健全消毒隔离制度，其内容主要针对工作人员、母婴同室、NICU、早产儿和医疗器械等。

一、工作人员

工作人员是防止交叉感染各个相互依赖因素中最重要的一环。所有在新生儿重症监护病房工作的人员必须无可传染的感染性疾病。医院应建立健康检查、限制接触、保存工作人员的健康检查记录和疾病报告制度。工作人员至少每年健康检查1次，凡有呼吸道、皮肤黏膜、胃肠道、肝脏或其他可传染的感染性疾病者，均不能在母婴同室、NICU、产房工作。工作人员患传染病应主动向科室领导报告，暂时调离，待康复后再返回科室。当怀疑有感染时，应根据情况做鼻咽拭子培养、粪便培养或相关检查，若发现病原体携带者，应暂时调离早产儿区，直至连续两次培养阴性为止。

提倡工作人员上班前洗澡，经常剪指甲。在入室前应穿工作服，最好穿短袖洗手衣，戴工作帽，换专用鞋。戒指、手表、手镯均应取下，以便于洗手。手的消毒是消毒隔离措施中的关键措施，医护人员在进入母婴同室及病室之前，均需采用七步洗手法认真洗手，再使用一次性消毒手巾纸擦干或用电动烤手器烤干。然后更衣（最好是高压消毒的短袖洗手衣）入室。在病室内每检查一个早产儿，每次护理、治疗操作的前后，或接触污染物品（包括头发、面部、图表等）后，均应采用免洗手消毒液（氯己定-乙醇）消毒双手。

洗手消毒剂的选择，应具备以下特点：能杀灭致病微生物，无颜色污染，对皮肤无刺激，不致敏，并产生持久的局部作用。国外常用碘伏，国内常用氯己定-乙醇溶液。对手消毒的标准以细菌总数 $\leq 5cfu/cm^2$ 并未检出致病菌为合格。治疗操作时须戴消毒口罩，并覆盖住整个口鼻。外科操作如脐部血管插管等，还应戴手术帽，穿手术衣。工作人员离开母婴同室或产房到院内其他地方（如实验室、放射科、药房等），应加穿长袖白大衣，换下专用鞋，回室时在洗手间脱下白大衣，换专用鞋，重新洗刷消毒双手再入室。工作人员应自觉遵守消毒隔离制度，牢记"交叉感染像链条，每个环节都重要，一个环节不注意，整个链条成废料"的座右铭，经常检查，互相监督。

二、早产儿清洁

早产儿皮肤黏膜薄嫩，易于破损，增加感染的机会。皮肤的分泌物及日龄较大早产儿皮肤上的正常菌群，均有抵抗致病菌入侵的作用。出生时由于缺乏皮肤正常菌群，加之脐部创面潮湿，残留血渍，是细菌良好的培养基，容易遭受致病菌的入侵，故正确的皮肤护理十分重要。

早产儿沐浴台和沐浴池需使用 0.5% 有效氯溶液擦净。每日晨间用流动的温水洗澡，除皱褶处的胎脂外，其他部位的胎脂不必完全清除，有证据表明，胎脂具有保护作用，也有人认为无保护作用，但无任何证据表明它有害。早产儿可使用低碱的浴液。

早产儿娩出断脐后，最好用脐带夹，残端用 5%~10% 碘酊烧灼。晨间护理用棉签蘸含 75% 乙醇清洁脐部，保持干燥。早产儿口腔黏膜柔嫩，口腔若有胎粪、母血，可用棉签或用镊子夹消毒棉球蘸生理盐水轻轻擦净，勿用纱布擦。

晨浴时用消毒棉球擦净眼部分泌物和水滴，用消毒棉签擦净耳、鼻分泌物和水滴。每日用 0.25% 氯霉素眼药水滴眼 2 次，若眼分泌物多，可每日滴 4 次，并加用红霉素或四环素眼膏。口腔如有鹅口疮，可涂以制霉菌素。

晨浴时或每次排便后均应做臀部清洁，擦洗应由前向后，以免肛周污物污染尿道口。并换上一次性的纸尿裤。晨浴和换纸尿裤时，应注意观察颈周、耳后、腋下、腹股沟等皮肤皱褶处和臀部有无破损、脓点、红疹，脐部有无红肿、脓液，并及时处理。

20 世纪 70 年代，国外曾有人在水中加用六氯酚给早产儿沐浴，以预防皮肤金黄色葡萄球菌感染，但大多数学者不主张加用消毒剂。每一种皮肤护理方法，都必须权衡利弊：如它对皮肤有何作用和效果，所用消毒剂是否会被皮肤吸收具有直接或间接的毒性，是否可引起皮肤正常菌群的改变有利于致病菌的入侵。近年国外资料表明，最好的早产儿皮肤护理方法，是尽量减少操作，故推荐"干性皮肤护理"。其理由如下：①可减少早产儿热量的损失；②减少皮肤损伤；③避免清洁消毒剂的已知或未知的副作用；④不影响有保护作用的胎脂和皮肤正常菌群；⑤省时。其方法如下：早产儿出生直到体温稳定后才开始做皮肤清洁，用消毒棉花以无菌温水浸湿，擦净头面部血渍，再擦净肛周的胎粪。也可用低碱不含药物的早产儿浴液和无菌温水洗净局部。全身其他部位的皮肤除非明显脏污，不予擦洗。以后每日仅在换纸尿裤时做臀部清洁。

早产儿在院内转运应尽可能避免与院内其他病区或院外人员接触，不使用公共电梯。如母亲到 NICU 哺乳，应先洗手，穿隔离衣，换鞋入室，哺乳前先清洁乳房。在NICU，应将感染早产儿和非感染性疾病儿分房或分区放置。应有带专用洗手池（盆）的隔离室，将有可能造成传染流行的感染早产儿按病原体的种类或感染系统（如呼吸道、消化道等）分类隔离。

如果早产儿发生经空气传播的病毒性疾病，可以将其他早产儿放入暖箱（反隔离）或将早产儿转到早产儿区以外的隔离室。母婴同室者让早产儿与其母同住一间单人房。

检查或给感染早产儿做诊疗护理操作时，应穿隔离衣，处理完毕后脱下，若用一次性纸隔离衣，用后弃去。如果是专人护理，操作完后隔离衣可以不脱，但应每8~12h更换1次。

对于非无菌条件下分娩的早产儿，若胎膜早破超过24h，或怀疑母亲有宫内感染的早产儿，均应放在早产儿区的观察室；若胎膜早破超过24h，并有明确的宫内感染证据或早产儿有感染表现者，应采集早产儿血标本（必要时加采脑脊液标本）做培养，并做咽喉部、外耳道、脐带、腋下、直肠拭子和尿液培养，以及胃抽出液涂片染色找菌；若胎膜早破超过24h，而母婴并无任何感染征象，则血和脑脊液培养可以免去。高度怀疑感染的早产儿，可应用抗生素3~4d，若无症状出现且培养阴性，可以停用。

NICU内不应留陪护家属，并减少探视，少数特殊情况且其父母又无感染性疾病者，可让其父母更衣换鞋入室探视。

三、医疗器械的清洁消毒

复苏囊、气管插管、面罩、吸痰管、鼻罩、输氧面罩、喉镜叶片等，每用1次，即行更换。用后应彻底洗净，再高压消毒或气体消毒（环氧乙烷气体消毒柜），亦可浸入消毒液中（2%碱性戊二醛、含有效碘250mg/L的碘伏消毒液）30min，然后用蒸馏水冲洗3次，晾干备用。人工呼吸机、持续呼吸道正压装置和吸痰器等的管道、湿化瓶、水瓶，每用于1个早产儿更换1次，若用于同一早产儿，每日应换1次。用后彻底洗净，消毒方法同上。湿化瓶中应加入蒸馏水，管道中的凝结水珠应排去，不要倒回湿化瓶中。机身外壳，每日用清水擦净再用消毒液擦1次。吸痰器每次使用后，倒净负压瓶内脏水，彻底清洁消毒后再倒入2%来苏液或其他消毒剂备用。超声雾化器很容易污染，每次用后应将盛水器内剩余的水倒净，连同雾化管、漏斗彻底洗净后高压消毒或气体消毒，也可浸入消毒液中消毒。若用于同一早产儿，最好每 8h 更换 1 次。听诊器和其他诊断用具，每次用前应用氯防己 – 乙醇速效消毒液擦拭消毒。母婴同室和 NICU 常用消毒药物见表 6–2。

表 6–2　常用消毒药物

药物	作用	优点	缺点	方法	用量
醋酸氯防己	低效消毒剂，对革兰阳性菌和革兰阴性菌如金黄色葡萄球菌、链球菌、铜绿假单胞菌、大肠埃希菌、伤寒杆菌均有较强的杀菌能力	适用于皮肤、器械消毒，速效，不产生抗药性，极难被人体所吸收，对皮肤黏膜无刺激，对金属无腐蚀性	偶致过敏，其作用受有机物影响很大	泡手、冲洗房间和家具擦拭均只需水溶液。也可配置为醇溶液或乳膏，供特殊要求使用	1∶200 水溶液泡手、擦、喷雾
戊二醛	高效、速效，对革兰阳性菌和革兰阴性菌、厌氧和需氧菌的芽胞、病毒、真菌均有杀灭作用	对橡胶、塑料品、光学仪器均无损害，但碳钢制品例外	避免吸入，对皮肤有刺激，不能用于皮肤消毒	物品浸泡消毒后，必须用无菌水冲洗备用	一般用 2% 的戊二醛溶液（pH7.5~8.5），表面擦抹用
环氧乙烷	高效灭菌剂，对细菌、芽胞真菌、立克次体和病毒均有效	穿透力强，可用于其他灭菌法易于损坏的物品，如电子仪器、棉絮、被子等	价格较贵，具有中等毒性，易燃，易爆，要求控制温度、湿度	消毒时物品需置消毒袋或消毒柜内进行	300~700g/m²加温至少 38~54℃，2~24h，物品消毒通风 1h 后使用
过氧乙酸	高效、速效，对各种微生物均有良好的杀灭作用	作用比石炭酸、煤酚皂溶液、甲醛、乳酸、乙醇强，毒性低	对皮肤黏膜有刺激，性质不稳定，不能用于金属消毒，可使漆面失去光泽	注意原液实际浓度，随用随配，每天至少更换一次	洗手、布类 0.2%，擦拭 0.2%~0.5%，浸泡体温计 0.5%，喷雾 0.5%~2%
碘伏	中效、速效，可杀灭各种细菌繁殖体	对皮肤黏膜无刺激，稳定性好	对二价金属有腐蚀性，易受有机物影响	作用时间随用途而异，一般 1~10min	浸泡物品用含有效 250mg/L 的溶液

四、新生儿重症监护病房感染暴发流行的处理

医院应制订感染在新生儿重症监护病房暴发流行时的处理方案，以备急需。万一发生感染暴发流行情况，应迅速采取措施进行控制。必要时通知疾病预防控制中心，请求协助。下面是几种常见病原体引起感染暴发流行时的处理要点。

1. 大肠埃希菌

①确定引起感染流行的大肠埃希菌菌株。如果从大量有症状的早产儿分离出单一的大肠埃希菌菌株，且提示与暴发流行有关（根据菌落特点、对抗生素敏感的类型、没有其他明显的病原体），应进一步进行菌株定型。如无条件，可请求疾病预防控制中心给予协助。②由于无症状带菌者与流行持续不断有关，应取所有早产儿和所有工作人员的粪便或肛拭子做培养。应用荧光抗体技术，可迅速确定带菌者。③立即停止收纳新入院者和减少NICU的人数。④所有排泄流行的大肠埃希菌菌株的早产儿均需服用抗生素，可选用阿莫西林-克拉维酸钾口服，共用5d。如需继续住院，应用至大便培养阴性为止。流行期可考虑给所有住院早产儿预防性服药。⑤工作人员如大便培养阳性，应暂时调离早产儿区，直到培养转阴为止。⑥室内器械装备如疑有污染，应取标本做培养。⑦调查新近出院的早产儿，凡有症状者应做检查、取标本培养和治疗。⑧严格遵守抗菌和无菌技术，特别强调洗手。接触感染早产儿和污染物品时，戴一次性手套。⑨所有早产儿出院后，彻底打扫、消毒房间及室内装备。⑩病房重新开放后，仍应继续定期采集早产儿、工作人员、室内装备的标本做培养，直到肯定流行已经结束。

2. 鼠伤寒杆菌

①可参照大肠埃希菌感染暴发流行的方法处理。②防治用药可选用阿莫西林-克拉维酸钾口服，若细菌不敏感，可试用头孢克肟。

3. 肺炎克雷白杆菌

①迅速采取隔离措施，早产儿隔离治疗。②关闭病房，停止接收，或另开辟清洁区收新入院者。③新开辟的清洁区应配备不带该菌的工作人员。④早产儿隔离，包括使用一次性纸隔离衣和手套。⑤工作人员严格遵守洗手规定。

4 金黄色葡萄球菌

①记录已确诊或怀疑为本菌感染的早产儿人数,及其在室内的位置、起病的时间和病原菌的特征(吞噬型和对抗生素的敏感特征),应采用脉冲场凝胶电泳(PFGE)法进行基因组 DNA 定型或用限制性核酸内切酶法进行质粒 DNA 分析定型,以确定流行的情况。若无条件,可请求疾病预防控制中心给予协助。②对感染波及区内的早产儿,取脐部和鼻拭子标本做培养,确定无症状的细菌繁殖的范围。③至少应通过电话调查新近出院的早产儿,以确定疾病的范围。发现有随访的早产儿感染,应积极给予治疗。④若发病率低且病情轻微,强调抗菌无菌技术。严格洗手极为重要,接触耐甲氧西林葡萄球菌(MRS)菌株定植或感染的早产儿及其用物要戴一次性手套,即有可能控制流行。⑤鼻部和脐部可局部应用抗生素,如为 MRS 菌株,局部可涂莫匹罗星软膏。如遇严重暴发流行,或前述措施无效,可对所有早产儿全身应用抗生素,可选用氯唑西林或萘夫西林。⑥若流行未能迅速控制,应取所有工作人员鼻拭子标本培养,发现流行菌株带菌者应及时应用抗生素或暂时调离早产儿区。任何患有金黄色葡萄球菌感染的工作人员亦应暂时调离,直至感染痊愈。但金黄色葡萄球菌非流行菌株带菌者不必调离。⑦流行结束后,仍继续监测数周,包括监测病房内和已出院的早产儿的金黄色葡萄球菌感染发病情况,和每周取早产儿鼻腔和脐部拭子做培养,以及工作人员鼻拭子培养,以防反复流行。

5.A 组 β 溶血性链球菌

①采集所有早产儿脐部及一切病损部位的标本做培养,以确定流行的范围。②不需要关闭病房,但应隔离治疗早产儿。③对所有早产儿应用青霉素 G15 万 U/(kg·d),分 2~3 次静脉给予,培养阳性者用药 10d 并隔离;培养阴性者和新入院者应用药至出院后 2d。出院时应做鼻、咽、肛拭子培养。④取工作人员鼻、咽、肛拭子做培养,阳性者应予以治疗并暂时调离,直至培养阴性。⑤电话调查新近出院的早产儿,如有感染者,应收入院,并做培养,按指征给予抗生素治疗。⑥流行结束后继续监测数周,包括监测有无新发病者,每周取早产儿和工作人员的鼻、咽、肛拭子做培养。

6.B 组溶血性链球菌

①该细菌感染可通过母亲垂直传播,也可在院内交叉传播。通过治疗

带菌的母亲、工作人员和早产儿控制流行的文献报道不多。②早产儿隔离治疗，若消毒条件好，亦可在监护病室治疗。③鉴于该细菌在人群中带菌率高，检查、隔离、治疗带菌者难以实行。若严重流行，可另辟新区接纳新入院者。④避免拥挤。⑤强调抗菌和无菌技术，严格洗手。

7. 消化道或呼吸道病毒

①一旦确定为某病毒感染流行，首先应控制传染源，隔离治疗早产儿，按消化道和呼吸道传染病隔离，隔离期2周。②对接触者进行检疫，主成分分析法（PCA）为检测各种病毒的首选方法。③病毒性腹泻在病房呈暴发时，应普查粪便，可疑者立即隔离。医护人员如有腹泻应暂时调离并进行治疗。④接触者注射高价免疫球蛋白。⑤加强饮食管理。停止探视。彻底做好环境消毒，病毒对75%乙醇和0.5%甲酚（来苏尔）均不敏感，应用强氧化剂进行消毒。⑥早产儿粪便、排泄物需加漂白粉消毒2h。⑦必要时关闭病室，暂时停收孕妇及早产儿。

第三节　早产儿脐炎的识别及管理策略

一、概述

脐炎是由于断脐时或出生后处理不当，脐残端被细菌入侵、繁殖所引起的急性炎症，亦可由于脐血管置保留导管或换血时被细菌污染而导致炎症。研究表明，在医院出生的早产儿，出生后12h内17.9%的早产儿脐部即有金黄色葡萄球菌定植，第4天起高达100%。国外有研究提示，在医院出生的早产儿脐炎发病率<2%，而在家分娩的可高达21%。

二、病因和发病机制

1. 病因

出生后结扎脐带时污染或在脐带脱落后敷料被粪、尿污染；胎膜早破，出生前脐带被污染；分娩过程中脐带被产道内细菌污染；继发于脐茸或脐窦的污染。

2. 发病机制

可由任何化脓菌引起，但最常见的是金黄色葡萄球菌，其次为大肠埃希菌、铜绿假单胞菌、溶血性链球菌等。脐带创口未愈合时，爽身粉等异物刺激也可引起脐部慢性炎症而形成肉芽肿。

三 临床识别

轻者脐轮与脐周皮肤轻度红肿，可伴少量浆液脓性分泌物。重者脐部及脐周明显红肿发硬，脓性分泌物较多，常有臭味。可向其周围皮肤扩散成腹壁蜂窝织炎、皮下坏疽，或向邻近腹膜蔓延而导致腹膜炎；也可沿尚未闭合的脐动脉管腔蔓延引起败血症或顺动脉近端蔓延发展为阴囊或大腿深部脓肿；如动脉壁的结缔组织广泛受累可导致腹膜炎。若沿脐静脉蔓延，可引起脐静脉炎，局部皮肤及皮下组织可发红、发硬；可造成多发性肝脓肿、化脓性血栓性门静脉炎，之后可发展为门静脉高压症、肝硬化。慢性脐炎常形成脐肉芽肿，表现为一小的樱红色肿物，表面可有脓性溢液，可经久不愈。

四 辅助检查识别

在正常早产儿脐部，除金黄色葡萄球菌外，还可培养出人肠埃希菌、表皮葡萄球菌、B组溶血性链球菌、铜绿假单胞菌等多种细菌，因此，绝不可只凭培养出致病菌而诊断为脐炎，必须具有脐部的炎症表现。脐炎久治不愈应与以下疾病鉴别：

1. 卵黄管未闭（脐肠瘘）

卵黄管是在胚胎发育时连接原肠和卵黄囊底的管状组织，5~17周应逐渐缩窄、闭塞，如果未闭，则形成脐肠瘘，口服活性炭后，若出现于脐孔即可确诊，也可由脐孔注入造影剂，做X线检查可见其进入回肠。治疗应从回肠壁离断瘘管后将向脐的瘘管全部切除。

2. 脐窦

脐窦由卵黄管的回肠端已闭合，但脐端未闭所致。脐部常有较小的圆形红色黏膜突出,用探针可发现有窦道,也可注入造影剂后做 X 线检查,可见其盲端。如无窦道形成,仅有球状黏膜块,则称为脐茸或脐息肉。因常有黏液分泌且易感染,应手术切除。须与慢性脐炎所致的肉芽肿相区别,后者经硝酸银烧灼后可以消退,但脐茸则经久不愈。若窦道较长,须进行较广泛的手术切除。

3. 脐尿管瘘

脐尿管瘘因脐尿管未正常闭合退化成一纤维索引起,其临床表现为脐部漏尿,脐部瘘口可为皮肤或黏膜所覆盖。注入造影剂后做侧位 X 线检查,可见其进入膀胱,也可静脉注射亚甲蓝,若见蓝色尿液从脐部排出即可确诊。应尽早做瘘管切除,以免继发尿路感染。

4. 脐带炎

脐带炎为脐带血管的炎症,表现为与绒毛膜羊膜炎相伴随的脐带急性渗出或亚急性坏死,常由革兰阴性菌感染所致,如大肠埃希菌、肺炎克雷白杆菌、铜绿假单胞菌等,革兰阳性菌有链球菌和葡萄球菌,念珠菌也偶见。

5. 白细胞黏附缺陷症

白细胞黏附缺陷症为一种罕见的、威胁生命的常染色体隐性遗传病,由细胞黏附分子缺陷引起,表现为慢性脐炎或脐脱落延迟,常在出生后 4~6 周才脱落。病理特征为感染部位缺乏中性粒细胞,通过流式细胞仪检查可诊断。

五 治疗原则

(1)保持局部干燥,勤换尿布,防止尿液污染。

(2)轻症者用 3% 过氧化氢清洗脐部,再涂以 75% 乙醇,每日 3 次。

(3)有明显脓液、脐周有扩散或有全身症状者,除局部消毒处理外,可先根据涂片结果经验性地选用适当抗生素治疗,以后结合临床疗效及药敏试验再决定如何用药。对已形成脓肿者,及时切开引流换药。

(4)慢性肉芽肿可用硝酸银棒或 10% 硝酸银溶液涂擦,大肉芽肿可用电灼、激光治疗或手术切除。

六 管理策略

（1）在早产儿脐带脱落前要每日检查脐部，观察脐带残端有无渗血、渗液等情况。

（2）勤换尿布，避免尿布直接覆盖在脐部的敷料上，在脐部护理及使用抗生素之前，采集脐部分泌物做细菌培养和药敏试验，同时采集血液培养标本。

（3）脐部管理策略：

1）早产儿出生时，应保持脐带断端清洁与干燥，从利于脐带水分蒸发，促进脐带残端结痂和脱落，不可用不清洁的物品覆盖脐部，若脐部潮湿、渗液或脐带脱落后伤口迁延不愈，则应该做局部消毒处理，必要时静脉使用抗生素，以防败血症的发生。

2）早产儿一般在出生后24h就可以进行盆浴，洗后用干净的毛巾轻轻吸去脐部的水分，使用尿布时松紧带应围在脐部绷带的下方，有尿时，应随时更换。

3）不宜捆绑早产儿，因为捆绑太紧，皮肤易受损发生感染；夏天应尽量减少衣服，防止脐部潮湿，发生感染。若脐部出现渗液或有脓液流出时，可用棉签蘸75%乙醇，轻轻擦拭脐带根部及其周围。

（4）观察病情：①监测体温；②观察脐部红肿、脓性分泌物好转与进展情况；③若出现体温异常、少吃、少哭、少动等现象，可能为败血症；腹胀、腹肌紧张、腹部触痛可能为腹膜炎。

第四节 早产儿败血症的识别及管理策略

一 概 述

败血症是指细菌或真菌侵入血液循环并在其中生长繁殖，产生毒素所造成的全身炎症反应综合征，是早产儿期重要的感染性疾病之一，其发病率为活产早产儿的1‰~8‰。低出生体重儿可高达164‰，出生时有呼吸功能抑制和母亲围生期有高危因素者发病率最高；男婴和有先天性畸形特别是泌尿道畸形的早产儿风险最大。由于产科并发症造成早产儿易患败血症，如产前12~24h的胎膜早破，母亲出血（前置胎盘、胎盘早剥）、毒血症、急产、母亲感染或宫内感染，多数表现为母亲分娩前或分娩中发热。早产儿败血症分为早发型和晚发型两种。出生后7d内起病者称为早发型败血症，常由母亲垂直传播引起，发生在出生前和出生时，病原菌以大肠埃希菌为主，常呈多器官受累，尤其呼吸系统症状最明显，病死率高。50%早发型早产儿病例在出生后6h内出现临床症状，大多数在出生后72h内出现症状。出生7d后起病者称为晚发型败血症，其与周围的生活环境有关，病原菌以葡萄球菌为主，常有脐炎、肺炎或脑膜炎等局灶性感染，包括医院内获得性感染，病死率较早发型低。低出生体重儿败血症死亡率比足月儿高2~4倍，早发型败血症的总死亡率是15%~50%，晚发型败血症的总死亡率则为10%~20%。

二 病因和发病机制

1. 病因

（1）病原菌：我国早产儿败血症以葡萄球菌感染最多见，其次为大肠埃希菌等革兰阴性杆菌感染。近年来，随着NICU的发展，静脉留置针、气管插管和广谱抗生素的广泛应用，以及极低出生体重儿存活率明显提高，表皮葡萄球菌、铜绿假单胞菌、肺炎克雷白杆菌、肠杆菌等机会致病菌，以及产气荚膜梭菌、厌氧菌及耐药菌株所致的感染有增加趋势。空肠弯曲菌、幽门螺杆菌等已成为新的致病菌。B组溶血性链球菌（GBS）和李斯特菌虽然为欧美发达国家早产儿感染常见的致病菌，但在我国少见。

（2）感染途径：①产前感染，又称宫内感染，病原体经母亲血液透过胎盘感染胎儿。宫内感染主要是病毒引起的慢性感染，可导致胎儿宫内发育迟缓、先天性畸形及早产儿出生后肝脾大、黄疸、贫血、血小板减少、神经系统受损等多器官损害，即"宫内感染综合征"。此外，母亲细菌定植的密度与早产儿受侵袭性感染的危险性直接相关。上行性感染是主要原因，羊水被胎粪或产道黏液污染可促进GBS和大肠埃希菌的生长，病原菌通过污染浅表绒毛膜血管而侵入胎儿血液循环，也可通过胎儿吸入或吞咽污染的羊水进入血液循环，或进行羊膜囊穿刺等有创性操作而又消毒不严时也可导致胎儿感染。②产时感染，与胎儿通过产道时被感染有关。胎儿吸入产道中污染的分泌物或血液中的病原体；胎膜早破、产程延长、分娩时消毒不严或经阴道采胎儿头皮血、产钳助产损伤等均可使胎儿感染。③产后感染，是最常见的感染途径，病原体可通过皮肤黏膜创面、呼吸道、消化道及带菌的家庭成员接触传播。其中，与携带病毒的母亲密切接触是早产儿出生后病毒感染最重要的途径。在医院，医务人员的手、接触抗生素（选择耐药菌株）、长期住院、消毒不严的各种导管和仪器，均可造成医源性感染。

2. 发病机制

早产儿免疫功能发育不成熟，感染后局限能力差，细菌容易侵入血液循环而致败血症。

（1）非特异性免疫功能表现为：①屏障功能差，皮肤角质层薄、黏膜柔嫩易损伤；脐残端未完全闭合，离血管近，细菌易进入血液；呼吸道纤毛运动功能差，胃液酸度低，杀菌力弱，肠黏膜通透性高，同时分泌型 IgA 缺乏，易发生呼吸道和消化道感染，有利于细菌侵入血液循环；血脑屏障功能不全，易患细菌性脑膜炎。②淋巴结发育不全，缺乏吞噬细菌的过滤作用，不能将感染局限在局部淋巴结。③经典及替代补体途径的部分成分（C3、C5、调理素等）含量低，机体对某些细菌抗原的调理作用差。④中性粒细胞产生及贮备均少，趋化性及黏附性低下，备解素、纤维结合蛋白、溶菌酶含量低，吞噬和杀菌能力不足，早产儿尤甚。⑤单核细胞产生粒细胞-集落刺激因子（C-CSF）、IL-8 等细胞因子的能力低下。

（2）特异性免疫功能表现为：①早产儿体内 IgG 主要来自母体，且与胎龄相关，胎龄愈小，IgG 含量愈低，因此早产儿更易感染。② IgM 和 IgA 分子量较大，不能通过胎盘，早产儿体内含量很低，因此，对革兰阴性杆菌易感。③血中 T、B 淋巴细胞和自然杀伤细胞免疫应答力弱，直接吞噬及杀伤病原体的功能明显低下。

三、临床识别

1. 全身表现

（1）体温改变：体壮儿常发热，体弱儿、早产儿常体温不升。

（2）一般状况：由于细菌毒素作用，早产儿表现为精神食欲欠佳，哭声减弱、体温不稳定、体重不增等常出现较早，且发展较快、较重，不需多长时间即可进入不吃、不哭、不动、面色不好、嗜睡状态。

（3）黄疸：有时是败血症的唯一表现，常为生理性黄疸消退延迟，或1周后开始出现黄疸，黄疸迅速加重或退而复现，不能用其他原因解释的黄疸，均应怀疑为败血症，严重时可发展为胆红素脑病。

（4）休克表现：休克常是败血症病程发展到全身炎症反应综合征（SIRS）和（或）多系统器官功能衰竭（MSOF）的表现。早产儿面色苍白，四肢冰凉，皮肤出现大理石样花纹；脉细而速，股动脉搏动减弱，毛细血管充盈时间延长（指压皮肤发白后恢复原有肤色需时越长表明周围血液循环越差）；肌张力低下，尿少、尿闭，硬肿症出现常提示预后不良；血压降低（体重<2000g者<30mmHg，体重>3000g者<45mmHg）；严重时可有弥散性血管内凝血（DIC）。

2. 各系统表现

（1）皮肤黏膜：硬肿症，皮下坏疽，脓疱疮，脐周或其他部位蜂窝织炎，甲床感染，皮肤烧灼伤，瘀斑、瘀点，口腔黏膜有挑割损伤。

（2）消化系统：厌食、腹胀、呕吐、腹泻，严重时可出现中毒性肠麻痹，后期可出现肝脾大。

（3）呼吸系统：气促、发绀、呼吸不规则或呼吸暂停。

（4）中枢神经系统：易合并化脓性脑膜炎。表现为嗜睡、激惹、惊厥、前囟张力及四肢张力增高等。

（5）心血管系统：心率异常、感染性心内膜炎、感染性休克，表现为面色苍白，皮肤出现大理石纹，脉细速、毛细血管再充盈时间延长。

（6）血液系统：可合并血小板减少、出血减少，可有瘀点、瘀斑，甚至DIC（抽血针孔处渗血、呕血、便血或肺出血等），贫血迅速加重提示有溶血或出血。

（7）泌尿系统：尿少、无尿、脓尿等。

（8）其他：可合并骨关节化脓性炎症，表现为某一肢体自主活动减少和一个关节的红、肿、热、痛，骨髓炎及深部脓肿等。

四 辅助检查识别

（1）血常规：白细胞总数升高，中性粒细胞增高及血小板计数下降有诊断价值。

（2）病原学检查：①血液培养，应在使用抗生素之前进行，抽血时必须严格消毒，严格无菌操作；同时做 L 型细菌和厌氧菌培养可提高阳性率。②脑脊液、尿液培养，脑脊液除培养外，还应涂片找细菌；尿液培养最好从耻骨上膀胱穿刺取尿液，以免污染，尿液培养阳性有助于诊断。③其他，可酌情行胃液、外耳道分泌物、咽拭子、皮肤拭子、脐残端、肺泡灌洗液（气管插管早产儿）等细菌培养，阳性仅证实有细菌定植，但不能确立败血症的诊断。

（3）根据病史中有高危因素、临床症状体征、周围血象改变、C反应蛋白（CRP）增高等可考虑本病诊断，确诊有赖于病原菌或病原菌抗原的检出。

五 治疗原则

1. 合理使用抗生素

早期、静脉、联合、足量、足疗程应用抗生素是治疗败血症的关键。在使用抗生素前收集各种标本，不需等待细菌学检查结果，即应及时使用抗生素。根据病原菌可能来源初步判断病原菌种，病原菌未明确前可选择即针对革兰阳性菌及针对革兰阴性菌的抗生素，一旦有药敏结果应做相应调整，尽量选择一种针对性强的抗生素。一般采用静脉注射，血液培养阳性者，疗程 10~14d，有并发症者应治疗 3 周以上。

2. 支持、对症治疗

注意保暖，供给氧气、能量和液体。清除感染灶，纠正酸中毒及电解质紊乱，维持血糖和血电解质在正常水平，减轻脑水肿。

3. 免疫疗法

①静脉输注免疫球蛋白，每日 300~500mg/kg，3~5d。②重症早产儿可行换血，释出循环内细菌和内毒素，换入抗体，改善休克和缺氧，换血量 100~150ml/kg。③严重粒细胞减少者可输注粒细胞悬浮液（15ml/kg）含粒细胞（0.2~1）×10^9/ml，输注 5d。

六 管理策略

1. 保持体温稳定

①评估体温情况，体温过高时，调节环境温、湿度，松解包被来降低体温，不可采用退热剂、乙醇擦浴、冷盐水灌肠等刺激性强的降温方法，否则易出现体温过低现象。降温处理后 30min 应复测体温一次并记录。②早产儿通常也会发生体温不升，应及时保暖，必要时将早产儿置入暖箱或远红外辐射床复温。体温不稳定时，应每小时测量一次并记录。③各种护理操作集中进行，尽量缩短操作时间，保持暖箱内温度。④病室空气清新，每日通风，避免对流，注意保暖。

2. 维持有效呼吸

①观察呼吸情况，早产儿仰卧时可在其肩下放置小软枕，避免颈部弯曲，保持呼吸道通畅。出现呼吸暂停时，可用拍打足底（弹足底）、托背、放置水囊床垫等方法帮助其恢复有效的自主呼吸，有分泌物时应及时吸净，同时观察呼吸暂停持续时间，是否可自行缓解，有无心率、血氧饱和度下降、呼吸暂停发作频繁时，遵医嘱可给予氨茶碱或吸氧、机械正压通气。②出现发绀、呼吸急促、呼吸暂停症状时给予氧气吸入，但不要长时间、高浓度吸氧，避免视网膜病变导致失明。吸氧浓度以维持动脉血氧分压达 50~70mmHg（6.7~9.3kPa）或血氧饱和度达 90%~95% 为宜，切忌常规吸氧。③使用呼吸机进行辅助通气时，应观察早产儿自主呼吸与机器是否合拍，及时记录呼吸机参数。

3. 局部感染灶的管理

①评估和记录早产儿皮肤、黏膜情况。②及时处理局部病灶，遵医嘱

予以局部换药，促进病灶早日愈合，防止感染蔓延扩散。若脐部感染时，每日清创换药2次；皮肤有小脓疱时，先用75%乙醇或安尔碘消毒后，再用无菌针头将脓疱刺破，拭去脓液并涂抗生素软膏；肛周有皮疹或发红时应尽量暴露局部皮肤，保持清洁干燥；有口腔溃疡或鹅口疮时，及时涂药处理。

4. 保证营养供给

①评估早产儿吸吮、吞咽、消化、吸收功能，选择直接喂哺母乳、奶瓶、滴管、管饲或静脉等不同的补充营养方式，保证营养供给。②吸吮有力，吞咽功能好的早产儿可选择直接喂哺母乳，如母亲不能喂哺，可使用奶瓶喂养，注意奶瓶及奶嘴的消毒。哺乳时密切观察早产儿有无乳汁呛咳及缺氧情况。哺乳后抬高床头并使早产儿右侧卧位，观察有无溢乳及腹胀。③吸吮及吞功能不好的早产儿可选择管饲的方法。饲入乳汁时应采用重力喂养的方法，即将盛乳汁的注射器连于胃管末端，使其自行流入早产儿胃内，避免饲乳过快引起早产儿呕吐或胃黏膜损伤。当胃潴留大于入量的20%时，应请示医生是否减量或停止管饲。④使用胃肠外营养时，应尽量通过中心静脉导管进入，避免液体外渗造成外周皮肤坏死。严格控制输液速度，做好导管的维护。⑤每日记录出入量并测体重。

5. 皮肤管理

①评估全身皮肤情况，观察有无破损。保持皮肤清洁、干燥，清洁皮肤时应使用柔软的布类或湿巾。②早产儿皮肤娇嫩，做任何操作要轻柔，衣服及床单位要平整、清洁。使用暖箱时，可在早产儿周围用棉条围成鸟巢状，防止皮肤擦伤、破损。③脐带未脱落的早产儿每日消毒脐窝防止感染。

6. 控制感染

①采取床边隔离措施，接触早产儿前后要认真洗手，必要时应戴手套操作。②按时准量给予抗生素，保证药物有效进入体内，杀灭病原菌。③早产儿抵抗力弱，所用奶瓶、奶嘴等物品应严格消毒后再使用。④使用中的暖箱应每日清洁，每周彻底消毒一次；暖箱湿化应使用灭菌蒸馏水并每日更换。呼吸机管道每7d更换一次。

7. 密切观察生命体征，及时发现并发症

①密切观察早产儿的生命体征、神志、面色、哭声、前囟张力及皮肤黏膜情况。②发现早产儿出现面色青灰、哭声低弱、尖叫、前囟饱满、频繁呕吐、眼睑及面肌小抽动等异常表现时应及时报告医生，积极配合抢救。③保持安静，减少不必要的刺激，安抚早产儿，及时满足其生理需求，如使用安抚奶嘴等。④准备好抢救物品，随时备用。

8. 做好家属的心理护理和健康宣教

①多与早产儿家属交流，鼓励其表达出内心的感受。帮助早产儿家属克服自责和沮丧的心理，尽早建立积极的心态面对早产儿。②向早产儿家属讲解早产儿败血症的知识，说明使用抗生素治疗时间长，树立家属对早产儿康复的信心。告诉家属早产儿目前的情况及有关疾病护理知识。

9. 做好出院指导

①告知家属早产儿目前的体重、乳量及喂哺方法、次数；嘱家属尽量母乳喂养。使用奶瓶喂养时要注意奶具的消毒。②早产儿回家后不要去公共场所，家中病患不要接触早产儿。母亲有病时不要喂母乳。③家中要保持适宜的温、湿度，即温度24~26℃，相对湿度在55%~65%，室内应经常开窗通风，保持空气新鲜，通风时注意给早产儿保暖。④指导家属喂养、抱持、穿衣、沐浴等日常护理方法。⑤按要求进行预防接种，定期进行生长发育监测。

第五节 早产儿化脓性脑膜炎的识别及管理策略

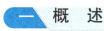

一、概　述

早产儿化脓性脑膜炎是指出生后4周内化脓菌引起的脑膜炎症。其发病率占活产儿的0.2‰~1‰。早产儿由于抵抗力低下，免疫防御功能不全，细菌易穿过血脑屏障到达脑膜，其发病率可高达3‰。早产儿化脓性脑膜炎是非常严重的感染，其致病菌大部分为细菌，少部分为病毒、真菌等。早产儿患脑膜炎后，症状常不典型，颅内压增高征出现较晚，又常缺乏脑

膜刺激征，故早期诊断非常困难。另外，早产儿因免疫力差，一旦感染了脑膜炎，常会合并败血症、脑室膜炎，多年来其病死率下降远不如其他年龄组显著。由于早产儿、极低出生体重儿的增多，早产儿化脓性脑膜炎的病死率可达 65%~75%。幸存者中 40%~50% 可留下失听、失明、癫痫、脑积水、智力和（或）运动障碍等后遗症。

二、病因和发病机制

1. 病因

（1）致病菌：引起早产儿脑膜炎的原因很多，一般认为与败血症一致，但事实并非完全如此。有些脑膜炎可无败血症，而由原病菌直接侵入脑膜或仅只有短暂的菌血症。引起脑膜炎最常见的为革兰阴性菌如大肠埃希菌及李斯特菌，另外，革兰阳性菌以 B 组溶血性链球菌为主。脑膜炎可分为早发型及晚发型两种，早发型脑膜炎常发生于早产儿出生 2d 内，与母体产道感染有关，常合并有呼吸窘迫或败血症等，死亡率较高。晚发型脑膜炎则通常发生于出生后 1 周或以后，属于后天感染的因素较多，死亡率亦不低。

（2）感染途径：①产前感染，较为罕见。通常是由于母亲患李斯特菌感染伴有菌血症时，该菌通过胎盘导致流产、死胎、早产。②产时感染，早产儿母亲多有胎膜早破、产程延长、难产等生产史。大肠埃希菌类、B 组溶血性链球菌可由母亲的直肠或阴道上行污染羊水或通过产道时胎儿吸入或吞入，多在出生后 3d 内以暴发型肺炎、败血症发病，约 30% 发生化脓性脑膜炎，B 组溶血性链球菌的 10 种血清型（1a、1b、1a/c、Ⅱ、Ⅲ~Ⅷ）均可见。李斯特菌脑膜炎有时也可因产时吸入或吞入污染的羊水引起。近年来，早产儿支原体脑膜炎也有不少报道。

（3）产后感染：病原菌可由呼吸道、脐部、受损皮肤与黏膜、消化道等侵入血液循环再穿过血脑屏障到达脑膜。早产儿由于身体各器官功能发育不成熟，出生后需要进行相应的治疗，而有些水生菌可在含微量硫、磷的蒸馏水中繁殖，如雾化器、吸痰器、呼吸机、暖箱内的水槽等，故早产儿更易发生水生菌所致脑膜炎。另外，由于侵入性操作的增多，也可造成医源性感染。

2. 发病机制

在细菌毒素和多种炎症相关细胞因子的作用下，形成以软脑膜、蛛网膜和表层脑组织为主的炎症反应，表现为广泛性血管充血、大量中性粒细胞浸润和纤维蛋白渗出，伴有弥散性血管源性和细胞毒性脑水肿。在早期或轻型病例中，炎性渗出物主要在大脑顶部表面，逐渐蔓延至大脑基底部和脊髓表面。严重者可有血管壁坏死和灶性出血，或发生闭塞性小血管炎而致灶性脑梗死。

三 临床识别

1. 一般表现

早产儿脑膜炎的症状与败血症相似，表现为精神萎靡、面色欠佳、体温不稳定、少吃、少动、频繁呼吸暂停及皮肤发花等，但脑膜炎早产儿的这些症状更重，进展更快。

2. 特殊表现

①神志方面：嗜睡、易激惹、尖叫。②眼部异常：双眼凝视、眼球上翻或向下呈落日状；眼球震颤或斜视；瞳孔对光反射迟钝或大小不等。③颅内压增高征：晚期早产儿会出现前囟饱满、紧张，骨缝可进行性增宽。④惊厥：30%~50%的早产儿会出现惊厥症状，表现为眼睑抽动或面肌小抽动，如吸吮状。抽动时可伴有面色发绀、呼吸暂停等。⑤其他：黄疸、肝大、腹胀、休克等可同时出现。李斯特菌脑膜炎早产儿的皮肤可出现典型的红色粟粒样小丘疹，主要分布在躯干，皮疹内可发现李斯特菌。⑥早产儿由于颈部肌肉发育差，脑膜炎的典型症状颈强直很少出现。

四 辅助检查识别

对有胎膜早破、产程延长等生产史的早产儿，如果出现体温不稳定、易激惹、嗜睡、凝视或前囟饱满、骨缝增宽等，提示颅内发生感染。但必须有脑脊液检查，才能确定病原菌，并根据药物的敏感性确定用药。

1. 脑脊液检查

对任何怀疑有脑膜炎者，应立即做腰椎穿刺，用测压管测脑脊液压力（不应以滴数多少来判定压力高低），并留取脑脊液送检。

2. 血液培养

血液培养细菌阳性率可达 45%~85%，尤其是早发型败血症及疾病早期未用过抗生素者，其阳性率很高。

3. 颅骨透照检查

在暗室用手电筒作为光源，罩上中央有圆孔的海绵，紧按头皮上，硬脑膜下有积液时手电外圈光圈较对侧扩大，硬脑膜下有积脓时较对侧缩小。硬脑膜下穿刺放出的液体应做涂片及培养。

4. 影像学检查

对确定有无脑室管膜炎、硬脑膜下积液、脑脓肿、脑囊肿、脑积水等与随访疗效均有帮助。B超不能确定时再做CT、MRI，MRI对多发性小脓肿诊断价值较大。

五 治疗原则

1. 抗生素治疗

应早期、足量、足疗程，用易通过血脑屏障的抗生素治疗。化脓性脑膜炎预后较差，应选择对病原菌敏感、且较高浓度能透过血脑屏障的药物，力求用药 24h 内杀灭脑脊液中的致病菌。为维持抗生素在脑脊液中的有效浓度，必须静脉给药，疗程 3~4 周，两次脑脊液检查正常后方可停药。

2. 对症和支持疗法

（1）严密监测生命体征，观察早产儿意识、瞳孔以及呼吸变化。

（2）注意保暖，供给氧气、能量和液体，清除感染灶，纠正酸中毒及电解质紊乱，维持血糖在正常水平。

（3）积极控制脑膜炎的同时，严格限制输液量，避免加重脑水肿；对颅内压增高或惊厥早产儿，可给予20%甘露醇降低颅内压力。

（4）及时控制惊厥发作，抽搐频繁时可给予镇静剂，根据早产儿具体情况进行输血及静脉滴注免疫球蛋白。

3. 并发症的治疗

（1）硬脑膜下积液：少量积液无须处理，积液量较大引起颅内压增高时，应做硬膜下穿刺放出积液。

（2）脑室管膜炎：应进行侧脑室穿刺引流，以缓解症状；同时，针对病原菌结合用药安全性，合理选择适宜抗生素注入脑室。

（3）脑积水：需外科手术治疗，进行脑脊液分流术。

六 管理策略

1. 保持体温稳定

①评估体温情况，体温过高时，调节环境的温、湿度，松解包被来降低体温，不可采用退热剂或乙醇擦溶、冷盐水灌肠等刺激性强的降温方法，否则易出现体温过低现象。降温处理后 30min 应复测体温一次并记录。②早产儿通常也会发生体温不升，应及时保暖，必要时将早产儿置入暖箱或远红外辐射床复温。体温不稳定时，应每小时测量一次并记录。③各种护理操作集中进行，尽量缩短操作时间，保持暖箱内温度。④病室空气清新，每日通风，避免对流，注意保暖。

2. 维持有效呼吸

①观察呼吸情况，早产儿仰卧时可在其肩下放置小软枕，避免颈部弯曲，保持呼吸道通畅。出现呼吸暂停时，可用拍打足底（弹足底）、托背、放置水囊床垫等方法，帮助其恢复有效的自主呼吸，有分泌物时应及时吸净，并及时报告医生，同时观察呼吸暂停持续时间、是否可自行缓解及有无心率、血氧饱和度下降的程度。呼吸暂停发作频繁时可遵医嘱给予氨茶碱或吸氧、机械正压通气。②出现发绀、呼吸急促、呼吸暂停症状时遵医嘱给予氧气吸入，但不要长时间、高浓度吸氧，以免出现视网膜病变而导致失明。吸氧浓度以维持动脉血氧分压达 50~70mmHg 或血氧饱和度达 90%~95% 为宜。切忌常规吸氧。③使用呼吸机进行辅助通气时，应观察早产儿自主呼吸与机器是否合拍，及时记录呼吸机参数。

3. 惊厥的管理

①密切观察早产儿的生命体征、神志、面色、哭声、前囟张力及皮肤

黏膜情况。②保持安静，暴露双手（便于观察抽搐症状），出现突然尖叫、两眼凝视等症状时，应及时报告医生。观察抽搐的症状、持续时间及是否能够自行缓解。③早产儿出现面色发青、呼吸不规则时，应及时通知医生并立即吸氧，准备镇静剂、脱水剂等，积极配合抢救。④密切观察早产儿惊厥时有无胃食管反流，及时进行吸引，以免窒息。⑤早产儿前囟饱满，不要在头部进行静脉穿刺。定期测量头围。

4. 侧脑室引流的管理

①评估并记录引流液性质及量。有血性液引出等异常时，及时通知医生处理。②保持引流管位置稳定及引流通畅。勿使引流管打折、受压或脱出。③观察穿刺处有无渗血及渗液，保持敷料清洁、干燥，如有潮湿、污染及时更换，严格无菌操作。

5. 局部感染灶的管理

①评估和记录早产儿皮肤、黏膜情况。②及时处理局部病灶，遵医嘱予以局部换药，促进病灶早日愈合，防止感染蔓延扩散。若脐部感染时，每日清创换药2次；皮肤有小脓疱时，先用75%乙醇或安尔碘消毒后，再用无菌针头将脓疱刺破，拭去脓液并涂抗生素软膏；肛周有皮疹或发红时应尽量暴露局部皮肤，保持清洁干燥；有口腔溃疡或鹅口疮时，及时涂药处理。

6. 保证营养供给

①评估早产儿吸吮、吞咽、消化、吸收功能，选择直接喂哺母乳、奶瓶管饲或静脉等不同的补充营养方式，保证营养供给。②吸吮有力，吞咽功能好的早产儿可选择直接喂哺母乳，若母亲不能喂哺，可使用奶瓶喂养，注意奶瓶及奶嘴的消毒。喂哺时密切观察早产儿有无乳汁呛咳及缺氧情况。喂哺后抬高床头并使早产儿右侧卧位，观察有无溢乳及腹胀。③吸吮及吞咽功能不好的早产儿可选择管饲的方法，饲入乳汁时应采用重力喂哺的方法，即将盛乳的注射器连于胃管末端，使其自行流入早产儿胃内，避免饲乳过快，引起早产儿呕吐或胃黏膜损伤。当胃潴留大于入量的20%时，应请示医生是否减量或停止管饲。④使用胃肠外营养时，应尽量通过中心静脉导管进入，避免液体外渗造成外周皮肤坏死，严格控制输液速度，做好导管的维护。⑤每日记录出入量并测体重。

7. 皮肤的管理

①评估全身皮肤情况，观察有无破损。保持皮肤清洁、干燥，清洁皮肤时应使用柔软的布类或湿巾。②早产儿皮肤娇嫩，护士做任何操作要轻柔，衣服及床单位要平整、清洁。使用暖箱时，可在早产儿周围用棉条围成鸟巢状，防止皮肤擦伤、破损。③脐带未脱落的早产儿每日消毒脐窝，防止感染。

8. 控制感染

①采取床边隔离措施，接触早产儿前后要认真洗手，必要时应戴手套操作。②遵医嘱按时准量给予抗生素，保证药物有效进入体内，杀灭病原菌。③早产儿抵抗力弱，所用奶瓶、奶嘴等物品应严格消毒后再使用。④使用中的暖箱应每日清洁，每周彻底消毒一次；暖箱湿化应使用灭菌蒸馏水并每日更换。呼吸机管道每 7d 更换一次。

9. 做好家属的心理护理和健康宣教

①多与早产儿家属交流，鼓励其表达出内心的感受，帮助早产儿父母克服自责和沮丧的心理，尽早建立积极的心态面对早产儿。②向早产儿家属介绍早产儿脑膜炎的一般知识，预后以及早产儿目前的情况，告诉家属有关疾病护理知识。③若早产儿已出现并发症且预后不理想时，应鼓励家属积极进行康复治疗，提高早产儿的生活质量。

10. 做好出院指导

①告知家属早产儿目前的体重、乳量及喂哺方法、次数；嘱家属尽量母乳喂哺，使用奶瓶喂哺时要注意奶具的消毒。②早产儿回家后不要到公共场所，家中患者不要接触早产儿，母亲有病时不要喂母乳。③家中要保持适宜的温湿度，即温度 24~26℃，相对湿度在 55%~65%，室内应经常开窗通风，保持空气新鲜。通风时注意给早产儿保暖。④指导家属喂养、抱持、穿衣、沐浴等日常护理方法。⑤遵医嘱按期复诊，按要求进行预防接种；定期进行生长发育监测。

第六节　早产儿急性尿路感染的识别及管理策略

一、概述

尿路感染（UTI）是指病原体直接侵入尿路，在尿液中生长繁殖，并侵犯尿路黏膜或组织引起的损伤。早产儿尿路感染可单独发生，也可为败血症的一部分。上尿路感染可导致肾脏瘢痕形成，存在尿路感染的早产儿应评估是否存在全身感染、尿道畸形和肾功能异常。尿路感染多发生在出生后 2~3 周，出生后前几日的发病率较低，即败血症的早产儿尿路感染的发病率不到 2%。因此，早发型败血症的评估中不包括尿路感染。早产儿更易发生尿路感染，且随着胎龄降低，发病率增加。

二、病因和发病机制

1. 病因

凝固酶阴性葡萄球菌和肺炎克雷白杆菌是住院早产儿尿路感染最常见的致病菌，其次为大肠埃希菌。早产儿尿路真菌感染也不少见，特别是极低出生体重儿。但并不能除外污染导致凝固酶阴性葡球菌增加。足月儿社区获得性感染的致病菌主要为大肠埃希菌，约占尿路感染的 80%。其他导致尿路感染的阴性杆菌包括肠杆菌、柠檬酸菌。阳性菌包括金黄色葡萄球菌和凝固酶阴性葡萄球菌、肠球菌等。

2. 发病机制

早产儿尿路感染以血源性传播为主。大多数尿路感染存在发热症状，因此，多为上尿路感染，单纯的下尿路感染少见。也可存在上行感染，足月儿相对更常见。

三、临床识别

临床表现以全身症状为主，如发热或体温不升；喂养不耐受、呕吐、腹泻；嗜睡、反应差、惊厥等神经系统症状；频繁呼吸暂停；生长发育迟缓，体重增长缓慢或不增；皮肤颜色呈苍白或暗灰色；黄疸时间延长等；其局部排尿刺激症状多不明显，也可表现为脓毒症的症状，如发热、心动过速、呼吸急促和外周血白细胞增加等。

四 辅助检查识别

1. 血液培养

尿路感染多为败血症的一部分，血源性感染常见，因此，应进行血液培养排除败血症。

2. 尿液培养

尿液培养阳性对诊断早产儿尿路感染的敏感性为 91.6%，特异性为 97.8%。集尿袋留置的清洁尿标本并不可靠，容易污染。应选择耻骨上膀胱穿刺或导尿管留取尿液标本，对年龄 ≤ 36 个月的发热早产儿，经膀胱导尿留取尿液标本，如果培养出多种病原菌、非病原菌或菌群计数 <10 000cfu/ml，则定义为污染，年龄 <6 个月、插管困难、未行包皮环切术的男婴是尿液标本污染的危险因素。因此对年龄 <6 个月的早产儿进行膀胱穿刺收集尿液标本优于导尿。

（1）耻骨上膀胱穿刺：为最可靠的方法。禁忌证是血小板减少或凝血功能障碍。任何细菌增长都有临床意义，但菌落计数 >10^4/ml，临床意义更大。

（2）导尿管尿液标本：如果耻骨上膀胱穿刺失败或存在禁忌证，可导尿留取标本；菌落计数 >10^5/ml 具有临床意义。

注意：尿液培养阳性，治疗 2d 后应复查，如果仍不能转阴，提示治疗效果不理想。

3. 清洁尿标本尿液分析

考虑到尿液培养结果在 24h 内不能获取，因此，对于症状明显的早产儿，可同时收集尿样，在显微镜下观察尿液中白细胞和细菌，未离心尿液革兰染色检菌阳性或未离心尿白细胞每高倍视野 >10 个也可诊断尿路感染；也可通过尿试纸进行生化分析白细胞酯酶和亚硝酸盐，所有这些快速诊断指标中革兰染色检菌阳性的敏感性和特异性最好。①达到 10 个白细胞应高度怀疑尿路感染。②有无脓尿不是确诊或排除尿路感染的可靠证据。③未离心尿标本革兰染色检出细菌：阳性预值 –50%。④白细胞增加结合细菌阳性的阳性预测值 80%~85% 精度。⑤白细胞弹性蛋白酶和亚硝酸盐检测，阳性预测值 70%~80%。⑥肉眼血尿少见。

4. 外周血白细胞和急性期反应蛋白

①尿路感染早产儿中性粒细胞多不正常，白细胞常增加。② C 反应蛋白和血沉增加提示存在肾盂肾炎。CRP ≥ 70mg/L 且肾盂前后直径 ≥ 10mm，对诊断肾损害敏感性为 87%，特异性为 59%。

5. 其他检查

①如果血清肌酐异常，应复查。②如果证实或怀疑存在败血症或尿液培养阳性，应进行腰椎穿刺。

6. 影像学检查

（1）肾脏超声：超声检查无创、简单、易行，因此，被广泛用作急性尿路感染的检查方法。但它的敏感性遭到质疑，尤其是产前超声筛查排除泌尿系统疾病。超声检查发现尿路感染的早产儿肾脏发育异常的发病率高达 40%~50%。产前超声正常的早产儿是否仍需要进行超声检查存在争议。

（2）排泄性膀胱尿道造影（VCUG）：它是诊断膀胱输尿管反流（VUR）的重要方法。但 VCUG 本身有引起尿路感染的风险，且存在放射暴露。有研究表明，超声检查正常的早产儿，接受 VCUG 检查，仍发现存在 VUR。因此，尿路感染治疗以后，应给予排泄性膀胱尿路造影。

（3）肾脏同位素扫描：肾脏同位素扫描已作为高危早产儿是否进一步进行影像学检查和预防治疗的筛查方法。虽然肾脏同位素扫描是检测肾实质损害最敏感的方法，但肾脏同位素扫描价格昂贵且存在 X 线暴露，应谨慎应用。美国儿科协会最新的临床实践指南不推荐肾脏同位素扫描作为首次发热尿路感染早产儿的常规检查。但基于所有的输尿管扩张反流均存在肾脏同位素扫描异常，肾脏同位素扫描应作为存在输尿管扩张的 VUR 的首选检查。

五 治疗原则

1. 一般治疗

一般治疗包括败血症的完整评估，是否存在休克的早期表现。部分早产儿可能存在酸碱平衡紊乱，应予以纠正；早产儿尿路感染均需要静脉应用抗生素，应建立静脉通路。

2. 抗生素治疗

①依据常见致病菌的药敏试验给予经验性抗生素治疗。②初始治疗应同时针对革兰阳性和阴性菌：早发型败血症，用氨苄西林或第三代头孢菌素；医院内感染，用第四代头孢菌素或碳青霉烯类抗生素。凝固酶阴性葡萄球菌可选择万古霉素。药敏试验结果出来后应根据药敏选择抗生素。③疗程：7~14d。④存在泌尿道畸形的早产儿，应该预防性给予抗生素，如阿莫西林或甲氧苄啶（直接高胆红素血症为禁忌）。

六 管理策略

（1）做好病情观察，及时留取尿液标本和血液标本。
（2）合理使用抗生素，坚持用药。
（3）体温过高的管理：①每4h测体温一次，并准确记录；②以物理降温为主；③感染时给予抗生素治疗；④采集尿标本送检，使用抗生素前做尿液培养。
（4）保证早产儿有足够的休息时间，多喂水，以冲洗尿道。
（5）勤换尿布，保持外阴清洁。

第七节　早产儿先天性梅毒的识别及管理策略

一 概述

先天性梅毒又称胎传梅毒，是由梅毒螺旋体经胎盘从母体进入胎儿血液循环所致的疾病。发病可出现于早产儿期和儿童期。分为早期先天性梅毒和晚期先天性梅毒两种类型。早期先天性梅毒如果及时治疗，可以治愈，生长发育正常；而晚期先天性梅毒虽可治愈，但遗留的骨骼、神经系统和眼部的损害持续终生。

二、病因和发病机制

1. 病因

由梅毒螺旋体所致的疾病。

2. 发病机制

患梅毒的孕妇在螺旋体血症时，胎盘即受到了感染，一旦梅毒螺旋体感染了胎盘，即可造成胎儿感染。胎儿的感染与母亲梅毒的病程及妊娠期是否治疗有关。未经治疗的梅毒孕妇，早在妊娠9周时胎儿即已受感染。未经治疗的早期潜伏梅毒孕妇，40%发生早产或围生期死亡；未经治疗的晚期梅毒孕妇，10%的早产儿发生先天性梅毒。未经治疗的一、二期梅毒孕妇，胎儿几乎全部受感染，其中一半发生早产或围生期死亡。

（1）先天感染：在妊娠早期由于绒毛膜郎罕斯巨细胞层阻断，母血中螺旋体不能进入胎儿，妊娠4个月以后，郎罕斯巨细胞退化萎缩，螺旋体可通过胎盘和脐静脉进入胎儿血液循环。

（2）后天感染：极少见。分娩过程中，胎儿也可通过接触患早期梅毒母亲外生殖器的初疮而感染，父亲的梅毒螺旋体不能随精子或精液直接传给胎儿。

三、临床识别

梅毒潜伏期为60~90d，多数在6周以内。胎儿感染梅毒后治疗越晚，先天性梅毒发病率越高，而先天性梅毒是唯一能在宫内预防和治疗的疾病。梅毒感染的胎盘大而苍白，呈蜡样胎盘，梅毒螺旋体在孕中期可播散至胎儿所有器官，引起肺、肝、胰、脾和骨骼的改变，大多数早产儿症状和体征不明显，多于出生后2~3周出现，常发展为晚期梅毒。早期先天性梅毒常见以下表现：

（1）全身症状：多为早产儿、低出生体重儿或小于胎龄儿，营养障碍，消瘦。可有发热、贫血、易激惹，肝脾大较常见，伴有黄疸和肝功能异常。约 20% 的早产儿有全身淋巴结肿大，滑车上淋巴结肿大有诊断价值。

（2）皮肤黏膜损害：占 30%~60%。可于出生时即发现，多出现在出生后 2~3 周。皮疹为散发或多发性，呈多种形状如圆形、卵圆形或彩虹状，紫红或铜红色浸润性斑块，外围有丘疹，带有鳞屑。分布比外观更具特征性，多见于口周、臀部、手掌、足跖，重者全身分布。掌跖部损害多表现为大疱或大片脱屑，称为梅毒性天疱疹。口腔黏膜如唇、腭、舌、肛门、鼻前庭黏膜均可出现红斑。口周病损呈放射状裂纹，具有特征性，持续多年，愈合后遗留放射状瘢痕，有一定诊断价值。

（3）骨损害：20%~95% 的患儿有骨损害。X 线检查发现的异常更多。主要为长骨多发性、对称性损害，表现为软骨炎、骨膜炎，肢体剧烈疼痛可致假性瘫痪。胎儿感染梅毒 5 周即可有长骨干骺端完整性受破坏，出现骨软骨炎的表现；骨膜炎的发生可早至胎儿感染后的 16 周。

（4）鼻炎：常见梅毒性鼻炎，表现为鼻塞、张口呼吸，或鼻腔有脓血样分泌物。鼻前庭皮肤湿疹样溃疡。如损及鼻软骨及鼻骨，致日后鼻根下陷成马鞍鼻。侵犯喉部发生喉炎。

（5）中枢神经系统梅毒：症状很少出现，多在出生 3 个月后出现，但无症状型神经梅毒约占 60%。急性梅毒性脑膜炎可表现为发热、呕吐、前囟突起或紧张、颈强直、惊厥等，Kernig 征阳性。慢性、未治疗的梅毒性脑膜炎常有进展性交通性脑积水、脑神经瘫痪、视神经萎缩，以及血管梗死导致的偏瘫、癫痫等症状。脑脊液淋巴细胞增高、蛋白呈中度增高、糖正常。

（6）其他：患先天性梅毒存活的早产儿中约 1/6 有非免疫性水肿，可由低蛋白血症、先天性肾病或梅毒性肾炎引起。还可有肺炎、脉络膜视网膜炎、青光眼、心肌炎、紫癜、出血倾向、血小板减少、腹泻和吸收不良综合征、指甲炎或甲沟炎等。

晚期先天性梅毒：出现在 2 岁以后，可发生结节性梅毒疹、梅毒瘤、楔状齿（郝钦森齿）、马鞍鼻、骨膜增厚、胫骨呈马刀状，以及膝关节肿痛、积液等。单侧或双侧间质性角膜炎，视盘萎缩，神经性耳聋，以及慢性脑膜炎所致的智力低下、惊厥、瘫痪等。

隐性先天性梅毒：临床无症状和体征，仅血清学反应呈阳性（需排除生物性假阳性）者。

四 辅助检查识别

主要根据母亲病史、临床表现、实验室检查和X线检查进行诊断。强调早期、及时诊治，防止发展成晚期。

1. 病史

应详细询问父母亲，尤其母亲有无性病史、梅毒检验史及治疗史。如有怀疑，母亲应做梅毒血清学试验。若母亲梅毒血清学试验阳性，早产儿受感染可能较大。母亲血清反应强阳性时，子女约有70%受感染机会；弱阳性时，受感染机会约10%。

2. 临床表现

早产儿期症状常不明显，故早期诊断较困难。胎盘大且苍白，提示宫内梅毒感染。母亲梅毒血清反应阳性，早产儿出生后外观正常也应怀疑。出生后早产儿有肝脾大、黄疸、典型皮肤损害、瘀斑和血小板减少等是考虑该病的重要症状和体征。

3. 辅助检查

X线检查可早期发现长骨骨软骨膜炎。梅毒螺旋体和螺旋体DNA阳性，早产儿血清快速血浆反应素诊断试验（RPR）或荧光梅毒螺旋体抗体吸附试验（FTA-ABS）或梅毒螺旋体明胶颗粒凝集试验（TPPA）阳性有确诊价值。

五 治疗原则

1. 一般措施

梅毒早产儿应严格隔离，避免感染其他疾病及他人被感染。孕妇一经查出患有梅毒但未接受过正规治疗，应立即开始治疗，以预防或减轻胎儿受感染。进行对症及支持治疗，如注意保暖，供给氧气、能量和液体，保证机体需求量。

2. 抗生素治疗

抗生素治疗首选青霉素，先天性梅毒以青霉素足量、足疗程静脉治疗为主，并追踪复查，直至梅毒螺旋体滴度下降，最终呈阴性。梅毒螺旋体对青霉素极度敏感；青霉素能使梅毒螺旋体自溶酶造成的细胞壁破裂，直至细胞死亡而不能修复；根据梅毒螺旋体细胞分裂特点，治疗梅毒要选用长效青霉素，可选水剂结晶青霉素或水剂普鲁卡因青霉素；青霉素在血清浓度 30U/L 持续 7~10d 可达到较完善的治疗效果；宜从小剂量开始递增，加至正常用量；若青霉素过敏，可用替代疗法。治疗梅毒的替代药物有多西环素、红霉素、阿奇霉素、头孢曲松等。

六 管理策略

（1）执行早产儿一般护理常规。

（2）按传染病护理常规，严格执行床旁隔离：①护理前后严格洗手，戴手套，贴醒目标志，加强自我防护，防止交叉感染；②床旁放置专用收纳桶，早产儿衣物单独用 1∶80 的 84 消毒液浸泡 30min 后，再送洗衣房清洗。医疗废物单独放置，并标明传染性废物；③早产儿用物专用，出院后床单元及所有用物进行彻底消毒。

（3）皮肤管理：①皮损明显者入暖箱暴露皮肤；②斑丘疹处涂红霉素软膏，无菌纱布覆盖，每日换药一次；③保持早产儿安静，保护四肢防止皮肤抓伤；④加强臀部及皮肤褶皱处护理，保持皮肤清洁干燥，防止继发感染。

（4）梅毒假性麻痹管理：① 90% 的早产儿有骨损伤，严重时出现梅毒假性麻痹，表现为四肢弯曲状态，张力大，不能自然放松伸直，牵拉时剧痛；②治疗护理时动作轻柔，避免强行体位，尽量减少早产儿的疼痛和不必要的刺激；③早产儿烦躁不安、哭闹时，仔细检查早产儿全身情况，出现异常及时处理。

（5）严密观察病情变化，做好记录：①加强全身检查。及时发现皮疹、红斑、大疱及脱皮部位的变化，观察甲床、角膜及口腔黏膜有无炎症的表现；②梅毒性鼻炎可有鼻塞、张口呼吸、鼻腔脓血样分泌物及鼻前庭湿疹样溃疹；③观察早产儿精神、肝、脾及黄疸情况，有无发热、前囟膨胀、惊厥、昏迷等神经系统症状。

（6）出院指导：治疗好转出院后第1、2、3、6、12个月应随访RPR滴度，若1岁未减低或升高，应再次治疗；神经梅毒早产儿每6个月进行脑脊液检查，直至细胞数正常、性病研究试验（VDRL）阴性。

（7）预防：①倡导孕期第一次检查时进行梅毒筛查；②对于高危孕妇，妊娠第7个月和分娩时进行相关性实验室检查和梅毒血清学检查；③对有高危因素的孕妇所生的早产儿，均应在出生时留脐血或抽取静脉血进行梅毒血清学检查RPR滴度和梅毒螺旋体血凝试验（TPHA）；④对所有能确诊为先天性梅毒的早产儿，用抗生素正规抗梅毒治疗；⑤血清学指标阳性者，应作为可疑病例，在出生时仍应接受抗梅毒治疗，且严密随访，并监测血清学变化。

第八节 早产儿真菌感染的识别及管理策略

一、概述

随着围生医学的不断发展，早产儿的存活率逐年升高，但是早产儿在NICU的住院时间愈来愈长，也引发了早产儿院内感染率随之攀升。在美国一项6000多例极低出生体重儿的调查中，经血液培养证实，发生晚发性败血症的占21%，其中真菌感染占12%。白色念珠菌作为第三大常见致病源，占上述群体感染的6%。除白色念珠菌外，近平滑念珠菌和光滑念珠菌逐渐成为常见的真菌感染类型。真菌感染是免疫功能低下的早产儿出生后6周内的重要致病源，其发病率较足月儿高25~30倍，病死率高达15%~50%，后遗症发生率为20%~50%，包括严重的神经系统后遗症。

二、病因和发病机制

早产儿期主要致病真菌包括念珠菌、隐球菌、组织胞浆菌、毛霉菌或曲菌等。念珠菌属最为常见，以白色念珠菌为主。近年来，非白色念珠菌如近平滑念珠菌的感染呈上升趋势。曲菌为仅次于念珠菌的常见病原菌，寄生于人体体表及口咽等部位，可通过皮肤损伤或呼吸道侵入人体。隐球菌感染者多为严重免疫缺陷早产儿，尤其是T淋巴细胞功能缺陷（如感染获得性免疫缺陷病毒）者。组织胞浆菌孢子经呼吸道吸入引起感染。下面介绍四种常见的致病菌引起的感染。

1. 念珠菌病

念珠菌病主要是由白色念珠菌所致的皮肤黏膜或内脏的感染。本病可发生先天性宫内感染或产时感染，可能通过血行感染胎儿或阴道念珠菌上行感染，产生绒毛膜羊膜炎，继而蔓延至胎儿。妊娠后期感染相对多见，高危因素包括使用广谱抗生素、早产儿静脉营养、脂肪乳输注或中心静脉保留导管、长时间气管内插管等易受此菌污染。

2. 毛霉菌病

毛霉菌病由毛霉菌感染所致，常侵袭多个器官，临床上无特异性症状，难于同其他疾病鉴别，病死率高，诊断主要通过病理切片或病理解剖检查证实。毛霉菌广泛分布于自然界中，其孢子经呼吸道吸入可引起鼻、脑和肺部感染，随食物摄入可引起胃肠道感染。也可导致皮肤感染或随血液循环而播散至全身各器官。毛霉菌是一条件致病真菌，存在于正常人口腔、鼻咽、喉部及粪便中，当机体免疫功能下降时可致病。营养不良、长期使用抗生素和糖皮质激素、白血病和恶性肿瘤患者等，易合并毛霉菌感染。

3. 隐球菌病

隐球菌病由新型隐球菌所致，常发生于免疫缺陷及免疫受损的个体。主要侵犯肺部、也可侵犯中枢神经系统、皮肤等其他组织器官。早产儿隐球菌病报道较少，临床表现无特异性，易延误诊断，病死率极高。新型隐球菌属酵母菌，在组织中呈圆形或卵圆形，直径5~12μm，菌体外被宽厚的荚膜所包裹，带荚膜的隐球菌具有致病力。该菌广泛存在于土壤、挤奶器械、污染的牛乳中以及正常人的皮肤和大便中，也可寄生于女性阴道内。传播途径尚未完全肯定，新生儿多因分娩时经过含有此菌的产道而感染。

4. 曲霉菌病

曲霉菌病由曲霉属真菌引起。曲霉菌广泛分布于自然界中，是条件致病菌。早产儿长期使用抗生素、糖皮质激素及动静脉插管、气管插管和长期呼吸机治疗、皮肤黏膜破损等，均可能是曲霉菌感染的高危因素。曲霉主要经呼吸道吸入，侵入血液循环，临床常累及多个器官，以支气管、肺、外耳道、皮肤黏膜、鼻窦、眼眶、骨及脑膜等的慢性炎症为特点。近年来，国内已有早产儿曲霉菌病的多例报道，但出生前确定诊断的极少，几乎为死后病理解剖诊断。早产儿曲霉菌病报告以肺曲霉菌病为主，常继发于原发肺部感染，如长期大量应用广谱抗生素、糖皮质激素及合并于呼吸机等侵入性治疗后。

三 临床识别

该病起病平均年龄多在出生后 20~40d。早产儿深部真菌感染的临床表现呈非特异性，较难与其他细菌感染或早产儿期其他常见现象区别，如低体温、溢乳、少哭少动、呼吸暂停、低血压、心动过缓、腹胀、呼吸功能下降等，甚至临床表现迅速恶化而无明显诱因。早产儿有感染临床表现，但经积极抗菌治疗仍然无效，提示可能发生真菌感染。早产儿真菌感染常出现早发性中性粒细胞减少，是 VLBW 真菌定植的高危因素，血小板减少也是真菌感染的一个重要指标。

早产儿真菌感染可发生在各个器官，在早产儿呼吸机相关肺炎中，真菌感染占有较大比例，且病情重，进展快，有特征性的影像学改变，肺表面活性物质可能是真菌很好的培养基。还可发生真菌性心内膜炎、脑膜炎、尿路感染等。重症病例常表现为多器官损害。

四 辅助检查识别

对存在真菌感染高危因素，怀疑发生真菌感染者，应进行血清学检查、真菌培养和涂片、组织学检查。可做眼、腹部、头颅超声及超声心动图等，如可疑真菌感染，应做腰穿检查、尿液培养或直接镜检。

1. 血清学检查

近年来，真菌的抗原、抗体及代谢产物的血清学检查已用于深部真菌感染的实验室检测。血清学检查主要针对真菌胞壁或胞内成分,葡聚糖广泛存在于真菌细胞壁,占其干质量的80%~90%,其中1-3-β-D葡聚糖占真菌胞壁成分50%以上,尤其在酵母样真菌中含量可更高。由于1-3-β-D葡聚糖仅广泛存在于真菌的细胞壁中,当真菌进入人体血液或深部组织后,经吞噬细胞的吞噬、消化等处理后,1-3-β-D葡聚糖从胞壁中释放出来,血液及其他体液(如尿液、脑脊液、腹腔积液、胸腔积液等)中1-3-β-D葡聚糖含量增高。当真菌在体内含量减少时,身体免疫系统可迅速清除1-3-β-D葡聚糖。在浅部真菌感染中,1-3-β-D葡聚糖未被释放出来,故其在体液中的含量不增高。检测标本中1-3-β-D葡聚糖含量用于早期诊断深部真菌感染,具有较好的敏感性和特异性,且迅速、简便,并能提示抗真菌药物的疗效,检测仅需2h,不受内毒素或抗生素的影响,敏感性90%,特异性100%。

2. 真菌培养和涂片

(1)血液培养:证据可靠但阳性率不高,检测时间长,不能早期诊断,1ml血液检测出微生物的概率是65%或更低,血液培养阴性不能排除真菌感染,应该多次培养标本,可增加培养的阳性率。

(2)痰液培养:单纯痰液培养的念珠菌阳性意义不大,如镜检发现念珠菌的真假菌丝,说明念珠菌处于致病状态,结合临床症状则具有诊断意义,应做深部痰液或支气管肺泡灌洗液直接镜检或培养。

(3)尿液培养:因尿道内有真菌寄居,尿检阳性要结合临床资料加以考虑。尿液培养样本应行导尿管采集或耻骨上穿刺,菌落计数 $>10^4$/ml,均认为尿液培养阳性。

(4)组织学检查:发现真菌可明确诊断。真菌在组织内一般表现为五种形态,即孢子、菌丝、真假菌丝、颗粒和球囊或内孢囊。血液培养和组织活检历时太长,且阳性率较低,而深部真菌感染的临床征象很复杂,使组织活检缺乏典型改变,影响正确诊断。

置管早产儿血液培养阳性或留置导尿管的尿液培养阳性,称为导管相关性感染,可以没有深部组织感染。口腔、鼻咽部、皮肤、粪便培养阳性并不能诊断为播散性感染。

五、治疗原则

真菌感染在早产儿并不少见，且死亡率高，尤其是超低和极低出生体重儿。早产儿真菌感染需采用恰当的抗真菌治疗和支持治疗，同时应积极采取预防措施，降低侵袭性真菌感染的风险。

1. 概述

真感菌染的治疗取决于感染的临床表现。真菌感染的分类：①菌血症和侵袭性局部感染。静脉应用抗真菌剂，且移除任何可能受污染的医疗器械，如中心静脉导管或膀胱导管。②皮肤黏膜感染。对于足月儿，单用局部抗真菌药能够有效治疗大多数鹅口疮、尿布皮炎。对于可能引起更严重的皮肤黏膜病变，需要全身使用抗真菌剂。③真菌感染预防。尽量减少真菌的交叉传播和真菌感染相关的危险因素，以及预防性使用抗真菌剂。④菌血症。对于真菌血症早产儿治疗措施包括移除任何感染源（如静脉导管或膀胱导管）及全身应用抗真菌剂。⑤移除医疗器械或真菌团块。移除有真菌灶的医疗器械可降低死亡率，并提高全身感染的病菌清除率。如果全身性抗真菌治疗未能成功根除感染或感染组织引起了功能障碍，则可能需要手术切除感染组织。功能障碍可见于真菌团块导致尿路梗阻或右心房血流动力学紊乱的早产儿。

2. 药物

目前有四类不同的抗真菌剂可用于治疗早产儿真菌血症。多烯类包括两性霉素 B，它是早产儿真菌血症中最常用的抗真菌剂。早产儿中最常用的三唑类药物是氟康唑。最常用的核苷类似物是氟胞嘧啶，对于中枢神经系统感染的早产儿，该药常与两性霉素 B 联合应用。棘白菌素类成功治疗了两性霉素 B 疗效不佳或耐药的早产儿真菌血症。尽管两性霉素 B 是治疗早产儿真菌血症最常用的药物，但也有两性霉素 B 难治性菌属（如光滑假丝酵母菌和克鲁斯假丝酵母菌）或耐药性菌属（如葡萄牙假丝酵母菌）所致全身性感染的报道。因此，对每一个真菌血症病，都应分离出真菌菌株，并确定其对抗真菌剂的敏感性，以便给予最有效的药物。

（1）两性霉素 B：也称两性霉素 B 去氧胆酸复合物，为多烯类药物，它通过结合真菌细胞膜中的麦角固醇而导致细胞渗漏和死亡。大部分真菌属均对两性霉素 B 敏感，该药在早产儿中有效，且耐受性良好。因此，在全身性早产儿真菌感染的治疗中，两性霉素 B 是被推荐且最常用的药物。药物代谢动力学数据显示，应用 0.5~1mg/（kg·d）的剂量可达到血浆治疗水平，但早产儿间存在差异。对于已经存在肾功能不全的早产儿，不需要调整两性霉素 B 的剂量，因为血清浓度并不会显著增加。然而，如果存在认为与药物相关的肾毒性反应，则使用隔日给药方案优于日剂减量减少给药方案。一般首剂给予 0.5mg/kg，12h 后再给予 1mg/kg，之后每日给予 1mg/kg，至疗程结束。在中枢神经系统感染或疑似中枢神经系统感染的早产儿中，如果经 1~1.5mg/（kg·d）两性霉素 B 单药治疗后，数日内脑脊液仍有病菌或早产儿病情加重，则考虑加用氟胞嘧啶，剂量为 50~150mg/（kg·d），分 4 次给药。

1）副作用：两性霉素 B 不良反应在早产儿少见且程度更轻。虽然存在肾毒性和肾性丢失所致的低钾血症，但多无肾毒性或仅为一过性肾毒性。其他已报道的不良反应包括过度肾性丢失所致的低镁血症，骨髓抑制伴贫血和血小板减少，以及肝酶水平升高，这些异常更少见且具有剂量依赖性，停药后可缓解。两性霉素 B 治疗期间，应监测早产儿的全血细胞计数、血清钾、血清镁、血清肌酐和肝酶水平。

2）治疗持续时间：最佳治疗持续时间尚不清楚。但大多数早产儿学专家和儿科感染病学专家认为应在培养转阴后继续治疗至少 14d。其他专家建议给予 25~30mg/kg 的累积剂量，尤其是对于极低出生体重儿或超低出生体重儿。对于持续性的和（或）难以根除的局部并发感染（如心内膜炎或肾脏真菌团块），其治疗持续时间也不清楚，治疗持续时间可能要延长至 4~12 周，并要手术切除病灶。治疗持续时间的确定要根据血液培养转阴及影像学检查显示所有感染征象都已消除的情况而定。在导管相关感染早产儿中，如果没有多器官受累和播散性病情，短疗程的两性霉素 B（累积剂量为 10~15mg/kg）联合导管移除可获得良好的结局。

3）两性霉素 B 脂质剂型：该种剂型能递送更高剂量的药物，并且毒性更低，但价格昂贵。通常仅用于常规两性霉素 B 治疗期间发生无法耐受的输注相关反应或肾功能障碍的早产儿。这些药物在早产儿中应用的资料有限。因此，目前仍首选常规两性霉素 B（即两性霉素 B 去氧胆酸复合物）

而非其脂质剂型。如果真菌感染累及泌尿道，应避免使用脂质剂型。

（2）氟康唑：属于第一代三唑类药物，是早产儿真菌感染治疗中最常用的三唑类药物。在侵袭性真菌或真菌血症早产儿中，氟康唑是最常用的两性霉素B替代药物。它具有如下优点：①口服时生物利用度极高，可能会减少静脉给药的需求。②用药后整个身体（包括脑脊液）都可达到较高的治疗水平。③能很好地治疗真菌泌尿道感染，以较高的原形药物从肾脏排出。

氟康唑可有效治疗早产儿侵袭性真菌感染。氟康唑的主要缺点在于可能出现耐氟康唑真菌属（如克鲁斯假丝酵母菌、光滑假丝酵母菌和近平滑假丝酵母菌）。预防性应用氟康唑以减少真菌感染可能也是氟康唑耐药的一个促发因素。因此，对于真菌血症或疑似该病的早产儿，不应将氟康唑用作初始单药治疗。只有在药敏出来后再应用该药。90日龄以内的早产儿要获得治疗真菌血症的最佳血清氟康唑浓度，需给予12mg/（kg·d）。在伴有肾脏清除功能受损的早产儿中，给药间隔可延长至48h。对于早产儿（胎龄<30周），较低的剂量（3~6mg/kg，每周2次）可阻止真菌感染。

（3）氟胞嘧啶：在早产儿中，最常用的核苷类似物是氟胞嘧啶，它是一种胞嘧啶的氟类似物。此种药物可抑制胸苷酸合成酶，干扰DNA的合成，因此该药有显著的副作用。氟胞嘧啶用作单药治疗存在限制，因为能很快引起耐药。它主要与两性霉素B联合用于早产儿中枢神经系统真菌感染，原因是氟胞嘧啶能极好地渗入脑脊液并与两性霉素B具有协同作用。氟胞嘧啶只有口服制剂，因此限制了其在危重病早产儿中的应用。该药的口服剂量为50~150mg/（kg·d），分4次给药，须随时监测氟胞嘧啶的血药浓度，以避免骨髓毒性。给药后1~2h的血浆峰浓度应保持在40~60μg/ml，下次给药前的浓度应低于25μg/ml。当血药浓度持续>100μg/ml时，骨髓抑制作用就会增加。

（4）棘白菌素类：是通过抑制1,3-β-D-葡聚糖合成酶复合物而防止葡聚糖多聚体（真菌细胞壁的主要成分）的形成。因为在哺乳动物中并未发现这种酶复合物，所以这类药物似乎具有良好的耐受性，不良反应很少。对这类抗真菌药的耐药性并不常见。棘白菌素类包括卡泊芬净、阿尼芬净和米卡芬净，这些药物在成人中应用是有效、安全的，但在早产儿中应用的相关资料较少。关于米卡芬净的病例报告、小型病例系列研究和开放性研究表明,早产儿对棘白菌素类耐受良好。尽管在早产儿真菌血症的治疗中,棘白菌素类似乎是一类具有前景的抗真菌药,但在推荐其普遍应用前,仍需要获得更多有关其在早产儿中有效性、安全性和给药方案的资料。

3. 监测培养

在确定应何时开始抗真菌治疗方面,有学者提出,系统性筛查真菌定植情况是一种有用的方法。然而,通过监测培养阳性而检出真菌定植时是否应开始进行抗真菌治疗,尚需进一步研究证实。

4. 皮肤、黏膜真菌病

对于有播散性全身感染低风险的非侵袭性皮肤、黏膜真菌病(即足月儿中的鹅口疮、尿布皮炎),早产儿可给予局部抗真菌治疗。局部用抗真菌剂包括制霉菌素和唑类局部制剂。

(1)口腔真菌病:制霉菌素是一种多烯类局部用抗真菌剂,不会从胃肠道吸收进入血液循环,常作为口腔真菌病(鹅口疮)的初始治疗药物。它的给药形式为口服悬混液(100 000U/ml),每侧口腔0.5ml,每日4次涂抹。治愈率为29%~85%不等。口服咪康唑凝胶的治愈率更高,为90%以上,但它可能会被全身吸收,据报道6%的早产儿出现了胃肠道副作用。在难治性鹅口疮中,可使用口服氟康唑(3mg/kg,每日1次,连用7d),治愈率达100%。

(2)尿布皮炎:以局部用制霉菌素、咪康唑乳膏或克霉唑乳膏进行治疗。对于有并发症的早产儿(有脓毒症或呼吸窘迫的临床征象或其有全身性播散的风险),需要应用两性霉素B进行全身性抗真菌治疗。

六、管理策略

1. 集中操作,隔离治疗

患有真菌感染类疾病的早产儿安排在特殊感染病房进行治疗,固定相关护理人员,并提醒其在护理前后严格洗手,戴口罩和穿隔离衣等。

2. 严密监测生命体征变化

患病早产儿的临床表现不具有明显的特异性，不注意观察会延误治疗。因此，在对早产儿进行护理时要严密监护（尤其是体温变化、少动少哭现象、血压和心率变化等），如果出现感染等临床表现，要尽快确诊并采取针对性治疗措施。

3. 加强营养

早产儿免疫力弱，需要加强营养来增加机体的抵抗能力。在护理过程中注重对皮肤和口腔的护理。可以用浓度分数为3%的碳酸氢钠溶液帮助早产儿清洁口腔，有效降低其深部真菌感染的发病率。

4. 加强无菌观念

相关护理人员要进行严格的培训，重点是无菌意识的培训；对早产儿要尽量减少侵入性操作；对需要进行机械通气治疗的早产儿要及时翻身和吸痰等，以保证其呼吸道的清洁和畅通；对早产儿治疗过程中涉及的插管、导管等要严格消毒，定期更换；怀疑被感染的设备要取样送检培养，确定后彻底消毒。

5. 预防

早产儿属于免疫低下群体，因此，要求临床医生规范医疗操作行为，尽可能减少医源性感染的机会。加强无菌观念，防止交叉感染；尽量避免有创操作；要避免对皮肤、黏膜屏障的损害；合理使用抗生素，尽量缩短疗程，避免滥用激素；定期更换各种留置管，加强气管插管、胃管、引流管、导尿管的护理。此外，早产儿真菌感染临床表现不典型，早期诊断非常困难，近年许多 NICU 将预防性使用氟康唑作为防治 VLBW 真菌感染的常规手段。预防性应用氟康唑可以明显降低 VLBW 的真菌定植率；明显降低真菌感染率，但预防性使用氟康唑存在增加耐药性的风险。主要适应证：①体重小于1000g的早产儿。②中心静脉置管，且出生体重<1250g。③长期应用抗生素>2周。④推荐剂量为3mg/（kg·d），每周2次，静脉注射或口服。

（崔慧敏　李胜玲）

第七章

早产儿常见代谢性病症的识别及管理策略

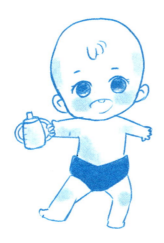

第一节　早产儿营养代谢的特点

早产儿胃肠道功能发育不完善，与其快速生长所需的高营养素摄入相矛盾。如果家属未掌握对此阶段的合理营养支持方案，容易引起早产儿相关并发症，且早期营养状况与成人期重大疾病的发生和发展有一定的相关性。因此，充分了解早产儿能量需求和营养代谢的特点对提高早产儿生存质量具有非常重要的意义。

一、能量代谢

能量代谢是机体生命活动的基本特征，生物体内物质代谢过程中所伴随的能量释放、转移和利用等，称为能量代谢。营养物质氧化分解产生的化学能是人类和动物唯一的能量来源。早产儿肝糖原和脂肪能量贮存少，胎龄24周的胎儿脂肪积蓄量为体重的1%，28周时为3.5%，足月儿的脂肪积蓄量为体重的12%以上。肠道的解剖结构在28周时已分化完全，但功能性的小肠蠕动在胎龄30周时开始，34周左右才有系统的肠道蠕动。β半乳糖苷酶的活性在胎龄26~34周时尚不充分，因此，早产儿的能量代谢处于脆弱状态。

早产儿的能量需求高于足月儿。提供足够的能量和营养素可满足早产儿出生后的生长需求，赶上宫内相同胎龄胎儿的生长速率。早产儿尤其是极低出生体重儿的营养摄入不足仍是目前一个公认的问题。由于器官功能不成熟，除了不能耐受常规的喂养方式外，还常遭遇多种医疗干扰和打击，使其处于各种非稳定状态下，影响早产儿的生长发育，导致其无法达到理想的体重增长目标，持续性落后于正常生长曲线。

早产儿能量需求取决于其日龄、体重、入量、活动、器官成熟程度、食物种类、环境等多种因素。早产儿热量供应的目标是使早产儿的生长能够达到宫内生长的速度，以弥补胎龄不足所致的体重过低，但入量又不可过高，以免增加代谢负荷。早产儿能量需求与足月儿一样，包括基础代谢、活动、生长、食物特殊动力和排泄损失等。早产儿需要的总热量比足月儿高，足月儿出生后第1周为60~80kcal/（kg·d），第2周为80~100kcal/（kg·d），第3周以后为100~120kcal/（kg·d），早产儿为120~150kcal/（kg·d）。在适宜的中性温度或胃肠道外营养时可以减少热量10%~25%，当寒冷、感染或手术时应该适当增加热量供应。皮温每降低1℃，热量需要增加10%~15%。

由于早产儿活动少，排泄损失量小，常将早产儿的能量需求分为基础代谢需求和生长发育需求两部分。

在良好的湿度环境下，早产儿基础代谢需求量比足月儿低。早产儿和足月儿术后静息能量消耗都有轻度的增加，而超低出生体重儿手术前后静息能量消耗并没有增加，不必补充额外的能量。由于早产儿皮下脂肪少，体表面积相对较大，散热增加，热能的贮备不足，加之早产儿皮肤菲薄，角质层少，故不利于保温，且通过皮肤蒸发的非显性失水明显增加，水分蒸发的同时消耗大量热量，故早产儿的保湿能力差。因此，如果不能为早产儿提供良好的生存环境，其基础代谢消耗的热量将明显超过足月儿。

早产儿需要的热量中约半数用于体重增长，早产儿摄入50kcal/（kg·d）非蛋白热量和2.5g/（kg·d）蛋白就可以保持正氮平衡。如果按照妊娠后期胎儿宫内生长速度每日增加10~15g/kg计算，需要另增加能量50~75kcal/（kg·d），因此，要达到妊娠后期宫内生长速度，共需要热量120~150kcal/（kg·d），蛋白质2.7~3.5g/（kg·d）。热量来源中，碳水化合物应占40%~50%，脂肪占30%~40%，蛋白质占5%~10%。

能量需求=能量丢失+能量消耗+能量贮存。

大便丢失是早产儿能量丢失的主要部分，取决于饮食，为摄入量的10%~40%。胎龄<34周的早产儿静息能量消耗为50~60kcal/（kg·d）。能量贮存是指生长所贮存的能量，早产儿另需50~60kcal/（kg·d）维持宫内的生长速度。目前，临床认为早产儿摄入能量为130~135kcal/（kg·d）更为合理。

二、糖代谢特点

糖类主要用于提供热量，足月儿糖类需求量为10~12g/（kg·d），早产儿需求量根据胎龄、日龄及早产儿的承受能力而定。临床上供糖时，既要考虑到早产儿能量的需求，也要考虑到早产儿对糖的耐受能力，需统筹兼顾。糖在早产儿热量供应中所占的比例与足月儿相似。

葡萄糖是理想的热量来源，每克提供 4kcal 热量。早产儿对葡萄糖的耐受性差，胎龄越小，肝细胞对胰岛素越不敏感，对输入的葡萄糖耐受性越差，容易发生高血糖。出生体重 <1000g 的超低出生体重儿出生后 1~2d 按 4~6mg/（kg·min）速度静脉滴注葡萄糖时，有引起高血糖和糖尿的危险。持续的高血糖会导致肝细胞对胰岛素反应低下，进一步加重高血糖。建议超低出生体重儿开始静脉滴注葡萄糖时使用 5% 葡萄糖，速度逐渐增加至 4~6mg/（kg·min）。出生体重 1000~1500g 者，可先从 4~6mg/（kg·min）开始，近足月儿可以从 5~8mg/（kg·min）开始给予。出生后数日，早产儿的糖耐量能力将逐渐增加，至出生 2~3 周时葡萄糖耐量的能力可达 12~14mg/（kg·min）。使用周围静脉输液时，葡萄糖浓度不能超过 12.5%，20% 以上的高渗糖必须经中央静脉输入。

输入葡萄糖过程中应监测血糖，血糖不应高于 7mmol/L。血糖 > 8.3mmol/L 时，可导致糖尿、渗透性利尿和血渗透压升高，有引起高渗性脱水、酸中毒和颅内出血的危险。高血糖还可以使 CO_2 的产生增加，对使用呼吸机治疗的早产儿不利。由于糖的肾阈较低，可能继发渗透性利尿而致脱水，摄入过多碳水化合物还可导致二氧化碳生成增加，加重呼吸性酸中毒，因此，推荐适当加入脂肪乳作为能量来源，以降低葡萄糖的应用量及浓度。

当静脉输入葡萄糖发生高血糖时，应立即减少糖的补给，主要靠调整输入葡萄糖的速度维持血糖处于正常水平。如果用 4mg/（kg·min）时仍有高血糖，为保证早产儿适宜的热量供应，需慎用胰岛素。早产儿高血糖时，使用胰岛素可能造成严重低血糖和低血钾，应提高警惕，密切监测血糖变化。

早产儿肠内营养碳水化合物的主要来源是乳糖，这是一种含葡萄糖的双糖，由位于小肠绒毛顶端的乳糖酶水解成半乳糖，经小肠黏膜吸收。故当黏膜表面受损时，乳糖酶将非常敏感地受到影响而造成乳糖酶缺乏。由于早产儿小肠黏膜刷状缘的酶功能不成熟，绒毛对肠道缺氧缺血损伤的敏感性高，因此常出现喂养不耐受。

三、蛋白质代谢特点

早产儿的蛋白酶相对较成熟。早在胎儿初期，小肠黏膜上皮细胞微绒毛膜上的寡肽酶及其胞液中的二肽酶和三肽酶已初具活性，可以将寡肽分解为氨基酸；胎龄24周时，具备氨基酸的主动运转能力；胎龄26~28周时，即有足够的蛋白酶，也就是说，胎儿出生前体内蛋白质分解酶的活性已经存在；胎龄28周以上就具有一定的蛋白质消化和吸收功能，只是早产儿肠道内的蛋白酶、肠激酶等与儿童相比处于较低水平，对蛋白质的消化、吸收有一定的限度。

有9种氨基酸为新生儿所必需，包括赖氨酸、组氨酸、亮氨酸、异亮氨酸、缬氨酸、甲硫氨酸、苯丙氨酸、苏氨酸、色氨酸。组氨酸以前被认为是一种非必需氨基酸，体内可以自身合成。近年来发现，幼龄动物和婴儿体内组氨酸的合成量不能满足机体正常生长，即使是成年动物，如果不从食物中补充组氨酸，体内合成的组氨酸也不能满足早产儿的需求。组氨酸虽然是一种必需氨基酸，但是与其他必需氨基酸相比，一般不容易缺乏，只有在蛋白质较低的膳食中才需要额外添加，但对于早产儿却是不容忽视的必需氨基酸。胱氨酸、酪氨酸和牛磺酸为半必需氨基酸，因为早产儿缺乏合成此类氨基酸的能力，必须提供足够的量才能满足早产儿的需求。例如，牛磺酸在视网膜、脑、心脏和肌肉中含量很高，能促进新生儿神经系统和视网膜的发育，促进神经细胞之间信号的传导，还具有稳定细胞膜、抗氧化、调节渗透压、解毒和结合胆酸等作用。为早产儿添加含有牛磺酸的乳制品可以改善其脂肪酸的吸收，尤其是饱和脂肪酸的吸收。当早产儿牛磺酸缺乏时，可出现脑干听觉诱发电位异常等。

母乳中含有丰富的游离氨基酸，能迅速进入早产儿血液循环，被机体组织利用。母亲初乳中含量最丰富的游离氨基酸是牛磺酸，足月儿和早产儿母亲初乳中牛磺酸的含量分别为36mmol/L和28mmol/L，是牛乳含量的36倍和28倍。谷氨酸/谷氨酰胺是母乳中第二丰富的游离氨基酸，并随着泌乳期的延长成为含量最丰富的氨基酸。谷氨酸/谷氨酰胺属于人体内的兴奋性氨基酸，能促进中枢神经系统的发育，并参与三羧酸循环，供给体内能量。早产儿母乳中的亮氨酸含量始终高于足月儿，亮氨酸可以促进蛋白质的合成，延迟蛋白质的降解，有利于早产儿快速的生长发育。早产儿母亲初乳中蛋白含量比足月儿初乳略低，过渡乳和成熟乳中，游离氨基酸和构成蛋白质的各种氨基酸含量均比足月儿乳含量丰富，氨基酸的总供应量大于足月儿。早产儿母乳的特性是适合于早产儿快速生长发育需求的，因此，应该强调早产儿应用母乳喂养。

孕 24~36 周胎儿在宫内氮的积聚量约为 320mg/（kg·d）。出生后如果热量的补充 <50kcal/（kg·d），供应的氨基酸只能用于产生热量，而不能用于组织的修复与合成。对于极低出生体重儿和超低出生体重儿，经静脉给予何种类型的氨基酸及其配比尚无统一的意见。为达到宫内生长速度，早产儿蛋白质的需求量比足月新生儿高，优质蛋白的需求量应该达到 3g/（kg·d）及以上。由于早产儿肾脏功能低下，过高的蛋白质供应将导致氮质血症、高氨基酸血症、代谢性酸中毒、生长缓慢等，进而影响早产儿生长发育，因此，蛋白质供给量一般不要超过 4g/（kg·d）。早产儿如果完全用母乳喂养，出生 2 个月后，母乳中蛋白质的含量将不能满足早产儿的生长发育需求，容易发生低蛋白血症，应该及时添加人乳蛋白强化剂，以适应早产儿生长发育需求。

在保证总营养素和能量的情况下，需要仔细合理调整蛋白质摄入的量。一方面，蛋白能量摄入不足将导致不必要的蛋白分解加重。另一方面，由于早产儿的代谢和肾脏排泄功能尚不成熟，蛋白质摄入过多时，未被利用的蛋白质会诱发迟发性的代谢性酸中毒和引起神经系统的损害。对早产儿而言，蛋白质摄入的目标是提供足够量的优质蛋白质，以达到最佳的氮贮存而不增加肾脏和代谢的负担。

早产儿的蛋白酶相对比较成熟，有较高的生长率和蛋白转换率，但其肠道内的蛋白酶、肠激酶等与儿童比较处于低水平，对蛋白质的消化、吸收有一定的限制。早产儿对蛋白质的需求量约高于年轻成年人的 5 倍，除了考虑蛋白质摄入数量外，更应重视其质量，9 种必需氨基酸的含量需维持在 45% 以上。在保证总营养素和能量的情况下应仔细合理调整，维持适宜的热氮比例来纠正负氮平衡，建议提供的蛋白/能量比例以 3g/100kcal 为宜。

传统观念认为，肠外营养应推迟至出生后数日再开始，原因与早产儿分解氨基酸的能力及出生数日内普遍病情危重影响耐受程度有关。目前主张从出生后数小时就开始补充氨基酸，避免早期营养不良。早产儿刚出生时，营养输入暂时中断，积极营养管理策略的第一个目标是尽可能将营养中断减至最小。胎儿分娩断脐后，必需氨基酸浓度下降，胰岛素及胰岛素样生长因子减少，出现以内生性葡萄糖为特征的饥饿反应，从而导致糖耐量降低。此外，葡萄糖转运和能量代谢受限，Na^+-K^+-ATP酶活性下降，细胞内钾漏出细胞外，导致非少尿性高钾血症。尽早输注氨基酸可以刺激胰岛素分泌，阻断饥饿反应，从而改善糖耐量，避免"代谢休克"的发生，预防高血糖症和高钾血症的发生。

四 脂肪代谢特点

脂肪主要是供应热能，经代谢后的脂肪是人体主要的能量来源，构成母乳和配方乳能量的40%~60%。脂肪的需求量根据早产儿能量需求、蛋白质和碳水化合物的摄入、输送的方法（肠内/肠外）及饮食来源（母乳/配方乳）的不同而有很大的不同。早产儿合成长链多不饱和脂肪酸的能力较低，目前多家机构均推荐在早产儿配方乳中添加相应的脂肪酸。此外，由于早产儿的胰酶和胆酸分泌水平较低，脂肪主要由舌下腺和胃液中的脂肪酶消化。因此，作为一个常规策略，经口和鼻胃管喂养优于空肠造瘘喂养，乳汁可以通过上述两个酶系统的作用，最大限度地提高脂肪吸收率。

母乳中存在一种刺激脂肪酶，可以促进脂肪酸分解，对于极低出生体重儿和超低出生体重儿的脂肪消化起重要作用。胎儿唾液腺中的脂肪酶于胎龄25周时已经开始分泌，在没有胆酸帮助的情况下，可在胃酸的作用下活化，起到消化脂肪的作用，但极低出生体重儿和超低出生体重儿早期经口喂养困难，很难发挥作用。

母乳喂养儿能量的40%~50%来自乳汁中的脂肪。脂肪主要是供应热能，总需求量为3.6~7g/（kg·d）。脂肪在小肠被脂蛋白脂肪酶分解后，经过胆盐的乳化成为三酰甘油被吸收。中链脂肪酸属于不饱和脂肪酸，不需要肉毒碱的帮助，容易被早产儿吸收。长链不饱和脂肪酸中的亚油酸和亚麻酸为必需脂肪酸，需求量分别为0.5~0.7g/（kg·d）和0.07~0.15g/（kg·d），两者适合的比例为 10∶1。牛乳中亚麻酸的含量约为人乳中的 50%。必需脂肪酸对脑组织和视网膜的发育起促进作用。初乳中花生四烯酸和二十二碳六烯酸显著高于成熟乳，有利于早产儿的生长发育。必需脂肪酸缺乏时，还可引起生长迟缓、皮肤损害、头发稀疏、大便次数增多等临床表现。

脂肪酸的清除靠肌肉、脂肪组织的毛细血管壁内皮细胞表面的脂蛋白脂肪酶水解。部分游离脂肪酸在肝、心脏和骨骼肌被利用，并在肝脏内转化为极低密度脂蛋白。由于早产儿、小于胎龄儿脂蛋白脂肪酶活性差，细胞摄取、利用脂肪酸能力低，应缓慢输入。

当极低出生体重儿肠道喂养不能耐受时，将缺乏外源性脂肪的供给，会引起皮肤损害、视网膜发育不良和神经髓鞘形成障碍。由于早产儿的脂蛋白脂肪酶和卵磷脂胆固醇酰基转移酶的水平比足月新生儿低，因而肠外应用脂肪乳剂时有发生高脂血症的倾向。10% 的脂肪乳剂给早产儿应用后，血中中链三酰甘油、胆固醇和磷脂增高，可能是由于 10% 乳剂中磷脂含量高（磷脂/三酰甘油比为 0.12）。因此，建议此类早产儿最好选用含有中长链三酰甘油混合的 20% 脂肪乳剂（磷脂/三酰甘油为 0.06）。

早期经静脉补充脂肪会产生许多合并症，例如慢性肺疾病等。如果脂肪乳不超过 6~7g/（kg·d），一般不会引起血液酸性化，也不会对肺气体交换产生不良影响。游离脂肪酸能与血液中的白蛋白结合，使游离胆红素增加。血清总胆红素 >171μmol/L、白蛋白 <30g/L 时，脂肪乳的补充供给必须控制在 1g/（kg·d）以内。患有败血症的早产儿对脂肪的吸收利用低下，脂肪的补充不应超过 2g/（kg·d）。

五 矿物质代谢特点

早产儿矿物质的需求量高于足月儿。钠、钾、氯等矿物质的需求量取决于测定的血浆水平，而钙、磷、镁则按宫内沉积速率来估计。

1. 钠、钾、氯

早产儿的肾脏近曲小管保钠机制不成熟，肾脏钠的丢失与胎龄呈负相关，即早产儿胎龄越小，肾脏丢失的钠越多。另外，母乳中钠的含量在哺乳期间会逐渐下降，因此，在早产儿配方乳和母乳强化剂中都添加了较多的钠。

2. 钙、磷、镁

钙和磷是骨骼的主要组成成分，母亲怀孕末期是胎儿宫内钙、磷贮备最快的时期，80%的钙、磷沉积出现在孕25周至足月，因此，早产儿出生时体内矿物质贮备较少，贮备的多少与出生时的孕周呈正相关，分别占骨量的98%和80%。早产儿对钙、磷贮备能力差。为了达到宫内的钙、磷沉积速率，早产儿每日肠内钙、磷的需求量分别为120~230mg/kg和60~140mg/kg。早产儿配方乳含有足够的钙和磷以提供每日的推荐量，而未强化的早产儿母乳和足月儿配方乳不能提供足够的钙和磷。钙、磷摄入不足可引起骨质疏松、骨折和维生素D缺乏性佝偻病。与钙一样，宫内镁的增加主要发生在妊娠的最后3个月，因此，早产儿镁的需求量高于足月儿。母乳和早产儿配方乳喂养能够维持正常的镁水平。

3. 微量元素

大多数微量元素是在妊娠最后3个月期间增加。如果早产儿未获得外源性供给，可能会迅速导致微量元素缺乏。

在诸多微量元素中，尤以铁的问题备受关注。铁为所有组织的正常生长发育所必需，包括脑，早产儿铁缺乏对神经系统的发育可以产生不利影响。另外，铁也是一种强有力的氧化应激剂，能够催化氧自由基的产生。早产儿的抗氧化系统不成熟，游离铁的存在可能会加重与氧化窘迫相关的许多疾病，而延迟至出生后2个月才开始补铁导致的铁缺乏发生率较高。

对于母乳喂养的早产儿，由于母乳中的铁含量低且早产儿生长迅速，可在达到全肠内喂养（出生后2~4周）后开始补铁，母乳或配方乳喂养时的铁补充剂量为2mg/（kg·d）。接受促红细胞生成素治疗的早产儿应与促红细胞生成素同时开始补铁，剂量为6mg/（kg·d），以促进生成足够的红细胞。强化铁的早产儿配方乳对较大早产儿能够提供足量的铁，但胎龄<30周的早产儿可能还需要额外的肠道内补铁，剂量为4mg/（kg·d）。美国儿科学会和欧洲儿科胃肠病学、肝病学与营养学会推荐，早产儿出院后应补铁至1岁。

六　维生素代谢特点

脂溶性维生素（维生素 A、维生素 D、维生素 E、维生素 K）贮存在体内，大剂量摄入可能引起中毒。水溶性维生素（维生素 B_1、维生素 B_2、维生素 C、烟酸、叶酸、维生素 B_{12}、维生素 H）不在体内贮存，过多摄入可通过尿或胆道排泄。

关于极低出生体重儿的维生素需求量至今尚缺乏确切资料。目前的推荐量是通过人乳中维生素含量的分析和生长中的足月儿平均摄乳量而衍生获得的（由广泛的个体差异和各哺乳期的变化综合考虑所得）。一些单一维生素的缺乏对极低出生体重儿的危害已有许多资料肯定，例如，维生素 E 的抗氧化特性或维生素 A 对上皮细胞的影响，两者都可以预防支气管肺发育不良的发展。当胎儿提前 10 周出生，胎盘转运脂溶性维生素也立即被停止，因此，尽早补充脂溶性维生素十分关键。目前早产儿维生素 A 推荐量为 300~500μg/d，最大量为 700μg/d；维生素 D 推荐量为 160 IU/d，最大量为 400 IU/d。维生素 D 是保证钙、磷等矿物质骨转化的必要条件。一般情况下，早产儿出生后 2 周开始补充维生素 D。当早产儿每顿乳量 >5ml 时可尝试补充，如果出现喂养不耐受或早产儿出生后 3d 预计乳量不能达到 5ml，可静脉补充水溶性维生素。

第二节　早产儿糖代谢紊乱的识别及管理策略

在宫内母体持续平稳地提供胎儿所需的葡萄糖，维持胎儿正常的生长发育，出生后稳定的葡萄糖来源突然中断，转变为间断进食，需要迅速建立起自身的葡萄糖调节系统。早产儿早期因为进食少、哺乳延迟、调节能力差、葡萄糖耐受能力低下等，更容易发生糖代谢紊乱，包括低血糖症和高血糖症。据统计，有半数以上早产儿在出生后 24h 内可出现低血糖。另外，宫内异常也能够影响胎儿和早产儿的葡萄糖调节能力，导致糖代谢的紊乱，如糖尿病母亲分娩的早产儿等。大多数早产儿并不出现明显的临床症状，但持续性低血糖或高血糖可引起中枢神经系统损害，甚至不可逆性脑损伤，因此做好血糖监测和管理对于早产儿具有重要意义。

一、低血糖症

（一）概述

新生儿低血糖症是指出生后 3d 内全血血糖 <1.7mmol/L，3d 后全血血糖 <2.2mmol/L。目前临床主张采用全血血糖 <2.2mmol/L 作为低血糖的界定值。

之前小于胎龄儿和早产儿低血糖值比足月儿低，该值是根据小于胎龄儿和早产儿血糖均值减去 2 个标准差制定的，但小于胎龄儿和早产儿不是正常人群，不能代表正常值。脑是消耗葡萄糖的主要器官，早产儿脑所占体重的比例要大于足月儿。理论上讲，早产儿和小于胎龄儿的单位体重葡萄糖需求量应该大于足月儿，试验数据也证实，早产儿葡萄糖的需求量为 5~6mg/（kg·min），大于足月儿的 3~5mg/（kg·min）和成人的 2~3mg/（kg·min）。现在也没有证据表明早产儿较足月儿具有更强的糖原分解或糖异生能力，而且低血糖时早产儿反应性产生酮体的能力亦受到损伤，进一步限制了脑组织的能量供给。

（二）病因和发病机制

1. 葡萄糖利用增加

小于胎龄儿和早产儿对环境要求高，环境温度过高或过低都使早产儿代谢率增高，葡萄糖消耗增加。早产儿患严重疾病如窒息缺氧、肺透明膜病、寒冷损伤和感染时，糖的无氧酵解增加，组织对葡萄糖摄取增加，导致血糖下降。围生期应激、组织缺氧和酸中毒使儿茶酚胺的分泌持续增多，导致早产儿早期短暂的高血糖，后期因胰岛素水平下降缓慢和胰高血糖素水平上升延迟而出现低血糖。

2. 糖原和脂肪贮备不足

胎儿肝糖原的贮备主要发生在妊娠期的最后 4~8 周，早产儿和小于胎龄儿肝糖原和棕色脂肪贮存量少，出生后代谢所需能量相对高，容易发生低血糖。早产儿和小于胎龄儿还由于糖异生的限速酶（磷酸烯醇丙酮酸羧激酶）发育延迟，摄取糖异生所需的特殊氨基酸的能力低下，导致糖异生障碍，从而出现低血糖。有报道称出生后发生低血糖的小于胎龄儿中，血清游离脂肪酸及甘油含量均低于正常儿,这可能与脂肪供能不足有关。母亲发生过妊娠高血压综合征或胎盘功能不全者,其新生儿低血糖症的发生率更高。母亲嗜酒可造成胎儿宫内发育迟缓,乙醇可抑制母亲及胎儿肝糖原的贮存,使胎儿体重和肝重量下降,血糖浓度和肝糖原均较低。

3. 血胰岛素水平增高

暂时性的高胰岛素血症常见于患糖尿病母亲的早产儿,因孕妇持续的高血糖使胎儿血糖相应升高,刺激胎儿胰腺 β 细胞代偿性增生,血中胰岛素水平升高,分娩后母体供给的葡萄糖中断,而胰岛素水平下降延迟,导致早产儿低血糖。糖尿病母亲分娩的早产儿血糖浓度常在出生后 1~3h 最低,绝大多数低血糖发生在出生后 90min 内,其中 59.1% 的早产儿血糖浓度 <2.2mmol/L,13.6% 的早产儿血糖浓度 <1.7mmol/L。低血糖可持续 2~4d。严重溶血病的早产儿由于红细胞的破坏,红细胞内谷胱甘肽游离在血浆中对抗胰岛素作用,也可使胎儿胰岛细胞代偿性增生,发生高胰岛素血症。交换输血的早产儿通过使用枸橼酸葡萄糖作保养液的血换血后,可出现低血糖,因保养液中葡萄糖浓度较高,刺激胰岛素分泌,换血后短时间内血中胰岛素水平仍较高。脐动脉插管管口位于胸 10~ 腰 2 椎体时,葡萄糖流入腹腔动脉过多,导致胰岛素分泌过多,从而使肝脏葡萄糖产生下降。孕妇服用氯磺丙脲可刺激胎儿胰岛 β 细胞分泌胰岛素,进而导致早产儿发生低血糖。对亮氨酸敏感的早产儿,母亲乳汁中的亮氨酸可使早产儿胰岛素增加。持续性的高胰岛素血症见于胰岛细胞腺瘤、胰岛细胞增殖症和 Beckwith- Wiedemann 综合征。

4. 糖的摄入量不足

早产儿疾病原因如坏死性小肠结肠炎长期禁食而导致摄糖量不足;慢性腹泻吸收不良综合征等可使小肠吸收功能发生障碍;严重感染的早产儿热量摄入不足、消化吸收功能减弱、代谢率上升等均可导致糖的摄入量不足。

5. 拮抗胰岛素的内分泌激素缺乏或其对应的内分泌腺功能低下

糖皮质激素和生长激素是拮抗胰岛素的主要激素,是维持体内糖稳定的重要因素,单纯的生长激素缺乏或全垂体功能减低者,以及体内糖皮质激素不足者,将使糖异生减少,空腹时出现低血糖。艾迪生病及肾上腺脑白质病等亦可有低血糖。肾上腺髓质缺乏反应者血糖降低时，肾上腺素分泌不增加，不能促进糖原的分解，以致血糖不能上升。胰高血糖素缺乏亦可引起低血糖。

6. 低血糖脑损伤

很多足月新生儿出生后会出现一过性低血糖，但无临床症状，数小时后自然恢复正常。此时脑组织利用酮体和乳酸作为能量的来源，为脑组织提供能量，免于脑损伤。早产儿、长时间低血糖患儿和患有严重疾病的新生儿发生低血糖时，能量来源下降到一定程度时易发生能量衰竭，神经细胞膜上的离子通道开放，引起水内流，使神经细胞肿胀、坏死。脑损伤与低血糖水平和低血糖持续时间的关系目前还不明确，有研究观察到，早产儿全血血糖 <2.6mmol/L 持续 3d 可引起神经系统发育异常。也有学者预测，高危早产儿低血糖持续时间超过 12~24h，可能引起神经系统后遗症，而短期、自限性、无合并症的无症状性低血糖不会遗留神经系统后遗症。常见于母亲患糖尿病的早产儿，因孕妇持续的高血糖使胎儿血糖相应升高，刺激胎儿胰腺细胞代偿性增生，血中胰岛素水平增高；分娩后母体供给的葡萄糖中断，而胰岛素水平下降延迟，导致早产儿暂时性低血糖。

（三）临床识别

新生儿低血糖常发生在出生后数小时至1周内，早产儿、极低出生体重儿和超低出生体重儿发生低血糖时缺乏典型症状，多为无症状性低血糖。临床不典型症状可表现为意识改变、反应差、阵发性发绀、易激惹、惊厥、呼吸暂停、肌张力低下、低体温、喂养困难等。

母亲患糖尿病或一过性低血糖的早产儿经补充葡萄糖后可纠正，血糖常于12h 内恢复正常。严重反复发作的早产儿需考虑先天性内分泌疾病或代谢缺陷性疾病。

低血糖引起的脑损伤也称低血糖脑病，可出现颅内高压、脑水肿等表现，遗留脑瘫等神经系统后遗症。

（四）临床分型

1. 早期过渡型

早期过渡型低血糖症多发生于窒息、重度溶血病、母亲患糖尿病和延迟哺乳者。80%早产儿仅有血糖低而无症状。有症状者多发生于出生后

6~12h 内，低血糖持续时间不长，只需补充少量葡萄糖即可纠正，血糖常于 12h 内达正常水平。

2. 继发型

继发型低血糖症由某些原发病如窒息、败血症、寒冷损伤、低钙血症、低镁血症、中枢神经系统缺陷、先天性心脏病或突然中断静脉滴注的高浓度葡萄糖液等引起。低血糖症状和原发病症状常不易区别，若不监测血糖，则易漏诊。

3. 典型或暂时性低血糖症

典型或暂时性低血糖症发生于母亲患妊娠高血压综合征的早产儿或双胎儿，多为小于胎龄儿。80% 出现症状，可发生于刚出生时或出生后 2~3d。还可伴发于红细胞增高症、低钙血症、中枢神经系统病变或先天性心脏病，须积极治疗。在早产儿期可有多次低血糖发作。

4. 严重反复发作型

严重反复发作型多由于先天性内分泌或代谢性疾病引起，可伴有原发病的临床表现，如脑垂体发育不良、胰岛腺瘤、甲状腺功能亢进、亮氨酸敏感、半乳糖血症、糖原累积症等，早产儿对治疗的反应差。如果孕妇过去曾分娩过类似可疑胎儿，本次怀孕时需常规检查血、尿雌三醇值和其他项目，以预测本胎有无发病可能。

（五）辅助检查识别

母亲有糖尿病史或妊娠高血压综合征史的早产儿，小于胎龄儿，红细胞增多症早产儿，同族免疫性溶血病早产儿，患有围生期窒息、感染、寒冷损伤综合征及肺透明膜病、败血症等严重疾病的早产儿，以及有哺乳延迟、摄入量不足等情况的早产儿均应做血糖测定等辅助检查。

血糖测定是早期发现和确诊本病的重要手段，尤其对无症状低血糖更为重要。临床常用微量纸片法测定血糖作为筛查手段。异常者采静脉血测定血糖以明确诊断。对可能发生低血糖者可在出生后 1h、3h、6h、12h、24h 监测血糖。应及时送检血液标本，常温下延迟送检可能出现假性低血糖。对持续顽固性低血糖者，应进一步做血胰岛素、胰高血糖素、T_4、血清促甲状腺激素、生长激素及糖皮质激素检查，以明确被检查者是否患有先天性内分泌疾病或代谢缺陷性疾病。

高胰岛素血症性低血糖的诊断标准：①血糖浓度 <2.2mmol/L；②血糖浓度 <2.2mmol/L 时血浆胰岛素仍 >12μIU/ml；③血浆胰岛素（μIU/ml）/血糖（mmol/L）>3；④胰高血糖素试验阳性；⑤低血糖时血酮体不升高；⑥静脉滴注葡萄糖速度 10mg/（kg·min）以上才能维持血糖水平 >2.2 mmol/L。

（六）治疗原则

无症状低血糖者可给予进食葡萄糖，如无效或不能进食可静脉输注葡萄糖。对有症状早产儿，须立即静脉输入葡萄糖。反复或持续低血糖者除静脉输入葡萄糖外，应结合病情加用胰高糖素、生长激素、糖皮质激素等。

确诊为低血糖者，须立即静脉输入葡萄糖。可先静脉注射 25% 葡萄糖 2~4ml/kg，极低出生体重儿和超低出生体重儿可用 10% 葡萄糖代替，速度为 1ml/min。随后继续滴入 10% 葡萄糖，速度从 5~6mg/（kg·min）开始，逐步增加直至血糖正常，并维持在血糖正常的最小葡萄糖输入速度。速度高于 15mg/（kg·min）的葡萄糖或浓度超过 12.5% 的葡萄糖应从中央静脉输入，禁忌输糖速度高于 20mg/（kg·min）。24~48h 后，溶液中应给生理需求量的氯化钠和氯化钾。症状好转后及时哺乳，并逐渐减少葡萄糖的入量，如血糖 >2.2mmol/L。治疗 1~2d 后，则逐渐停止静脉输糖。在血糖稳定以前，每日至少测血糖 1 次。

当静脉输糖速度在 15mg/（kg·min）以上仍无法保持血糖正常时，可使用以下方法。①高血糖素：剂量为每日 0.5~1mg/kg，最大为 2mg/kg。可有效增加肝脏糖原的释放，仅对有足够糖原贮备的早产儿有效。早产儿和生长发育迟缓的新生儿因肝糖原贮备不足，使用胰高糖素无效。由于胰高糖素可刺激胰岛素的释放，故使用胰高糖素治疗时应同时静脉滴注葡萄糖。②糖皮质激素：氢化可的松 5~10mg/（kg·d），分 2~4 次静脉注射，或泼尼松 2mg/（kg·d）口服，连用 2~3d，直至血糖稳定在正常范围至少 24h，然后逐渐减量，1 周左右停药。③生长抑素：可抑制生长激素和胰岛素的分泌，对高胰岛素血症性低血糖可能有效。剂量为 10~40μg/（kg·d），分 3~4 次皮下注射，但不宜长期应用。④生长激素：可产生对胰岛素的相对耐受，从而升高血糖。⑤肾上腺素：可促进糖原向葡萄糖转化，但作用较小，可阻断末梢肌肉摄取葡萄糖，使血糖升高。但并不常规推荐用来治疗新生儿低血糖。⑥二氮嗪：5mg/kg，每 8h 一次，可阻断钙通道，从而抑制胰腺 β 细胞分泌胰岛素，又通过刺激去甲肾上腺素的释放直接增加糖异生，并抑制外周组织对葡萄糖的摄取。此药只用于其他方法无效时。⑦甲状腺素：尽管甲状腺素能促进一些合成葡萄糖的反应，但升高血糖主要是来自非碳水化合物的糖异生作用和外周葡萄糖利用的下降，故甲状腺素治疗作用不大。

积极治疗各种原发病，如半乳糖血症早产儿应完全停止乳类食物代以不含乳糖的食物；对亮氨酸敏感的早产儿，应限制蛋白质摄入；糖原累积症应昼夜哺乳；先天性果糖不耐受症应限制蔗糖及水果汁摄入等；药物治疗无效的胰岛细胞增殖症或胰岛细胞腺瘤等应予以手术治疗。

（七）管理策略

1. 营养支持

（1）肠内营养：病情许可的情况下，提倡出生后尽早喂养，使血糖尽早稳定。对有可能发生低血糖的早产儿于出生后 0.5~1h 内开始口服 10% 葡萄糖，每次 5~10ml/kg，每小时一次，3~4 次后尝试哺乳，可有效预防早期新生儿低血糖。早期喂养可纠正或避免低血糖，但要根据早产儿的胎龄、体重、吸吮能力等采取不同方式。对晚期早产儿或吸吮、吞咽能力较好的早产儿，可直接经口喂养。胎龄<34 周和吸吮、吞咽功能不完善者予以插胃管鼻饲，乳量由 2ml/kg 逐渐递增，乳量从少到多，乳汁从稀到稠，逐渐添加，添加的指征以不发生喂养不耐受为宜。同时逐渐减少静脉输入葡萄糖的速度，防止发生高血糖。早产儿低血糖症状明显时，经口喂养易造成呛咳或误吸，哺乳时需专人护理。

（2）肠外营养：不能经胃肠道喂养或单纯喂养不能满足需求时，可采用肠外营养。建立静脉通路，用微量输液泵控制滴注速度。定期监测血糖，及时调整葡萄糖的输入量和速度。

2. 注意保暖

处于寒冷或低体温下的新生儿低血糖症发生率高，最好置于保温箱中保暖，按日龄和体重给予合适的中性环境温度，减少能量消耗。体温不升者按每小时升温 1℃逐渐复温，复温期间每小时监测体温，体温正常稳定后每 4h 测量一次。

3. 观察病情

除生命体征外，注意观察低血糖的临床症状，观察早产儿反应，注意有无震颤、多汗、呼吸暂停等症状，对呼吸暂停者应予以吸氧及刺激皮肤、托背等处理。

4. 皮肤护理

（1）静脉输注时局部皮肤的护理：浓度超过12.5%或速度高于15mg/（kg·min）的葡萄糖液应从中心静脉输入，禁忌外周静脉输注速度高于20mg/（kg·min），以防高糖渗出而发生局部皮下组织坏死。高糖静脉注射速度越快、越多，越容易破坏血管及发生医源性高血糖，高血糖亦可引起脑损害。

（2）足跟部护理：由于早产儿足跟部需多次采血以检测血糖，操作时应严格无菌操作，采血后用无菌棉签稍加压迫，无渗血后用无菌敷料包扎，避免皮肤破溃而发生感染。注意观察取血部位有无感染征象。

（八）预防

建议早产儿出生后尽早喂养。对于可能发生低血糖者，从出生后0.5~1h内开始口服10%葡萄糖，每次5~10ml/kg，每小时1次，连续3~4次，可有效预防早期新生儿低血糖。

（九）预后

有研究表明，症状性低血糖预后较差，1/4~1/2存活者出现脑损伤。早产儿、小于胎龄儿和伴有原发疾病的早产儿预后依本身情况和原发病的严重程度而定。典型和严重反复发作型、低血糖持续时间较长者，对智力发育的影响比无症状性低血糖大。另外，因低血糖引起的神经系统后遗症与原发病引起的后遗症不易区分。

二、高血糖症

（一）概述

新生儿全血血糖>7.0mmol/L或血浆血糖>8.12mmol/L，称为新生儿高血糖症。由于早产儿肾脏糖阈值低，血糖>6.67mmol/L即可出现尿糖，因此，出现少量尿糖时并不一定是高血糖，应进一步检测血糖。

（二）病因和发病机制

1. 极低出生体重儿

随着围生医学的进步，极低出生体重儿和超低出生体重儿的存活率明显升高，葡萄糖不耐受的问题受到重视。据报道，出生体重<1000g 的早产儿发生高血糖的风险至少是出生体重>2000g 的早产儿的 18 倍，极低出生体重儿高血糖的发病率为 20%~86%。极低出生体重儿出生后第 1 天耐受糖总量<8g/（kg·d），出生后第 7 天才增至 10~12g/（kg·d），远低于足月儿的 20~25g/（kg·d）。许多出生体重<1000g 的早期早产儿不能耐受 5~6mg/（kg·min）的静脉输糖速度，个别早产儿甚至在 1~2mg/（kg·min）时，血浆葡萄糖浓度也能超过 11.1mmol/L。一般来说，胎龄越小，出生体重越轻的早产儿，越不耐受常规外源性的葡萄糖输入。超低出生体重儿在没有静脉输注葡萄糖的情况下也会出现高血糖，一过性高血糖症往往发生在日龄 18~30d 时，最高血糖值可达 13.2~22.1mmol/L。极低出生体重儿葡萄糖不耐受的机制主要是许多早产儿不能适当地分泌调节血糖的激素，以及终末器官对调节血糖的激素不敏感。例如，当组织摄取糖受限时，在有静脉葡萄糖输入时，内源性葡萄糖也不断产生，发生高血糖。也有资料显示，当葡萄糖增加时，胰岛素分泌增加缓慢，这种缓慢增加的量不足以调节血糖，早产儿不能够针对葡萄糖水平的上升而相应减少胰高血糖素水平。另外，极低出生体重儿可能抵抗胰岛素，这种抵抗可以被儿茶酚胺强化。

2. 早产儿糖尿病

早产儿糖尿病包括早产儿暂时性糖尿病和早产儿永久性糖尿病，都是少见病。特征为早产儿早期低胰岛素血症、进行性消瘦、多尿和糖尿，通常没有酮症。胰岛素是一种胎儿生长刺激激素，由于其胎儿期分泌减少，导致了胎儿宫内生长发育迟缓，早产儿糖尿病者多为小于胎龄儿。早产儿糖尿病病情重，需要及时给予胰岛素治疗。

3. 应激性高血糖

早产儿在发生窒息、感染、创伤、低体温或中枢神经系统损害时，肾上腺能受体兴奋,儿茶酚胺分泌增加,血中胰高血糖素增高,出现胰岛素抵抗等,刺激糖异生,抑制组织摄取和利用葡萄糖,使血糖升高。中枢神经系统损害可能使下丘脑-垂体功能受损,使糖的内分泌调节功能紊乱,导致高血糖。应激性高血糖较为常见。

4. 医源性高血糖

(1)静脉输入葡萄糖:早产儿胰岛 β 细胞功能不完善,胰岛活性较差,对糖的耐受性较差。当静脉输入高渗葡萄糖、输入葡萄糖速度过快时,易出现高血糖。

(2)药物影响:孕妇长期服用糖皮质激素、二氮嗪,或使用诱导麻醉剂及镇静剂,可抑制胰岛素的作用而致高血糖。氨茶碱可抑制磷酸二酯酶,抑制糖原合成,促进糖原分解,还能增加胰高血糖素释放,使血糖升高。极低出生体重儿脂肪乳用量增加时,也可能伴有血糖水平升高。

(3)糖尿病:临床较少见。

(三)临床识别

新生儿高血糖症多见于早产儿和严重窒息、缺氧、重症感染、休克、脑室内出血等危重儿。轻度高血糖症早产儿无临床症状或被原发疾病的症状所掩盖。血糖增高显著或持续时间长的早产儿可发生高渗血症、高渗性利尿,出现脱水、烦渴、多尿、体重下降、眼睑闭合不全、惊厥等症状。早产儿因颅内血管壁发育较差而出现严重高渗血症时,颅内血管扩张,容易发生颅内出血和脑室内出血。

血糖增高时常出现尿糖。医源性高血糖所致尿糖多为暂时性尿糖和轻度尿糖。极低出生体重儿和超低出生体重儿的高血糖症和尿糖可持续数天或数周。尿酮体常为阴性或弱阳性,伴发酮症酸中毒者少见。

(四)辅助检查识别

血糖和尿糖的检测为临床主要诊断依据。早产儿血糖 >6.67mmol/L 可出现尿糖,因此,早产儿出现尿糖时不一定是高血糖,应进一步检测血糖。应及时查明引起高血糖症的原因,针对病因及时治疗。

(五)治疗原则

(1)积极治疗原发病,根据病情暂时停用或减少葡萄糖入量,根据血糖水平调整输糖速度,减少葡萄糖用量。

(2)积极对症治疗,监测血气及电解质,及时纠正脱水及电解质紊乱。

(3)如果血糖 >14mmol/L、尿糖阳性或高血糖持续不见好转者,或极低出生体重儿为了保证热量供给,可考虑在血糖监测下加用胰岛素治疗。

(六)管理策略

1. 维持血糖稳定

减慢葡萄糖输注速度为 4~6mg/(kg·min)或更低。严格控制输注葡萄糖的量及速度,24h 均匀输入。定期监测血糖,及时调整胰岛素的输注量和速度。当早产儿血糖不稳须调整胰岛素浓度时,应更换胰岛素输液管道,以保证及时输入胰岛素。

2. 观察病情

(1)注意保暖,尤其注意早产儿四肢温度的变化情况。暖箱内的早产儿需根据体重及日龄及时调整暖箱温度及湿度。

(2)观察早产儿生命体征、肌张力、反应、皮肤及血氧等,注意有无窒息、感染情况,尽量避免引起血糖升高的应激因素。

(3)每日监测体重,观察早产儿尿量变化。及时补充电解质溶液,纠正电解质紊乱。

3. 皮肤、黏膜护理

对于伴有感染的早产儿,注意保持口腔黏膜完整,每日用制霉菌素清洁口腔,防止鹅口疮的发生。早产儿代谢高、易出汗,应保持皮肤清洁干燥,每日擦浴 1 次,沐浴后给予早产儿润肤油涂于皱褶处。及时更换尿布及汗湿的衣服、床单、被褥等。保持会阴部清洁干燥,每次大便后予鞣酸软膏涂肛周,以免发生臀红或皮肤破损,如有皮肤破损应及时处理。定时更换体位,防止局部皮肤过度受压。

(七)预防

合理静脉输糖是预防新生儿高血糖的重要措施之一。由于胎龄、疾病、用药等影响，早产儿对糖耐受的个体差异很大，应该根据每个早产儿的情况制订给糖计划，并随时监测血糖水平，及时调整。极低出生体重儿静脉输糖速度从4~5mg/（kg·min）开始，同时根据血糖变化及时调整，并将外周静脉输糖的浓度控制在12.5%以下。极低出生体重儿脂肪乳用量增加时，有可能伴有血糖水平升高，应引起注意。超低出生体重儿单纯经肠道营养时，也应间断监测血糖水平。

第三节　早产儿水、电解质紊乱的识别及管理策略

早产儿水、电解质紊乱比足月儿多见，孕周越少，水、电解质紊乱发生率越高。发达国家资料显示，即使是在精细护理下，超低出生体重儿也有50%以上发生水、电解质紊乱。早产儿出现水、电解质紊乱的病因与足月新生儿相似，由于早产儿发育更加不成熟，出生后体内水分丢失多、变化大，肾脏功能较差，调节和耐受水、电解质能力差，更容易出现内环境紊乱。从胎儿到新生儿的转变伴随着水和电解质平衡的巨大变化，处理不及时甚至可以危及生命，做好水、电解质的管理极为重要。

一、水、电解质代谢特点

（一）体液总量和分布

在胎儿发育过程中，胎龄越小，体液总量（TBW）所占体重的比重越大。早产儿整体含液量相对比足月儿多，细胞外液更多。胎龄25~30周早产儿的体液总量占体重的85%~90%，约60%为细胞外液，足月时体液总量降至75%，约50%为细胞内液。总液量的不同主要是细胞外液中间质液量的改变，而细胞内液和血浆的比例与儿童相似。足月儿出生时，细胞外液占体重的45%，出生后由于非显性失水、肾脏功能改善、尿量增多，细胞外液逐渐下降，出生后1周降至体重的39%，表现为出生体重逐渐下降，每日下降1%~2%，出生后5~6d降至最低，占体重的5%~10%，称为生理性体重下降。早产儿皮肤不成熟，水分通透性大，

且体表面积体重比率大,皮肤蒸发的失水量与其体重和胎龄成反比。同时,从呼吸道的非显性失水及新陈代谢活动增加、环境温度高、应用光疗或辐射加热床等,均可增加早产儿的非显性失水量,早产儿生理性体重下降可达出生体重的 15%,大约需要 3 周方可恢复至出生体重。极低出生体重儿平均每日下降 2%~3%,生理性体重下降可以达出生体重的 15%~20%(表 7-1)。

表 7-1 不同胎龄胎儿和新生儿的体液和电解质组成

体液组成	24 周	28 周	32 周	36 周	40 周	足月至出生后 1~4 周
体液总量(%)	86	84	82	80	78	74
细胞外液(%)	59	56	52	48	44	41
细胞内液(%)	27	28	30	32	34	33
钠(mmol/kg)	99	91	85	80	77	73
钾(mmol/kg)	40	41	40	41	41	42
氯(mmol/kg)	70	67	62	56	51	48

(二)液体需求量

根据胎龄、环境条件和疾病情况,早产儿的液体需求量有所变化。未经口喂养的早产儿,忽略其大便失水量不计,其所需液量 = 不显性失水 + 肾脏排泄 + 生长所需 + 其他任何少见失水量。

1. 非显性失水(IWL)

IWL 是指经呼吸道和皮肤蒸发而丢失的水。在暖箱内的较大早产儿(2000~2500g),其 IWL 为 0.6~0.7ml/(kg·h)。极低出生体重儿体表面积相对更大,不显性失水量更多。超低出生体重儿皮肤角质极其薄弱,从皮肤散发的水分接近物理蒸发量,随着环境湿度、对流因素等不同,超低出生体重儿出生后早期 IWL 可达到循环血量的 1.5 倍。导致不显性失水量增加的因素有:①胎龄越小,出生体重越低,不显性失水越多;②呼吸增快时,经肺的 IWL 可增加 20%~30%;③体温每升高 1℃,不显性失水增加 10%~20% 或 0.5ml/(kg·h);④环境温度高于中性温度时,IWL 增加,在 35℃ 以上时增加 3~4 倍;⑤应用光疗或远红外线辐射保温时,IWL 可增加 40%~190%;⑥啼哭或活动时 IWL 增加 30% 左右;⑦环境湿度或吸入空气的湿度增加时,IWL 减少,呼吸机治疗时,肺 IWL 可为零,有时还可以进入水分。

2. 尿液中排出的水分

早产儿尿量变化大，其尿量取决于肾溶质负荷和肾脏最大稀释及浓缩能力。足月儿为 1~3m/（kg·h），早产儿为 2.5~4ml/（kg·h）。

3. 大便中排出的水分

每日从大便中排出的水分为 5~10ml/（kg·d）。腹泻时可增至 20~40ml/（kg·d）。禁食早产儿排便量很少。

4. 生长保留水量

生成 1g 新组织需水约 0.85ml。足月儿每日体重增加约为 10g/kg，早产儿约为 15g/kg，一般短期液体疗法可不必考虑，但对极低出生体重儿和超低出生体重儿应当计算在内。

5. 内生水量

机体氧化代谢的内生水量约为 12ml/418kJ。一般情况下所指新生儿生理需水量只包括非显性失水量、尿量及粪便中失水量，三项相加总量为 100~130ml/418kJ。

不同孕周和不同日龄早产儿每千克体重的热量需求差异很大，同时受环境因素影响，应根据临床情况和实验室检查结果精确计算后给予。

（三）水、电解质平衡的调节

早产儿主要依靠肾脏调节水、电解质平衡，肾脏对水和电解质的调节受到神经内分泌激素的调控。下丘脑 – 神经垂体抗利尿激素和精氨酸血管升压素增加远曲肾小管对于水的吸收；肾素 – 血管紧张素 – 醛固酮增加远曲肾小管对钠的重吸收；右心房分泌的心钠素能减少肾小管对钠盐的重吸收。早产儿肾浓缩功能差，排泄同量溶质所需的水量较成人多，故尿量较多。当摄入水量不足或失水过多时，容易超过肾脏浓缩能力的限度，产生代谢产物潴留和高渗性脱水。早产儿肾小管对钠的再吸收能力差，钠排泄分数高，从胎儿期开始就呈高钠尿状态，一直延续到出生后。钠排泄分数的适应范围很小，对钠的调节幅度有限，既容易发生钠潴留、高钠血症和水肿，又容易发生低钠血症。出生后最初 24h 肾小管对钾的排泄能力低，可呈非少尿性高钾血症，以后肾小管排钾能力增加，但肾小球滤过率低，尿排出少，钾排出亦少，血钾仍可增高。虽然早产儿肾脏稀释尿液的能力与足月儿、成人相同，但其浓缩尿液的能力较低。成人尿液渗透压最高可达 1500mOsm/L，足月儿为 600mOsm/L，而早产儿仅 500mOsm/L。如果需排出等量的钠，早产儿所需最小液体容积比足月儿要多，其肾脏保水能力有限。

二 钠代谢紊乱

钠是人体细胞外液中电解质的主要成分，在细胞内液中量最少，故钠代谢紊乱对体液影响至关重要。钠平衡紊乱是早产儿最常见的电解质紊乱。体液中钠含量的变化，直接影响体液渗透压的改变，从而影响脱水的性质。

（一）低钠血症

血清钠浓度 <130mmol/L 称为低钠血症。低钠血症是由于水的绝对或相对量增多，而体内总钠含量可以降低、正常或增高。早产儿低钠血症可分为水摄入过多或排泄障碍引起的稀释性低钠血症和钠摄入不足或丢失过多引起的失钠性低钠血症。

早产儿稀释性低钠血症多发生在生后 1~2d，也称为早发性低钠血症，主要是早产儿出生后第 1 天肾血流量低，尿量少，使体内液体潴留过多，血液稀释所致。过量补充低张液体时，早产儿排出多余水分的速度慢，可出现稀释性低钠血症。早产儿发生感染、颅内出血、窒息等疾病或使用机械通气时，刺激机体压力感受器，引起抗利尿激素分泌增加，肾小管重吸收水分增加，也可导致稀释性低钠血症。

早产儿失钠性低钠血症多发生于出生后 20d 至 2 个月，也称为晚发性低钠血症。是由于早产儿钠排泄分数高，尿中钠排泄过多所致。纯母乳喂养的早产儿如果没有及时补充额外的钠盐，容易出现失钠性低钠血症。早产儿如果出现腹泻或使用了利尿剂、氨茶碱等增加钠排泄分数的药物，也可加速失钠性低钠血症的出现。

1. 病因

（1）钠的摄入不足：由于失钠较多且补充低钠液体而出现低钠血症。早产儿尤其是极低出生体重儿的尿失钠较多，而其生长迅速，故每日需钠量较大。母乳含钠仅约 7mmol/L（牛乳含钠约为 22mmol/L），由于哺乳量少，若长期仅哺喂母乳而未另外补盐，则在出生后 2~6 周易发生低钠血症，尤其在因病只补充无盐溶液时更易发生。

（2）钠的丢失过多：包括伴有细胞外液减少和正常细胞外液含量的低钠血症。

（3）钠的代谢异常：细胞外液缺钾时，钠由细胞外液进入细胞内，使血钠进一步降低。

（4）早产儿迟发型低钠血症：早产儿生长至 6~8 周时，由于生长发育快，肾小管对滤过的钠不能有效重吸收而出现低钠血症。当母乳中含钠量较少或早产儿因支气管肺发育不良正接受利尿剂治疗时，早产儿迟发型低钠血症更易出现。

2. 临床识别

一般当血钠 <125mmol/L 时可出现临床症状。伴有细胞外液减少的低钠血症可出现低渗性脱水症状，表现为体重减轻、前囟及眼窝凹陷、皮肤弹性差、心率增快、血压降低、四肢发凉，严重者可出现休克。伴有细胞外液过多的稀释性低钠血症，常表现为体重迅速增加，水肿常较明显，严重者可因脑水肿而出现神经系统症状。极低出生体重儿往往缺乏明显症状，甚至无特异性的临床表现，需配合血清钠的检测才能确定诊断。

3. 治疗原则

治疗主要针对原发病，积极去除病因，纠正严重低钠血症。

（二）高钠血症

血清钠浓度 >150mmol/L 称为高钠血症。可由水缺乏或钠过多所致，也可由水缺乏伴轻度钠缺乏所致。高钠血症均伴有高渗综合征，体液和体钠总量可以减少、正常或增加。水缺乏在早产儿中比较常见。早产儿体表面积相对较大，胎龄越小，非显性失水越多。当水摄入不足时，可引起高钠、高钾、高糖和高渗综合征。极低出生体重儿的高钠血症，多数是由高张性脱水引起，大量的隐性失水而未能及时输液的情况下容易发生。高湿环境下的高钠血症多在出生后 2~4d 发生，并可见到相对大量的低渗性尿液排出。当环境湿度不足时，高钠血症出现的时间提前。随着皮肤的成熟，高钠血症的发病率逐渐下降。疾病状态下的早产儿，如支气管肺发育不良的早产儿，或者为了预防动脉导管未闭和坏死性小肠结肠炎而限制液量给予的早产儿，也可能由于调控不当而产生高钠血症。钠过多不常见。早产儿中多见于纠正酸中毒时补充碳酸氢钠过多所致。

1. 病因

（1）钠的摄入过多。

（2）中枢神经系统损伤、脑室内出血等引起的抗利尿激素分泌、转运和贮存异常。

（3）腹泻所致的消化道水分丢失。

（4）高钠血症不一定是体内总钠增多。极低出生体重儿出生后24h内，由非显性失水量较大，高血钠常为水缺失所致。

2. 临床识别

高钠血症使神经细胞脱水、脑组织皱缩、脑脊液压力下降、颅内小血管充血，易产生破裂，导致颅内出血，最终造成早产儿死亡或神经系统后遗症。早产儿可有嗜睡、易激惹、烦躁、呼吸增快、呕吐、心率增快，甚至出现心力衰竭等。严重高钠血症者可发生惊厥及昏迷。重症早产儿可发生颅内出血或脑血栓形成而有神经定位损害的症状和体征。钠潴留过多的高钠血症可发生皮肤水肿和肺水肿。与早产儿低钠血症一样，极低出生体重儿缺乏明显的临床表现。根据病史、临床表现及血清钠测定可以做出诊断。高钠血症时常伴有高渗综合征，应注意中枢神经定位损害和颅内高压状况，明确是否诱发颅内出血或脑血栓形成。

3. 治疗原则

对于细胞外液正常或减少的高钠血症应增加补液速度。通过观察细胞外液变化的体征来调整钠的摄入，纠正高钠血症时不能过快，以免引起脑水肿和惊厥。对于细胞外液增加的高钠血症，通过减少液体中的钠含量来减少钠摄入，或（和）限制液体进入速率。

三、钾代谢紊乱

钾是细胞内主要的阳离子，细胞内液钾浓度约为150mmol/L，血清钾浓度为3.5~5.5mmol/L。血清钾含量占全身钾含量的1%，体内钾总量的改变对血清钾离子浓度的影响不大，但对于维持机体细胞内液的渗透压及容量、酸碱平衡，细胞代谢包括蛋白、核酸及糖原合成，神经肌肉的兴奋性，以及心脏的自律性、兴奋性和传导性都有重要作用。肾脏是调节钾的主要器官，摄入的钾90%通过肾脏排出，小部分通过汗液和胃肠道排出。尿中的钾主要由远端肾小管和集合管排出，正常血清和体内钾贮存量的维持是通过肾脏和细胞内外钠钾分布的调节机制完成的。凡影响钾的摄入、细胞内外钾分布，以及肾脏和消化道排钾的因素，均可导致钾代谢紊乱。

（一）低钾血症

当血清钾 <3.5mmol/L 称为低钾血症。体内钾缺乏时可以表现为低钾血症，但体内钾总量与血清钾水平并非完全一致，因为机体内许多因素可以影响钾在细胞内外的分布，体内总钾正常时，机体内的许多因素也可以使血清钾降低或增高。

早产儿有一过性血钾升高，所以早期早产儿一般不会出现血钾降低，低钾血症往往同时伴有其他疾病，无严重合并症的早产儿，经口喂养后较少出现低钾血症。

1. 病因

低钾血症在临床较为常见，其发生的主要原因如下：

（1）钾的摄入量不足。

（2）由消化道丢失过多。呕吐、腹泻、各种引流而未及时补充钾。

（3）肾脏排出过多，如肾小管性酸中毒、利尿剂的应用等。

（4）钾在体内分布异常，如酸中毒纠正后，钾由细胞外液迅速转移至细胞内而产生低钾血症。

（5）各种原因所致的碱中毒。

2. 临床识别

低钾可引起神经肌肉兴奋性降低，表现为精神萎靡、反应低下、四肢无力、肌张力减低、腱反射减弱，严重者出现弛缓性瘫痪、嗜睡或昏迷。呼吸肌受累时，出现呼吸浅表、呼吸困难、呼吸衰竭或呼吸停止。平滑肌受累时，出现腹胀、便秘、肠鸣音减弱，重者可致肠麻痹。心肌兴奋性增强可导致心律失常，如期前收缩、心动过速、阿-斯综合征，重者可以发生心室颤动，也可引起心动过缓、房室传导阻滞、血压降低和心力衰竭。

心电图可表现为 T 波增宽、低平或倒置，出现 U 波，在同一导联中，U 波 ≥ T 波，两波可融合成一个宽大的假性 T 波，Q-T 间期延长，S-T 段下降，后期 P 波可增高。低钾还可以损害肾小管上皮细胞及肾浓缩功能，导致尿量增多、尿比重降低、肾性尿崩症和低钾低氯性碱中毒。

低钾血症临床症状和体征与高血钾不易鉴别，心电图具有鉴别诊断的价值，但心电图不能作为诊断低钾血症的唯一依据，因为危重早产儿若伴有酸中毒、低血钙或应用心血管系统的药物时，可影响低钾血症的心电图改变。血清钾在疾病过程中可以发生变化，例如，脱水伴酸中毒早产儿因血液浓缩和尿少，血清钾可以正常，缺钾症状也不明显。纠正脱水后，由于血液被稀释和肾功能的恢复，钾从尿中大量排出，加上酸中毒纠正后钾向细胞内转移，以及糖原合成消耗钾等原因，血钾浓度可迅速降低而出现缺钾症状。

3. 治疗原则

首先是治疗原发病，尽可能确定低钾的病因，防止血钾进一步丢失。静脉补钾时应精确计算补充的速度与浓度，监测尿量和血清钾水平，有条件者给予心电监护。

（二）高钾血症

当血清钾 >5.5mmol/L 时称为高钾血症。血清钾增高并不代表体内钾含量的变化，有可能是由于细胞内外钾分布异常所致，体内钾总量可升高、正常或降低。早产儿出生后前几天血清钾升高，属于非少尿型高血钾，主要与早产儿肾小球滤过率低有关。高钾血症的发病率可能与胎龄和出生体重有关，胎龄越小出生体重越轻，高钾血症的发病率越高，极低出生体重儿高钾血症发病率可达到 40%~50%。

1. 病因

（1）钾的摄入过多，如短期内给予大量的补钾或输血。

（2）肾脏排钾障碍。

（3）钾从细胞内释放或移出，可见于大量溶血、缺氧、组织损伤、酸中毒、休克等。

2. 临床识别

当血清钾 >6.0mmol/L 时常出现临床症状。血钾增高时神经肌肉兴奋性增高，心肌应激性降低，临床表现为精神萎靡、嗜睡、躯干和四肢肌肉无力，腱反射减弱或消失，皮肤湿冷、呼吸急促、心音弱、心率慢，血压早期升高，晚期下降，严重者呈迟缓性瘫痪。早产儿临床表现不明显，且部分症状和低钾血症相似，因此，当怀疑有高钾血症时，应监测血清钾，做血气分析和心电图。心电图的异常与否对于决定是否需要治疗有很大帮助。

3. 治疗原则

一旦诊断为高钾血症，必须终止所有含钾补液及口服补钾，还应注意其他隐性的钾来源，如抗生素、肠外营养等含钾情况。经静脉给予钙剂、碳酸氢钠、葡萄糖 – 胰岛素疗法等治疗，对抗高钾的心脏毒性作用，稳定心脏传导系统，同时监测心电图。碱化血液，稀释血钾浓度或使钾向细胞内转移。增加钾的排泄，适当应用利尿剂以增加钾的排出。对于少尿或可逆性的肾脏疾病，在上述治疗无效时，可采用腹膜透析或以新鲜全血双倍换血治疗。

四 钙代谢紊乱

（一）低钙血症

因胎盘能主动地向胎儿运输钙，至分娩时脐血的总钙和游离钙水平比母亲平均高 0.25mmol/L，平均达 2.6~2.8mmol/L。出生后，母亲的钙供应突然停止，早产儿血钙水平下降，血总钙和游离钙大约各为 2.3mmol/L 和 1.1mmol/L，足月儿 5~10d 后血钙恢复正常。当血总钙 <1.8mmol/L 或游离钙 <0.9mmol/L 时称为低钙血症。

1. 病因

（1）早发性新生儿低钙血症：多在出生后 2d 内出现，因妊娠后期钙经胎盘输入胎儿的量增加，胎儿轻度高钙血症使甲状旁腺受抑制，血中甲状旁腺激素（PTH）降低而致低血钙。PTH 对骨和肠道的有效作用需维生素 D 参与。25-（OH）D_3 直接与胎龄有关，且早产儿 25-（OH）D_3 向 1,25-（OH）$_2D_3$ 转化能力低下，尿磷排出减少及肾 – 环磷酸腺苷（cAMP）对 PTH 的反应低下，故早产儿更易发生早发性低血钙。窒息、颅内出血、胎粪吸入综合征（MAS）、呼吸窘迫综合征（RDS）等各种新生儿缺氧疾病因组织缺氧、磷释放增加、血磷增高，使血钙水平相应低下。糖尿病母亲早产儿从母体经胎盘转运来的钙量增加，其甲状旁腺受抑制更为明显。出生后早期血中降钙素高与早期低血钙也有关。

（2）晚发性新生儿低钙血症：指出生后 2d 至第 3 周发生的低血钙，多发生于足月儿。主要发生于应用未改良乳制品喂养的人工喂养儿，因牛乳、黄豆粉制的代乳品和谷类食品中含磷高（磷的浓度人乳为 150mg/L，牛乳为 1000mg/L，牛乳制品中为 500mg/L），且牛乳中钙/磷比例低（人乳钙/磷比例为 2.25：1，牛乳为 1.35：1），不利于钙的吸收，相对高的磷酸盐摄入和早产儿相对低的肾小球过滤能力，导致高磷酸盐血症，使血钙降低。早产儿服低磷饮食及钙剂后数日或数周血 PTH 增高，且能耐受高磷酸盐负荷，因此低钙血症与甲状旁腺暂时性功能低下也有关。母亲妊娠时，维生素 D 摄入不足及用碳酸氢钠治疗早产儿代谢性酸中毒，或换血时用枸橼酸钠作抗凝剂，均可使游离钙降低。

（3）先天性甲状旁腺功能低下所致低钙血症

1）母亲甲状旁腺功能亢进：母亲血钙增高，引起胎儿高血钙和胎儿甲状旁腺的抑制。此时胎儿甲状旁腺往往比正常儿的大，症状顽固而持久，血磷一般为 2.6mmol/L 或更高，对治疗有拮抗作用，但应用钙剂可最终使抽搐缓解。在某些病例疗程常持续数周之久，可伴发低镁血症。早产儿母亲的病史往往是隐匿的，可无临床症状，或仅由于早产儿的顽固低血钙抽搐而发现母亲的甲状旁腺肿瘤。

2）暂时性先天性特发性甲状旁腺功能不全：是良性自限性疾病，母亲甲状旁腺功能正常，除用钙剂治疗外，还须用适量的维生素 D 治疗数月。

3）永久性甲状旁腺功能不全：较少见，具有持久的甲状旁腺功能低下和高磷酸盐血症，由于甲状旁腺的单独缺失所引起，多数散发性，为 X 性连锁隐性遗传。常合并胸腺缺如、免疫缺损、小颌畸形和主动脉弓异常，称 DiGeorge 综合征。

2. 临床识别

症状轻重不同，主要是神经、肌肉的兴奋性增高，表现为惊跳、手足抽搐、震颤、惊厥等。早产儿抽搐发作时，常伴有不同程度的呼吸改变、心率增快和发绀，或因胃肠平滑肌痉挛引起严重呕吐、便血等胃肠症状。

最严重的表现是喉痉挛和呼吸暂停。早产儿可在出生后较早出现血钙降低，其降低程度一般与胎龄成反比，但缺乏体征，与早产儿易伴血浆蛋白低下和酸中毒、血游离钙与总钙水平比值相对较高有关。发作间期一般情况良好，但肌张力稍高，腱反射增强，踝阵挛可阳性。出生后早期发病者血钙低，血磷正常或升高，可伴低血糖；晚期发病者血钙低，血磷高。心电图示 Q-T 时间期延长（足月儿 >0.19s，早产儿 >0.20s）。

3. 治疗原则

对无症状高危儿的低钙血症应给予支持疗法，每日可给元素钙 24~35mg/（kg·d）静脉缓慢滴注。一般可用每毫升含元素钙 9mg 的 10% 葡萄糖酸钙静脉滴注。滴注速度应由输液泵来控制。出现惊厥或其他明显神经肌肉兴奋症状时，可用 10% 葡萄糖酸钙每次 2mg/kg，以 5% 葡萄糖稀释 1 倍缓慢静注（1ml/min），以免注入过快引起心脏障碍和呕吐等毒性反应。必要时可间隔 6~8h 重复给药，最大剂量为元素钙 50~60mg/（kg·d）。在注入钙的过程中，注意心率保持在 80 次/分以上，否则应暂停。应避免药液外溢至血管外引起组织坏死。若症状在短时期内不能缓解，应同时给予镇静剂。惊厥停止后改为口服钙维持，可用乳酸钙或葡萄糖酸钙，剂量为元素钙 20~40mg/（kg·d）。对较长期或晚期低钙血症口服钙剂 2~4 周，维持血钙在 2.0~2.3mmol/L。调节饮食是重要的，应强调母乳喂养或用钙磷比例适当的配方乳。有甲状旁腺功能不全时，须长期口服钙剂治疗，同时用维生素 D（10000~25000IU/d）或二氢速变固醇 0.05~0.1mg/d。

低钙血症同时伴有低镁血症，单纯给钙惊厥不易得到控制，反而使血镁更低。此时，应用镁盐治疗不仅可使血镁浓度上升，而且可使血钙也恢复正常。

4. 预后

低钙血症在发作时，直接威胁早产儿生命，当喉痉挛及呼吸暂停出现时应采取急救措施。低钙血症很少引起中枢神经系统器质性损害。单纯低钙血症预后佳，而伴有其他疾病如窒息及其并发症者，预后取决于并发疾病。

（二）高钙血症

当血总钙 >2.75mmol/L 或游离钙 >1.4mmol/L 时称高钙血症。在病理状态下，游离钙升高，常与血总钙升高同时出现。血中蛋白结合钙增加，可升高血钙水平而不伴有游离钙的升高。一般情况下，1g 血清白蛋白的变化，可能引起约 0.2mmol/L 血钙的相应改变。

1. 病因

（1）低磷酸盐血症：磷供应相对不足是高钙血症的常见病因。不适当的肠道外营养及早产儿易出现，此时血中 1,25-$(OH)_2D_3$ 升高，伴有肠道内钙吸收增加；磷缺乏时骨再吸收增强，钙不易向骨沉积，血钙水平增高。

（2）甲状旁腺功能亢进：PTH 可促进肠道和肾对钙的再吸收。原发性甲状旁腺功能亢进由甲状旁腺主细胞增生或腺瘤引起，可为散发性或家族遗传性。早产儿暂时性甲状旁腺功能亢进为母亲甲状旁腺功能低下所致，出生时仍有表现。

（3）维生素 D 相关性高钙血症：体内维生素 D 过量，促进肠道、肾对钙的再吸收，见于维生素 D 中毒、早产儿特发性高钙血症、结节病等。早产儿皮下脂肪坏死、某些淋巴瘤、结节病或肉芽肿病均可有肾外 1,25-$(OH)_2D_3$ 合成。

（4）其他原因：长期应用维生素 D 或其代谢产物治疗母亲低钙血症及应用甲状腺素治疗早产儿先天性甲状腺功能低下时均可发生早产儿高钙血症。母亲羊水过多、早产、前列腺素 E_2 分泌增多、维生素 A 过多均易促进早产儿发生高钙血症。Williams 综合征、家族性低尿钙性高钙血症、蓝色尿布综合征（色氨酸吸收障碍）也曾有报道能引起早产儿高钙血症。

2. 临床识别

早产儿高钙血症较少见，起病可在早期或延至数周或数月。常缺乏典型临床表现，无症状性高钙血症仅在化验检查时被发现。临床表现依血钙增高程度、病程缓急及伴随疾病而异。轻者多无症状，重者可发生高血钙危象而致死亡。

本病可累及各系统，可出现嗜睡、易激惹、发热、食欲不振或拒乳、恶心、呕吐、多尿、脱水、体重不增等。有时出现高血压、胰腺炎等。高血钙可作用于肾小管，引起肾小管功能损害，严重者伴有肾实质钙化、血尿，甚至发展为不可逆性肾衰竭。有时也出现其他部位如皮肤、肌肉、角膜及血管等的软组织钙化。高血钙危象是指血钙 >3.75mmol/L 时，早产儿呈木僵或昏睡、昏迷，重度脱水貌，心律失常，高血压甚至惊厥、心力衰竭。若不及时抢救，病死率极高，也可遗留神经系统后遗症。

3. 辅助检查识别

（1）血总钙、游离钙、镁、磷、碱性磷酸酶（ALP）及血清蛋白、PTH、25-（OH）D$_3$水平异常。

（2）尿钙、磷及cAMP改变。

（3）X线骨片：PTH介导性高钙血症时X线呈特征性骨病变，如普遍脱钙，骨膜下骨质吸收，囊性变，颅骨板溶骨呈点状阴影。维生素D中毒或过量时，长骨干骺端临时钙化带致密增宽，骨干皮质及骨膜增厚，扁平骨及圆形骨周缘增厚呈致密环状影。

（4）超声、CT或核素扫描，发现甲状旁腺瘤或腹部肾钙化等。

（5）心电图时发现Q-T间期改变。

（6）肾功能试验，如血、尿肌酐，血尿素氮（BUN），肾小球滤过率等可异常。

（7）母亲血钙、血磷及有关实验室检测，必要时进行家族筛查。

4. 治疗原则

轻症无症状者主要查找病因，进行病因治疗。重症或已出现高血钙危象者，除治疗病因外应采取措施降低血钙。

应限制维生素D和钙的摄入量，采用低钙、低维生素D及低铁配方乳喂养（配方乳中钙含量<10mg/418kJ或不含维生素D）。慢性高钙血症病例应防止日晒，减少内源性维生素D的生成。

急性高钙血症或危重病例采用静脉补液、利尿降低血钙。可用生理盐水10~20ml/kg静脉注射，再注射利尿剂，如呋塞米2mg/kg，可较快显效。应对早产儿血清钙、镁、钠、钾，渗透压及出入液量进行监护，每6~8h检测1次，防止体液和电解质紊乱。

血磷低的早产儿，应提供磷酸盐，每日0.5~1.0mmol/kg元素磷口服，分2~3次给予，应防止给予磷酸盐过量，以避免腹泻或低钙血症。

对维生素D中毒、肉芽肿病、某些淋巴瘤等引起的高钙血症，可给予泼尼松1~2mg/（kg·d），或静脉滴注氢化可的松有一定疗效，疗程至少2~3周。

五 镁代谢紊乱

（一）低镁血症

血清镁的正常值为 0.6~1.1mmol/L，<0.6mmol/L 为低镁血症。血镁低下时，神经系统的兴奋性增强，神经肌肉的传导加强。当血镁降至 0.5mmol 以下时，临床上可出现类似低钙性惊厥，主要见于 3 个月以下应用未改良牛乳喂养的小婴儿，尤其是早产儿。

1. 分类

（1）慢性先天性低镁血症：是一种少见的遗传病，一般见于男婴。早产儿肠道对镁吸收不良，血镁水平经常 <0.3mmol/L，血 PTH 低下，须长期给予镁盐治疗。给予镁盐后血中 PTH、钙、镁水平及肾磷酸盐的排出均增加，停止给予镁盐后疾病复发。

（2）新生儿暂时性低镁血症：为一过性，血镁在 0.5~0.6mmol/L 之间，常伴有低血钙，部分早产儿给予钙剂后血镁水平恢复，但部分仅在单纯予以镁治疗后血镁、血钙水平恢复，发生率较慢性先天性低镁血症高。

2. 病因

（1）先天贮备不足：各种原因引起的宫内发育不良、多胎、母亲患低镁血症，不足的镁从胎盘转输，均可引起早产儿骨中镁贮备不足。

（2）镁摄入减少：早产儿患肝病或肠道疾患、各种肠切除术（小肠切除，十二指肠、空肠吻合术）后的吸收不良。

（3）镁丢失增加：腹泻、肠瘘、用枸橼酸换血后以及尿毒症时体内磷排出增多。

（4）体内代谢、内分泌环境紊乱：可因进食磷酸盐过多所致，人乳中磷镁比例为 1.9∶1，而牛乳中磷镁比例高达 7.5∶1，因此，应用未改良的牛乳喂养儿的血钙和血镁均较母乳喂养儿低。甲状旁腺功能低下（早产儿早期、患甲状旁腺功能亢进母亲的早产儿或患糖尿病母亲的早产儿）时血磷高，也影响血镁浓度。

新生儿低镁血症常伴有低钙血症，其原因如下：①低镁血症可引起甲状旁腺功能低下，导致低钙血症。给予镁盐后，甲状旁腺功能恢复，可动员骨钙入血，血钙上升。②低镁血症时肾和骨等靶器官对 PTH 的反应低下，因而不能动员骨钙入血，不能减少肾小管对磷的重吸收。用镁盐纠正低镁后，靶器官对 PTH 的反应恢复正常，血钙上升。但有些低镁并发低钙血症早产儿对 PTH 的反应正常，说明尚有其他因素起作用。

3. 临床识别

无特异性，以神经肌肉的兴奋性增高为主，包括烦躁、惊跳、抽搐等。惊厥每日可达 1~10 次，每次持续数秒或数分钟自行缓解。早产儿可仅表现为眼角、面肌小抽动，四肢强直及两眼凝视，部分早产儿可表现为阵发性屏气或呼吸停止。严重低镁血症可出现心律失常。

低镁血症与低钙血症在临床表现上难以区分，且 2/3 低镁血症伴发低钙血症，因此，在低钙血症早产儿经钙剂治疗无效时，应考虑有低镁血症的可能。

血镁 <0.6mmol/L 时诊断可成立，但血镁并不能完全反映体内镁的情况，测 24h 尿镁比血镁更能反映实际情况，尿镁排出低。或者做镁负荷试验，若只保留镁 40%，可出现症状。

心电图主要表现为 T 波平坦、倒置及 ST 段下降，无特异性。Q-T 间期正常，可与低钙血症鉴别。

4. 治疗原则

临床出现抽搐时可立即肌内注射 25% 硫酸镁 0.2~0.4ml/kg，或静脉注射 2.5% 硫酸镁 2~4ml/kg，以每分钟不超过 1ml 的速度缓慢注入。每 8~12h 重复 1 次。给予硫酸镁治疗过程中，尤其在静脉给药时，若出现肌张力低下、深腱反射消失或呼吸抑制等血镁过高的表现，立即静脉注射 10% 葡萄糖酸钙 2ml/kg。一般注射 1~4 次惊厥即止。惊厥控制后可将上述剂量加入 10% 葡萄糖中静脉滴注。若改为口服 10% 硫酸镁，每次 1~2ml/kg，每日 2~3 次。硫酸镁浓度过高易致腹泻。总疗程多数患儿以 7~10d 为宜。肠吸收不良时，口服剂量须加大，如 10% 硫酸镁 5ml/（kg·d）。

对于伴有低钙的低镁血症患儿，用钙剂及维生素 D 治疗多数无益，甚至可使血镁更低，此时应强调单独用镁治疗。

（二）高镁血症

血清镁 >4mmol/L 称为高镁血症。

1. 病因

本病病因多为医源性，在早产儿常发生于以下情况：

（1）母亲用硫酸镁治疗：患妊娠高血压综合征、子痫母亲连续应用硫酸镁治疗，镁盐容易通过胎盘引起胎儿血镁增高和新生儿早期的高镁血症。

（2）镁盐经肠道摄入过多：当早产儿用硫酸镁导泻或用硫酸镁灌肠时，镁盐经肠吸收增加。有报道，1例用5%硫酸镁给早产儿灌肠，90min后呼吸深度抑制导致该早产儿死亡。

（3）肠道外镁负荷增加：对低镁血症治疗时，静脉输注硫酸镁速度过快或剂量过大时，可引起血镁浓度过高。

（4）肾排泄镁盐减少：围生期窒息儿或早产儿及出生后早期新生儿的肾滤过能力低下，若此时镁负荷过多，均可发生高镁血症。

2. 临床及辅助检查识别

血镁升高可引起中枢神经系统抑制、神经肌肉阻滞、肌张力低下以及呼吸、循环功能衰竭，其中尤以对神经肌肉接头处的抑制作用更为明显。临床表现与血镁升高程度密切相关：当血清镁增高至1.2~1.6mmol/L时早产儿可有肌张力减弱，胃肠蠕动缓慢，表现为胎粪延迟排出；至1.6~2.4mmol/L时可有血压下降、尿潴留等；至2.4~3.2mmol/L时可表现为中枢抑制、嗜睡、呼吸功能低下等；至4.8mmol/L时可出现呼吸肌麻痹、呼吸深度抑制、昏迷等，个别严重病例可发生心搏骤停。抑制症状可持续数日，且较难与围生儿窒息引起的抑制相区别。

心电图改变包括心率变化（早期心率增快，晚期缓慢）、房室传导阻滞和心室内传导阻滞、T波高耸及室性期前收缩。

3. 治疗原则

可用10%葡萄糖酸钙2mg/kg，静脉注射，同时应使早产儿处于心电监护下。必要时可考虑用枸橼酸血换血。此外，已有呼吸抑制、换气功能不足时应考虑插管，给予呼吸支持治疗。早产儿必须保证充足的水分供给及适当使用利尿剂等。

六 管理策略

（一）监测水、电解质平衡

液体疗法的目的是纠正水、电解质和酸碱平衡紊乱，以恢复机体正常的生理功能。应密切监测体重和血清钠水平来指导液体疗法。患儿家属遵医嘱及时采血进行电解质分析。液体平衡及液体治疗的监测见表7-2。

表7-2 液体平衡的监测

项目	频次	内容
体重	每日	最初下降1%~2%，体重下降最大值不定，但下降范围通常为10%~15%。体重增长应当在2~3周后开始
尿量	持续	每4~8h总结1次。超未成熟儿应>0.5ml/（kg·h），以后所有婴儿应>2~3ml/（kg·h）。<1ml/kg者需要检查肾功能
血清钠	每日1~2次	132~144mmol/L
血清钾	每日1~2次	3.8~5.7mmol/L（溶血除外）
血清肌酐	每日1次	出生后应稳定下降

1.早产儿的液体管理策略

（1）首先要顺应上述液体需求量的变化，根据每日消耗量的不同制订相适应的补液方案。

（2）极低出生体重儿和超低出生体重儿每日消耗水量极大，在干燥环境中损失水量可能达到200ml/（kg·d）以上，如果不加以纠正，必然会造成严重的高张性脱水，如此大的液体出入量单纯依靠外界调整来维持难度比较大。管理的方法可以采用提高环境相对湿度来解决，如使用隔热罩、保温毯等，或者用塑料布、薄膜覆盖身体，可以减少早产儿的非显性失水30%~60%。如果将环境相对湿度调至85%~95%，非显性失水的丧失量仅占50%相对湿度时的10%。日本学者对超低出生体重儿推荐高湿度环境，方法是在封闭式暖箱内加用雾化装置，营造100%的相对湿度环境3~4d，之后减少为90%左右的相对湿度，能使非显性失水控制在20~30ml/（kg·d），出生后当日的液体补充从50ml/（kg·d）开始，方便了水、电解质平衡的管理。同时高相对湿度减少了水分的蒸发，有利于维持体温，降低热量消耗。

（3）每日补液量应该根据早产儿的尿量、非显性失水量、体重、临床表现和血清电解质浓度调整。

（4）输入液量过多，有增加极低出生体重儿动脉导管未闭、坏死性小肠结肠炎的可能，如果没有明显的脱水，输液量以 120ml/（kg·d）为宜。对于需要较长时期吸氧，存在支气管肺发育不良可能的高危早产儿，液体量最好能控制在 100ml/（kg·d）。

2. 早产儿的电解质管理策略

（1）早产儿钠需求量比足月儿多，足月儿为 1~2mmol/（kg·d），早产儿为 3~4mmol/（kg·d），甚至更多。

（2）早产儿日龄第 2 天和第 3 天血清钠呈上升趋势，以后逐渐降低。补充钠的时间应在日龄第 3 天以后，开始时给予 1~2mmol/（kg·d），以后逐渐增加。

（3）早产儿钠盐需求量有一定的规律特点，同时又受环境条件、出入液量、肾脏成熟度、疾病等多方面影响，个体差异很大，需要密切监测血清钠浓度变化，极低出生体重儿出生后前几日应每日监测血清电解质变化，超低出生体重儿甚至可以每 8h 监测 1 次血清电解质情况，然后根据上述因素决定每日的补钠量。

（4）早产儿钾的需求量比钠平稳，与足月儿相似，1~2mmol/（kg·d）。

（5）早期早产儿应重视高钾血症的管理。早产儿对高血钾的敏感性低，出生后前几日血清钾 ≤ 6.7mmol/L 不会引起心电图变化和心排出量低下等情况，需密切监测血钾变化，不必给予特殊处理。

（6）出生后第 1 天血清钾 >6.7mmol/L，或者出生后 3~7d 以后血清钾为 6.0~6.5mmol/L 时，可考虑给予降低血清钾的处理。有人提出超低出生体重儿出生 24h 内血清钾达到 9.0mmol/L 时，认为是抢救的基准。如果出生后 24h 内尿量为 2ml/（kg·h）以上时，可严密观察；如果尿量在 2ml/（kg·h）以下时，或者胎龄 <24 周的超低出生体重儿，则存在着高钾血症，可以早期预防性应用葡萄糖-胰岛素疗法。

（7）降低血钾的方法有经静脉给予钙剂、碳酸氢钠、葡萄糖-胰岛素疗法等治疗方法。钙剂和碳酸氢钠可以降低血清钾浓度，纠正高血钾造成的心律失常，但持续时间短暂，数十分钟或数小时后可再现心律失常。

（8）早产儿中小于胎龄儿的电解质变化比适于胎龄儿相对平稳，肾脏功能相对成熟，在制订管理方案时应该给予适当的调整。

（二）减少非显性失水

环境温度高、应用光疗或辐射加热床等均可增加早产儿的非显性失水量。将置于辐射台的早产儿尽可能转移至保温箱中以使非显性失水量降至最低。当早产儿必须使用辐射加热台时，可使用散热防护罩或者塑料薄膜覆盖其上，以帮助早产儿保持热量。定时测量早产儿体温，根据体温调节暖箱温度，并做好记录。暖箱维持一定湿度有助于稳定早产儿体温，根据不同胎龄和日龄调节暖箱湿度。所有护理操作尽量在箱内完成，如哺乳、换尿布、清洁皮肤、体格检查等，尽量减少暖箱门的开启，以免造成箱内温度波动。

（三）观察病情

严格记录24h液体出入量，定时测量体重、观察早产儿皮肤、尿量等有无脱水或水肿。注意早产儿的面色及呼吸改变，有无精神萎靡。若早产儿出现烦躁不安、脉率增快、呼吸加快等，应警惕是否有输液量过多或输液速度过快而致心力衰竭和肺水肿，及时通知医生采取相应措施。密切观察早产儿的精神、肌张力及腱反射等变化，注意有无低钾/高钾血症的表现。

（四）遵医嘱静脉补液

遵医嘱全面安排24h液体总量，依照急需先补、先快后慢、见尿补钾的原则分批输入。严格掌握输液速度，明确每小时输入量，可使用输液泵控制输注速度。注意观察静脉穿刺部位的皮肤，因早产儿皮下组织薄弱容易引起液体渗漏而造成损害。补钾时需要注意：①输液后有尿时方可开始静脉补钾；②氯化钾的浓度不超过0.3%；③滴速不宜过快，每日补钾静脉滴注时间不少于6~8h；④严禁静脉推注，以免引起心脏停搏。

第四节 早产儿代谢性骨病的识别及管理策略

一、概述

早产儿代谢性骨病（MBDP）是由于早产儿发育不成熟及体内钙磷代谢紊乱所致的出生后骨矿化落后于适于胎龄的宫内骨密度，包括佝偻病、骨软化症和骨质疏松症。早产儿代谢性骨病临床表现一般于出生后6~12周开始出现，早期缺乏典型的临床症状及体征，后期诊断时常已出现严重的并发症，如颅骨软化、肋骨串珠、肋骨骨折等。病情轻者可以只有血液生化改变，严重者可出现烦躁、哭闹、夜惊、颅骨软化、生长缓慢、肋骨串珠或肋骨骨折而引起呼吸困难等相关表现。有学者报道，出生体重越低，MBDP发病率越高，程度越严重。出生体重<1000g早产儿的MBDP发病率达55%~60%，其中约10%在纠正胎龄36~40周时发生骨折。出生体重<1500g早产儿中有23%发生MBDP，24%合并骨折。母乳喂养的早产儿发病率较高（约40%），而配方乳喂养的早产儿发病率较低（约16%）。

二、病因和发病机制

发生代谢性骨病最重要的独立危险因素为早产，其发病率与胎龄和出生体重成反比，即胎龄越低、出生体重越低，代谢性骨病发病率越高。发生机制主要是有机骨基质合成减少或吸收增加所致。出生前，80%的钙磷蓄积出现在胎龄28~32周，通过胎盘从母体获取钙、镁、磷；出生后，早产儿矿物质贮备减慢，而骨长度增加，导致足月时骨矿物质含量明显减少，加之早产儿各系统发育不完善，出生后的快速生长、喂养不当、药物应用、早产儿相关并发症的出现等因素均会引起钙磷代谢紊乱，从而导致代谢性骨病的发生。代谢性骨病的危险因素见表7-3。

表7-3 代谢性骨病的危险因素

项目	因素
一般情况	早产、性别（男婴）、胎龄和出生体重
喂养方式	延迟哺乳、喂养受限、肠外营养时间长、应用非强化母乳
药物	糖皮质激素、呋塞米、甲基黄嘌呤、镇静剂及肌松剂
缺乏机械刺激	患先天脊柱裂、成骨不全、骨关节发育异常等疾病
维生素D缺乏	纯母乳喂养、肾性骨病、增加维生素D代谢的药物如苯妥英钠和苯巴比妥、维生素D依赖性佝偻病、维生素D和钙吸收不良如胆汁淤积和短肠综合征

三、临床识别

早期识别代谢性骨病在早产儿营养管理中非常重要。代谢性骨病常在出生后6~12周发生，但可能持续数周无症状，从异常生化改变到最后出现明显的佝偻病及病理骨折。典型的佝偻病表现为线性生长减少、额部隆起、肋软骨连接膨大、肋骨串珠、腕踝关节隆凸、骨骺增宽及骨折等。其他表现包括体重不增、生长落后、呼吸困难或过度依赖机械通气等。

四、辅助检查识别

MBDP的早期诊断比较困难，临床表现常滞后于影像学改变。代谢性骨病的诊断应包括临床表现、影像学检查、生化指标、骨矿物质含量测定及对于骨骼结构和矿物质组成的病理分析，目前尚无敏感度和特异度高的筛查试验。

1. 骨形成的生化指标

目前尚无确定诊断的特异性生化指标。直至病程晚期，血清钙才出现明显异常。血清磷敏感度虽低但特异度高，血清磷<1.8mmol/L同时碱性磷酸酶（ALP）>900IU/L，其敏感度达100%，特异度达70%。

2. 骨吸收的生化指标

尿钙和尿磷有助于评估骨更新的情况。极不成熟的早产儿尿磷阈值低，即使血清磷水平较低仍有尿磷排泄增加。尿钙排泄>12mmol/L、尿磷

>0.4mmol/L 时，提示骨矿化速度增快。

3. 影像学和吸收测量法

早产儿代谢性骨病影像学改变的早期特征不明显，骨矿化量减少 20%~40% 才出现佝偻病样改变、骨膜下新骨形成及骨折等表现。持续 3~4 周的影像跟踪检查有利于进一步评估。双能 X 线吸收测量法（DXA）是精确有效测量骨矿物质含量的一种检查方法，可测量骨骼的大小、骨容积和骨密度。定量超声检查通过宽频超声、声速（SOS）和骨传导时间测定用来评价骨密度，能够进行定性和定量的评估，如测量骨矿化和骨皮质厚度，骨弹性及微细骨结构。

五 治疗原则

早发现、早补充对于治疗 MBDP 极为重要。MBDP 早期首先表现为磷降低、尿钙增高而血钙可在正常范围，故早期监测血磷、尿钙水平有利于早期发现 MBDP。钙、磷宫内贮备不足及出生后早期摄入不足是导致 MBDP 的主要原因之一，早期肠道外静脉营养液中应保证充足的矿物质钙、磷及镁，并注意钙、磷摄入的比例，以促进骨矿物质的沉积。Msomekent 报道，单纯母乳喂养儿未加钙、磷者，出生后 6~12 周 33% 的极低出生体重儿可并发 MBDP，而强化矿物质的母乳及早产儿配方乳明显增加骨矿物质含量。此外，维生素 D 是保证钙、磷等矿物质骨转化的必要条件，纯母乳喂养的极低出生体重儿从出生 2 周开始补充维生素 D 400~1000U/d，同时纯母乳喂养的早产儿必须额外补充钙 80~110mg/（kg·d）、磷 50~60mg/（kg·d），不必额外补充镁。高矿物质的供给须持续至纠正 3~4 个月。

六 管理策略

（一）营养支持管理

1. 添加钙和磷

早产儿纯母乳喂养需额外添加钙和磷。母乳中钙、磷含量不能保证其达到宫内生长的速度，单纯母乳喂养儿未加钙、磷者，出生后 6~12 周有

33% 的极低出生体重儿可并发 MBDP，而强化矿物质的母乳及早产儿配方乳明显增加骨矿物质含量，促进骨骼的正常发育。针对早产儿 MBDP，完全静脉营养的目标是尽量提供足够的钙、磷，达到正常血清水平，同时避免溶解于营养液中的钙盐和磷盐沉淀，减少持续时间。美国临床营养学会推荐，早产儿要取得最佳矿物质贮备及最佳的代谢平衡，肠道外营养液钙、磷比例应为 1.8：1，每日钙和磷量分别为 75mg/kg 和 44mg/kg，这种比例及量能提供最理想的钙、磷贮积。体内 90% 的磷由肾代谢，在静脉补磷时需观察早产儿尿量变化。在早产儿出生后早期不能经胃肠道或经胃肠道补充不能达到预期效果时需额外静脉补充钙。静脉补钙缓慢注射或泵入时间应大于 10min，同时观察早产儿心率，若心率 <100 次 / 分，须立即停止静脉补钙。

2. 补充维生素 D

维生素 D 是保证钙、磷等矿物质骨转化的必要条件，因此，补充维生素 D 及钙、磷的时间及方法至关重要。早产儿每日补充维生素 D800~1000IU 可以维持血 25-（OH）D_3 达 60mmol/L 以上。机体对混合在食物里的钙吸收率会下降，维生素 D 可促进钙的吸收，经胃肠道补充钙时，可于两次哺乳之间与维生素 D 一起补充。孕妇可在孕期适当补充营养，围生期避免相关并发症，适当补充维生素 D，如妊娠后期为秋冬季的孕妇宜适当每日补充 400~1000IU，可预防早产儿 MBDP 的发生。

（二）病情观察

MBDP 早产儿可有肋骨软化、长期骨质疏松，护士每次评估早产儿四肢活动度以及进行身体活动干预时动作要轻柔，以免引发病理性骨折。严重时早产儿肋骨骨折时可引起呼吸困难。评估时需要观察早产儿的胸廓起伏及呼吸次数。早产儿表现严重的佝偻病症状如烦躁、哭闹、夜惊时，护士应为其创造安静、舒适的环境，动作轻柔，尽量集中操作，避免激惹早产儿。

（三）加强锻炼

抚触能够减少早产儿出生以后超声波在骨骼中传播速度的降低，减少骨碱性磷酸增加程度，增加血骨钙素水平，增加骨矿化及骨形成，增强早产儿骨密度及骨强度，促进骨生长。被动运动的机械性刺激能够促进骨的矿化作用，提高骨密度（BMC）、骨的长度和骨面积。相关研究得出结论，对处在代谢性骨病风险中的早产儿进行常规被动锻炼，如活动四肢对抗被动的阻力，每日5~10min，与绝对制动的早产儿相比，其骨矿物质含量、骨骼长度和骨骼面积均有增加。但对于早产儿应接受的被动运动量目前还没有公认标准。

第五节　早产儿晚期代谢性酸中毒的识别及管理策略

一、概述

晚期代谢性酸中毒（LMA）是指不伴有其他疾病的新生儿出现的代谢性酸中毒，是早产儿常见代谢紊乱之一，尤其多见于出生体重<1500g者。常发生在出生后第2~3周，以血pH<7.30、碱剩余<-7.0mmol/L为特点，同时伴有一系列临床表现的代谢性疾病。若不及时纠正，可影响早产儿的生长发育和机体抵抗，甚至因并发其他严重疾病而危及生命。

二、病因和发病机制

（一）饮食中蛋白质的质和量

由于早产儿氨基酸代谢的特点，早产儿喂养既要考虑补充蛋白质的量，还要考虑蛋白质的质，即乳清蛋白和酪蛋白的比例（氨基酸的组成）。早产儿的喂养应能保证生长（体重增长）速度与其相应胎龄胎儿的宫内生长速度相似，又不能超过其代谢限度和肾脏排酸能力。20世纪60年代，有专家指出，每日摄入蛋白质6.0~7.2g/kg的早产儿发生酸中毒症状明显高于每日摄入量为3.0~3.6g/kg的早产儿。牛乳喂养儿发生率明显高于母乳喂养儿，酪蛋白中苯丙氨酸及甲硫氨酸含量较高，而早产儿肠道中缺乏转换这两种氨基酸的酶，如以酪蛋白为主的牛乳或配方乳喂养，可使这两种氨基酸在血中浓度升高，血尿素氮和血氨也明显增加，从而形成酸中毒。

（二）肾脏排酸能力不足

新生儿每日蛋白质摄入量在出生后 2 周达到最高，肾脏酸负荷增加，而早产儿在出生后 1~3 周内肾处理酸负荷的能力差，肾碳酸氢钠阈值偏低，肾小管泌氢功能差。人体在代谢过程中产生大量的酸性物质，包括以下两种：

（1）挥发性酸（碳酸）：分解为二氧化碳和水，前者大部分从肺排出体外。

（2）非挥发性酸（固定酸）：由糖、脂肪和蛋白质氧化分解所产生，但主要由蛋白质生成，体内生成的固定酸与摄入蛋白质的含量成正比。非挥发性酸主要由肾远曲小管分泌 H^+、氨等酸化尿的过程排出体外，同时重新生成 HCO_3^-，以保证体内酸碱平衡的稳定。足月儿肾脏排净酸的能力基本成熟，而胎龄 29~36 周的早产儿出生后 3 周才能达到足月儿水平，故早产儿晚期代谢性酸中毒的发病率明显高于足月儿。

（三）早产儿体内酶缺乏

早产儿小肠黏膜细胞双糖酶缺乏，造成进食乳类食物后肠道内乳酸增加，乳酸吸收后可致乳酸性酸中毒。

三 临床识别

多数早产儿临床症状不明显，易与早产儿本身的特点相混淆，早期不易发现。以摄入热量和蛋白质量较充足但体重不增或增长缓慢为突出表现，酸中毒较重时，表现为皮肤颜色苍白、食欲减退、贫血等，部分早产儿表现有腹胀、腹泻、反应低下，也有早产儿出现周身衰弱、体温不升、呼吸暂停，甚至发生心力衰竭和休克。

早产儿胎龄越小，出生体重越低，晚期代谢性酸中毒发病率越高，出现时间越早，持续时间越长。常在出生后第 1 周末发生，持续到第 3 周，以后逐渐减轻，至第 4 周基本恢复。

四、辅助检查识别

人工喂养的早产儿、极低出生体重儿，出生后 1~3 周出现不明原因的体重增长缓慢或不增，血气 pH<7.30、碱剩余 <−7.0mmol/L，应考虑早产儿晚期代谢性酸中毒。由于晚期代谢性酸中毒的症状均非特异性，当早产儿患其他疾病时，也可出现类似症状，同时伴有代谢性酸中毒。

五、治疗原则

主要治疗为调整早产儿摄入蛋白质的质和量，立即终止早产儿体内额外的大量内生酸的继续产生，以减少内生酸蓄积的来源。人工喂养者改为母乳喂养，没有母乳时，可使用以乳清蛋白为主的早产儿配方乳喂养。

对有症状、酸中毒较重（pH<7.25）的早产儿可给予碳酸氢钠治疗。确诊后第 1 周给予碳酸氢钠 3~5mmol/（kg·d），稀释为 1.4% 后静脉滴注，第 2 周改为口服，疗程为 10~14d。

六、管理策略

（一）合理喂养

提倡尽早母乳喂养，必须人工喂养时，应选择以乳清蛋白为主的早产儿配方乳喂养，从而减少内生酸的产生。LMA 早产儿反应差、少哭、食欲较差、吸吮力弱、肠蠕动慢，使营养吸收受到限制，必要时予以管饲并加强吸吮功能的锻炼。

（二）病情观察

代谢性酸中毒常与脱水程度平行发展，晚期代谢性酸中毒可见口唇樱红、呼吸深长等。严重酸中毒可有精神及全身症状，出现精神萎靡、嗜睡、体温下降、呼吸暂停、心力衰竭、休克等，应密切观察早产儿皮肤颜色、心率、呼吸、经皮血氧饱和度及肌张力变化。注意有无低钾、低钙、低镁血症，低钾、低钙、低镁多出现在脱水和酸中毒纠正之后。采集血标本做电解质分析,以确定有无电解质紊乱。

(三)用药护理

采用碳酸氢钠纠酸治疗时,注意勿将碱性溶液渗出血管外,以免引起局部软组织坏死。将碳酸氢钠稀释成等张液后用微量泵以 2~3ml/(kg·h)速度输注,输注过程中加强观察,记录输注碳酸氢钠结束时间,半小时后监测血气情况,观察早产儿肌肉张力、腱反射、心音、腹胀等情况。及时补充钾、钙、镁等电解质,静脉补钾时氯化钾的浓度不得超过 0.3%,滴速不宜过快,严禁静脉注射,以免引起心搏骤停。静脉输注钙剂时时间不得少于 10min,口服补充钙剂时忌与乳类同服。

(四)预防感染

早产儿严重感染时可引起代谢性酸中毒,而酸中毒较重时机体抵抗力下降,又可引起早产儿的再次感染,应实行保护性隔离。治疗、护理早产儿前后加强手卫生,避免再次交叉感染。对于监测血气及电解质等有创操作频率增加或伴有腹泻的早产儿,要注意皮肤护理,避免因皮肤破损继发感染。

(五)健康教育

鼓励母亲进行母乳喂养,若因各种原因必须人工喂养时,应选择早产儿配方乳,并密切观察早产儿的反应及哺乳情况。对早产儿给予抚触等生长发育支持,使早产儿感受到爱抚和温暖,从而产生安全感。晚期代谢性酸中毒会表现皮肤苍白、喂养困难、反应低下,护士应及时向家属介绍早产儿目前的病情状况及采取的治疗措施,以取得家属的理解和合作,减轻其焦虑、紧张心理。

第六节 早产儿甲状腺病症的识别及管理策略

早产儿出生后,体内甲状腺激素的水平发生迅速而显著的变化。血清促甲状腺激素(TSH)急剧增高,30min 时可高达 70~100mU/L,24h 内迅速下降,4d 内降到 5mU/L 以下。血清 T_4 及游离 T_4(FT_4)在出生后很快增高,T_4 在 24~36h 内从 141.6~154.4mmol/L 升至 205.9mmol/L,6 周时降至 141.6~154.4nmol/L。血清 T_3 及 FT_3 在出生时较低，出生后 4h 内可增加 3~6 倍，在 4~36h，其值更高。36h 后下降，于 5~6d 内降到成人的正常高值，到青春期达成人水平。血清 rT_3 出生时较高，出生后 2 周内较恒定，随后 2~3 周降至成人水平。早产儿出生后的下丘脑 – 垂体 – 甲状腺功能的变化与足月儿相似，但血清 TSH 及 T_4 的增高程度低于足月儿，在出生后 4~6 周，血清 T_4 仍较足月儿低 20%~40%，血清 TSH 到出生后 1 周时也降至 5mU/L 以下，血清 T_3 在出生后 2~3 周达足月儿水平。

一 甲状腺激素的生理作用

（一）对代谢的影响

影响包括：①促进新陈代谢，提高基础代谢率，刺激物质氧化，增加耗氧和产热。②生理剂量促进蛋白质合成，大剂量使其分解增加。③生理剂量可加强胰岛素的作用，促进糖原合成及周围组织对葡萄糖的利用。大剂量促进小肠吸收葡萄糖、半乳糖及肝、肾的糖异生作用，并加强肾上腺素的糖原分解作用，使血糖升高。④促进脂肪的合成、动员和利用，但对分解的作用更强。甲状腺激素增加时使三酰甘油、磷脂及胆固醇降低，游离脂肪酸及甘油增多，甲状腺功能减退时则相反。⑤甲状腺功能减退时代谢缓慢。酶活性降低，皮肤和内脏如心脏、肌肉和脑等组织间隙沉积大量黏多糖（氨基多糖）及其与蛋白结合的黏蛋白（蛋白多糖），亲水性强，通过黏多糖与水结合形成黏液性水肿。⑥促进胡萝卜素转变为维生素 A 以及后者生成视黄醛。甲状腺功能减退时可发生胡萝卜素血症和维生素 A 缺乏。

（二）对主要器官的影响

①对神经系统的影响：在脑发育期间缺乏甲状腺激素可导致脑的生长率减低，脑细胞发育不全，体积小，髓鞘形成迟缓，树状突分支少，脑皮质中轴突及树状突密度减低，脑血管尤其毛细血管减少，神经束出现晚。脑已发育成熟时发生甲状腺功能减退，不产生形态上的损害，但发生功能障碍。甲状腺功能亢进，时则大脑皮层兴奋性增高。②对骨骼系统的影响：

甲状腺功能减退时骨骺发育不全，骨化及骨骺闭合延迟，骨龄落后；长骨发育严重障碍，四肢短小，鼻眶骨发育不良，形成特殊面容。甲状腺功能亢进时骨成熟加快，骨龄超常。③对心血管系统的影响：甲状腺功能亢进时心跳加快，心排血量增加，收缩压增高，而外周血管扩张，舒张压降低，脉压增大。甲状腺功能减退时则相反。④对肾功能的影响：甲状腺功能减退时肾血流量、肾小球滤过率和肾小管稀释及浓缩功能均降低，尿量减少，排水能力低，易发生水潴留。⑤其他：甲状腺功能亢进时肠吸收功能增强，肠蠕动加快；甲状腺功能减退时相反，常发生腹胀和便秘。此外，甲状腺功能减退使促红细胞生成素产生减少，骨髓造血功能低下，而且胃肠黏膜发生黏液性水肿和黏膜萎缩，胃酸减低，铁、维生素B_{12}及叶酸等吸收减少，可发生贫血。

二、先天性甲状腺功能减退症

（一）概述

先天性甲状腺功能减退症又称克汀病或呆小病，由于甲状腺先天缺如、发育不良（原位和异位）或甲状腺激素合成途径缺陷而引起者称为散发性甲状腺功能减退，因孕妇期饮食中缺碘引起者称地方性甲状腺功能减退。主要临床表现为体格和精神发育障碍。早期诊断和治疗可防止症状的发生或发展，否则可导致严重的脑损害和智力低下。2004年全国筛查580万新生儿甲状腺功能减退早产儿的发病率为1/3009，2008年对我国13城市3 351 818例新生儿进行了甲状腺功能减退的筛查，其发病率为0.291‰（美国发病率为0.280‰），地域特点是中国北部和南部地区的发病率低于东部、中部及西部地区。

（二）病因

原发性甲状腺功能减退症（TSH升高）又称散发性克汀病或呆小症，主要是由于胚胎发育过程中甲状腺组织发育异常、缺如或异位，甲状腺激素合成过程中多种缺陷，包括钠-碘泵基因缺陷引起碘转运异常、过氧化酶缺陷、酪氨酸脱碘酶缺陷、甲状腺球蛋白合成缺陷等造成甲状腺激素分泌不足，导致机体代谢障碍，生长发育迟缓和智力低下。

继发性甲状腺功能减退症（TSH 正常和低下）主要是由于垂体先天发育缺陷或缺如；垂体转录因子基因缺陷（Pit-1 基因、Prop-1 基因）和 TSH 受体缺陷（G 蛋白 α 或 β 亚单位突变）等导致。

地方性甲状腺功能减退症又称地方性克汀病或呆小症，属原发性甲状腺功能减退，多出现在严重的地方性甲状腺肿流行区。主要病因是胚胎期碘缺乏所致，由于缺碘使母体与胎儿的甲状腺竞争性摄取有限的碘化物，从而使母体和新生儿的甲状腺激素合成不足。

甲状腺素抵抗症主要与甲状腺素受体（TR）β 基因突变有关，本病多呈常染色体隐性遗传，也可以散发。典型的甲状腺素抵抗症表现为甲状腺肿大伴血中甲状腺激素水平升高，而 TSH 不被抑制，呈轻至中度升高。分为全身型（早产儿的垂体和周围组织对甲状腺激素都有抵抗，临床表现为甲状腺功能减退症状）和垂体型（单一垂体对甲状腺激素抵抗，临床可表现为甲状腺功能亢进症状）。

（三）临床识别

先天性甲状腺功能减退症在早产儿出生时症状和体征缺乏特异性，大多数症状轻微，甚至缺如。无甲状腺的早产儿约在 6 周后症状明显。具有残留甲状腺组织或家族性甲状腺功能减退早产儿，可迟至数月或数年后才出现症状；少数较重早产儿出生时或出生后数周出现症状。母乳中含有一定量的甲状腺激素，尤其是 T_3，故母乳喂养儿的早产儿症状出现较晚。60%~70% 早产儿存在骨成熟障碍的早期体征，如前后囟大和颅缝宽。其他早期表现为嗜睡、活动少、动作慢、反应迟钝、少哭、声音粗哑、哺乳困难、吸吮缓慢无力、稍食即停或入睡；肌张力低，腹膨大，常有脐疝；肠蠕动慢，首次排胎粪时间延迟，之后经常便秘。由于肝脏葡萄糖醛酸转移酶成熟延迟，生理性黄疸持续时间延长；体温较低，少汗。由于周围组织灌注不良，四肢凉，苍白，常有花纹；呼吸道黏膜黏液性水肿可致鼻塞、呼吸困难、口周发绀或呼吸暂停，可伴肺透明膜病；随年龄增长，症状更显著；身长及体重的增长和动作及精神发育均明显落后；黏液性水肿逐渐加重，皮肤干厚粗糙，但无可凹性，主要见于面部尤其是眼眶周围、颈部、锁骨上窝、手背足背及外阴部。出现特殊面容如头发干枯，发际较低，前额较窄，常有皱纹、眼距宽、眼睑增厚，睑裂小、鼻梁低平，鼻稍短而上翘，唇较厚，舌大而宽厚、常伸出口外，重者可影响吞咽及呼吸；四肢短，躯干相对较长，手掌方形，指粗短。偶有心脏黏液性水肿，可致心脏增大、心音低钝、心脏出现杂音，脉搏较慢，血压偏低。心电图呈低电压、P-R间期延长、T波平坦或倒置。可有贫血。

由酶系统缺陷所致的家族性甲状腺功能减退早产儿，少数在出生时即存在甲状腺肿，甚至体积很大，但多数于出生后数月或数年后才显现。继发性甲状腺功能减退早产儿出现症状缓慢，可为单纯TRH或TSH缺乏，或伴有其他下丘脑或垂体功能障碍，或有垂体、下丘脑发育不良或脑畸形。

（四）辅助检查识别

1. 甲状腺功能检查

甲状腺功能检查为确诊的主要方法。我国1995年6月颁布的《母婴保健法》将本病列入新生儿期筛查的疾病之一。目前多采用滤纸血斑法，出生后2~3d采取足跟血检测TSH浓度作为初筛，若结果>15~20mU/L（须根据所筛查实验室阳性切割值决定）时，可疑甲状腺功能减退；再检测血清T_4、TSH以确诊，若T_4仍低，TSH仍高，即可确诊。若T_4低，TSH正常，应同时测T_4、三碘甲腺原氨酸树脂摄取率（RT_3U）及计算游离甲状腺素指数（FT_4I）。甲状腺功能减退时T_4、RT_3U及FT_4I均低；而TBG缺乏症则T_4低，RT_3U增高，FT_4I正常。若T_4及TSH均低，为继发性甲状腺功能减退，再进行TRH刺激试验。血清TSH不升高为垂体性甲状腺功能减退（2级），血清TSH升高为下丘脑性甲状腺功能减退（3级）。周围组织对甲状腺不反应所致的甲状腺功能减退时，T_4及T_3增高，TSH正常。

2. 甲状腺放射性核素（^{99m}Tc）显像

^{99m}Tc可判定甲状腺位置、大小、发育情况及其占位病变。目前甲状腺吸^{131}I率在儿科已较少使用。

3. 骨龄的测定

出生时，约1/2先天性甲状腺功能减退早产儿存在骨骼发育不全。跟骨和距骨骨化中心在孕26~28周出现，股骨远端及胫骨近端在孕24~26周出现，故早产儿早期宜检查膝部或踝部。若出生时尚无骨化中心出现，表示骨成熟延迟。而且骨骺的软骨成骨顺序紊乱，化骨核形状不规则。钙化不均匀，呈斑点状或碎块状。

4. TRH刺激试验

若血清T_4、TSH均低，应进一步做TRH刺激试验，以鉴别下丘脑或垂体性甲状腺功能减退。TRH刺激后不出现TSH峰值，应考虑垂体病变，如TSH峰值过高或出现时间延长，则提示下丘脑病变。

（五）治疗原则

须甲状腺素替代治疗。如出生前未发生严重甲状腺功能减退者，出生后1个月内开始治疗，智商可达到正常；3个月内开始治疗，智商可达89±14。治疗开始越晚，智力障碍越严重。正常血清T_4范围较大，每人所需维持剂量不同，而且残余甲状腺功能各异，应以低于维持量的剂量开始治疗，逐渐增量，密切观察病情变化，定期检测T_4及TSH，尤其是T_4，因临床症状改善常在用药后1至数周出现。TSH在T_4恢复正常后数周或数月内仍稍高于正常，可能是先天性甲状腺功能减退早产儿的甲状腺激素调定点变得较高所致，故TSH不能单独作为判定疗效的指标。一般以保持T_4 10~14μg/dl的剂量作为维持剂量。由于早产儿T_4转换率高于成人，按千克体重计，其维持剂量高于成人。以后随年龄增长进行调整，除暂时性甲状腺功能减退外，需终身治疗。开始应用甲状腺激素治疗后，黏液性水肿液由局部排出，循环血量增加，加重黏液性水肿心脏的负担。早产儿对快速恢复甲状腺功能的耐受力优于成人，但对严重黏液性水肿，尤其是心脏黏液性水肿严重的早产儿，增加剂量宜谨慎。对于轻症早产儿则应较快。

1. L-甲状腺素钠

L-甲状腺素钠为首选药物，生物活性稳定，口服吸收率约65%。半衰期为7d，较T_3转换率慢，在体内产生较大的T_4池，于周围组织转化为T_3，为其提供稳定的来源。每日口服1次，首剂10~15μg/（kg·d），每周增加10μg/kg，在3~4周时可达100μg/d，若仍需增量，宜减小、放慢，至T_4恢复正常。持续应用到1岁，此时用量为7~9μg/（kg·d）。之后随年龄调整剂量，约为4μg/（kg·d）。

2. 甲状腺片

60mg甲状腺片约等于100μg/L甲状腺素钠，将所需剂量分3次口服。本制剂由动物甲状腺制成，以所含有机碘（0.2%）标化，包括无活性的碘化酪氨酸等，其 T_4 及 T_3 含量不稳定，不能直接反映其生物活性，各地产品含量规格亦不尽相同，不同动物来源的 T_4/T_3 比值亦不同，而且服药后血浆 T_3 波动较大，故不如 L-甲状腺素钠，但价廉易得，目前仍为广泛应用的药物。

甲状腺功能减退纠正后，仍应密切观察心血管功能、体格和精神发育，定期监测 T_4、T_3 和骨龄，防止治疗不足或过量。

暂时性甲状腺功能减退虽为自限性疾病，但其持续时间难以预测，而且在新生儿期即使短时间的甲状腺功能减退，也可造成脑损害。致甲状腺肿药物阻断甲状腺激素合成的作用在出生数日后即逐渐消失，如甲状腺肿较小，甲状腺功能正常，不需治疗。若出现甲状腺功能减退或甲状腺肿很大，虽然 T_4 及 T_3 正常，而 TSH 增高，仍需治疗。其他原因所致的暂时性甲状腺功能减退均需治疗，一般持续用药一至数月，暂时停药观察 T_4、T_3 及 TSH 变化，决定是否需继续治疗，至甲状腺功能恢复正常时完全停药。暂时性低甲状腺素血症及低 T_3 综合征多无症状，过去报告多认为不需治疗，但若甲状腺功能减退较明显或出现症状，亦应治疗，同上观察。

（六）预防措施

本病早产儿若于出生 3 个月内开始治疗，大多预后较佳。

1. 新生儿筛查

通常于出生后 2~3d 采集足跟血，通过特制纸片检测 TSH 浓度作为初筛，TSH>15~20mU/L 时再采血测定血清 T_4、TSH 加以确诊，该筛查项目方法简便、价格低廉、准确率较高，是早期确诊、避免脑发育障碍及减轻家庭、社会负担的极佳预防措施。

根据我国对 8 大城市 116 万新生儿筛查结果，甲状腺功能减退的发病率为 1/5469。我国 4 大城市新生儿甲状腺功能减退筛查发病率见表 7-6。

表 7-6　我国 4 大城市新生儿甲状腺功能减退筛查发病率

城市	筛查数	甲状腺功能减退阳性病例数	甲状腺功能减退发病率
北京市	318591	54	1/5900
天津市	127977	20	1/6398
上海市	399487	87	1/4591
广州市	148144	30	1/4938

2. 产前诊断

由于甲状腺素缺乏直接影响胎儿脑发育，新生儿期筛查发现的甲状腺功能减退早产儿仍可能存在神经系统异常，故产前诊断甚为重要。可以通过超声检查发现可疑甲状腺功能减退胎儿；羊水测定 TSH 和 rT_3，并同时测定母血 TSH，若母血 TSH 正常，羊水 TSH 升高和 rT_3 降低，则可拟诊胎儿甲状腺功能减退。

3. 应在地方性甲状腺肿地区普遍应用碘化食盐（含 0.01% 碘化钾）

对育龄妇女用碘油（含碘 40%）肌内注射，每次注射 2.5ml，吸收缓慢，可维持 5 年不致缺碘。

三 甲状腺功能亢进症

（一）概述

新生儿甲状腺功能亢进症或称新生儿甲状腺毒症，见于患自身免疫性甲状腺病尤其是甲状腺功能亢进症母亲所生的婴儿，可为暂时性或持续性。本病在新生儿期少见，但若不能及时发现和治疗，重症早产儿的甲状腺激素急剧增高，病情迅速恶化，病死率可达 15%~20%，为早产儿急症。

（二）病因

1. 暂时性甲状腺功能亢进症

由母亲血浆中的甲状腺刺激抗体（TSAb）经胎盘被动传递给胎儿所致，该抗体即甲状腺刺激免疫球蛋白（TSI），属 IgG 抗体。TSAb 与 TSI 竞争性同胎儿甲状腺泡细胞膜 TSI 受体结合，激活腺苷酸环化酶 –cAMP 系统，使甲状腺激素的合成与分泌增加，而垂体受甲状腺激素的反馈抑制，TSI 明显降低。母亲多在孕期或孕前不久发生甲状腺功能亢进症，可伴发突眼和慢性淋巴性甲状腺炎；亦有仅为后者，或后者及突眼和（或）甲状腺功能减退。母血浆中均存在 TSAb，但只有浓度很高者才引起新生儿甲状腺功能亢进症。症状的严重程度决定于新生儿血浆 TSAb 浓度，以后随浓度的下降，症状逐渐消失。甲状腺功能亢进症母亲怀孕后，由于内分泌功能变化，病情可减轻，血浆中 TSAb 下降（产后再升高）可正常生产。

若 TSAb 仍高或降低不多者仍可致病。孕期应用硫脲类药物或孕妇血浆中同时存在甲状腺抑制抗体，可经胎盘进入胎儿循环。硫脲类药物抑制甲状腺的酪氨酸碘化及碘化酪氨酸的耦联而降低甲状腺激素合成，甲状腺抑制抗体阻断 TSAb 对甲状腺的刺激作用，故早产儿出生时甲状腺功能可暂时正常甚至减退，延缓甲状腺功能亢进症症状的出现。硫脲类药物的抑制作用时间为数日（丙硫氧嘧啶半衰期为 1.5h，甲巯咪唑为 6h），若在出生后先出现甲状腺功能减退者，随后可有一段甲状腺功能正常时期，可延至 5~7d。甲状腺抑制抗体出生后持续约数周。由于它们在血浆中的浓度持续降低，而血浆 TSAb 仍高，可再出现甲状腺功能亢进症状。

2. 持续性甲状腺功能亢进症

持续性甲状腺功能亢进症即始发于新生儿期的真正甲状腺功能亢进，在出生后亦可同时存在经胎盘由母亲传递来的 TSAb。

（三）临床识别

早产儿多发，症状多在 24h 内出现。表现兴奋，活动过多，震颤；皮肤潮红，出汗；食欲亢进，可有呕吐、腹泻，体重增长少、不增或下降。眼睛常睁大，可有突眼，一般较轻；多有甲状腺肿，可以很小不易觉察，或很大甚至压迫气管引起呼吸困难；心跳和呼吸增快，肝脾可增大；重症可出现体温增高、室速、节律不整、充血性心力衰竭和黄疸等。暂时性甲状腺功能亢进症的病程为自限性，3~12 周后自然缓解，亦有长达 6 个月者。甲状腺肿可在所有甲状腺功能亢进症状消失后持续一段时间。真正甲状腺功能亢进的症状可持续数月或数年才缓解，缓解后可再发，亦有一直不缓解者。某些早产儿可有骨龄超前和颅缝早闭。

（四）辅助检查识别

血清 T_4、T_3 增高，TSH 降低。必要时可测 RT_3U 和计算 FT_4I，以除外 TBG 变化的影响。检测母子血清 TSAb，均明显增高。亦可有其他抗甲状腺抗体存在，如甲状腺抑制抗体、甲状腺球蛋白抗体和微粒体抗体等。孕妇血清 TSAb 浓度是预测胎儿甲状腺功能亢进的指标。

（五）治疗原则

治疗目的是减少甲状腺素的分泌，维持正常的甲状腺功能，消除临床症状并恢复机体的正常代谢，不仅达到"功能缓解"，最终达到"免疫缓解"，防止复发。

一般治疗为急性期注意卧床休息、减少体力活动。加强营养，多食蛋白质、糖类食物、特别是富含维生素的新鲜蔬菜和水果。避免食用含碘高的食品，如海带、紫菜、鱼虾等。适当应用 β 受体阻滞剂，如普萘洛尔（心得安）每日 1~2mg/kg，分 3 次口服，不仅能有效减轻震颤、多汗、心悸和焦虑等临床症状，还能抑制 T_4 在周围组织转变为 T_3。

特殊治疗包括药物、同位素及手术治疗，各有其优缺点。目前仍以抗甲状腺药物治疗为首选疗法，比较安全，疗程较长可达数年，但复发率高，完全缓解率仅 60%~70%。同位素治疗较方便易行，但后期会出现永久性甲状腺功能减退，并且随时间的延长甲状腺功能减退的发病率逐渐增高，可达 70% 左右。目前国内外认为，^{131}I 可作为二线药治疗儿童、青少年甲状腺功能亢进。手术治疗前也需先用药物把甲状腺功能控制到基本正常水平，术后亦有甲状腺功能亢进复发或发生甲状腺功能减退的可能。近年有学者开展介入栓塞治疗毒性弥漫性甲状腺肿（GD）的临床研究，短期疗效满意，为毒性弥漫性甲状腺肿治疗开辟了一条新途径。下面主要介绍抗甲状腺药物治疗。

抗甲状腺药物治疗需根据早产儿病情轻重及对药物的反应情况，选择适宜的治疗剂量，注意剂量使用个体化，以期获得最佳疗效。一般于用药后 10d 左右症状明显减轻。常用药物如下：

1. 咪唑类

甲巯咪唑（他巴唑）及卡比马唑，0.5~1.0mg/（kg·d），最大量为 30mg/d。

2. 硫脲类衍生物

甲硫氧嘧啶及丙硫氧嘧啶，5~10mg/（kg·d），最大量为 300mg/d，必要时每日剂量可超过 300mg。

治疗包括足量治疗期（8~12 周）及减量维持治疗期，一般总疗程至少在 2~3 年。对治疗经过不顺利和处于青春发育期的早产儿疗程适当延长。用药过程中需注意药物的毒性作用，定期复查血象、肝功能，遇有皮肤过敏反应者，酌情更换药物。大剂量时还需注意对肾功能的损害。

（李 玉 王 帆）

参考文献

[1] 中国新生儿复苏项目专家组.中国新生儿复苏指南(2016年北京修订)[J].中华围产医学杂志,2016,19(07):481-486.

[2] 吴力力,尤克友,曾绮丹,等.细菌性肺炎新生儿体内免疫细胞及其细胞因子变化分析[J].中华医院感染学杂志,2017,27(13):3069-3072.

[3] 赵宏,钟春霞,宋霞梅,等.以家庭为中心的护理在NICU支气管肺发育不良早产儿中的应用研究[J].中华护理杂志,2018,53(03):285-289.

[4] 张雯,王璟,徐宏燕,等.北京地区不同类型先天性心脏病发生及婴儿期结局监测结果[J].中国优生与遗传杂志,2016,24(05):99-101.

[5] 刘鸿,周洁,顾海涛,等.早产新生儿心脏几何形态学和血流动态学的超声影像学评估[J].中国循环杂志,2015,11(30):1081-1085.

[6] 赵应红,陈洪,闵宗素,等.新生儿重症监护室早产儿医院感染的研究[J].中华医院感染学杂志,2017,27(16):3787-3790.

[7] 潘新年,李燕,韦秋芬,等.不同胎龄早产儿免疫功能水平及影响因素[J].中国新生儿科杂志,2015,30(06):428-432.

[8] 刘孝美,罗碧如,彭文涛.我国早产儿出院后营养研究现状的共词分析[J].中国儿童保健杂志,2017,25(08):786-788+802.

[9] 宋迎冬,王利平,徐丁,等.早产儿代谢性骨病研究进展[J].中国儿童保健杂,2018,26(09):981-984+990.

[10] Noori S, McCoy M, Anderson MP, et al. Changes in cardiac functionand cerebral blood flow in relation to peri/intraventricular hemorrhagein extremely preterm infants[J]. J Pediatr, 2014, 164: 264-270.

[11] Kera MN, Ting FT, Brenda P. Nutrition for the Extremely Preterm Infant[J]. Clin Perinatol, 2017, 44(2):395-406.

[12] Schneider N, Garcia-Rodenas CLC. Early nutritional interventions for brain and cognitive development in preterm infants:a review of the literature[J]. Nutrients, 2017,187(9):1-20.

[13] den Besten G, van der Weide K, Schuerman FABA.et.al.Establishing the Cause of Anemia in a Premature Newborn Infant[J]. Laboratory Medicine. 2018 Jul 5;49(3):e74-e77.